全国名老中医药专家学术传承系列案例教材

总主编　许二平

跟国家级名老中医李鲤做临床

主编　常学辉

全国百佳图书出版单位

中国中医药出版社

·北京·

图书在版编目（CIP）数据

跟国家级名老中医李鲤做临床 / 常学辉主编 . —北京：
中国中医药出版社，2022.12 （2023.8重印）
全国名老中医药专家学术传承系列案例教材
ISBN 978-7-5132-7861-4

Ⅰ . ①跟…　Ⅱ . ①常…　Ⅲ . ①中医临床—经验—中国—现代
Ⅳ . ① R249.7

中国版本图书馆 CIP 数据核字（2022）第 199874 号

中国中医药出版社出版

北京经济技术开发区科创十三街 31 号院二区 8 号楼
邮政编码　100176
传真　010-64405721
河北联合印务有限公司印刷
各地新华书店经销

开本 710×1000　1/16　印张 20.5　字数 289 千字
2022 年 12 月第 1 版　2023 年 8 月第 2 次印刷
书号　ISBN 978 – 7 – 5132 – 7861 – 4

定价　78.00 元
网址　www.cptcm.com

服 务 热 线　010-64405510
购 书 热 线　010-89535836
维 权 打 假　010-64405753

微信服务号　zgzyycbs
微商城网址　https://kdt.im/LIdUGr
官 方 微 博　http://e.weibo.com/cptcm
天猫旗舰店网址　https://zgzyycbs.tmall.com

如有印装质量问题请与本社出版部联系（010-64405510）
版权专有　侵权必究

全国名老中医药专家学术传承系列案例教材

编审委员会

主 任 委 员 许二平

副主任委员 张大伟 彭 新

委 员（以姓氏笔画为序）

丁 虹 王伟民 王育勤 车志英 孙玉信

李成文 李郑生 吴文洁 张佩江 邵素菊

郑 攀 高天旭 郭现辉 常征辉 常学辉

续海卿 禄保平

全国名老中医药专家学术传承系列案例教材

《跟国家级名老中医李鲤做临床》编委会

主　编　常学辉（河南中医药大学）

副主编　张良芝（河南中医药大学）　　何　华（河南省中医院）

　　　　　郭　健（河南省中医院）

编　委　（以姓氏笔画为序）

　　　　　丁　虹（河南中医药大学）　　白　娟（河南中医药大学）

　　　　　刘志勇（河南中医药大学）　　刘瑞娟（河南省中医院）

　　　　　孙　燕（河南中医药大学）　　李　真（河南医学高等专科学校）

　　　　　李天佛（河南中医药大学）　　李为民（河南省中医院）

　　　　　杨雅静（河南中医药大学）　　位　磊（河南中医药大学）

　　　　　郑伟峰（河南省中医院）　　　孟　毅（河南中医药大学）

　　　　　黎　民（河南中医药大学）

前　言

　　中医学作为中华民族的瑰宝，源远流长，博大精深，具有独特完整的理论体系和卓越的诊疗效果，为维护我国人民健康和民族繁衍作出了卓越的贡献。名老中医学术经验是中医学宝库中的璀璨明珠，对于名老中医学术经验的传承与发展是提高我国卫生健康保障水平和发展中医学术的重要支撑。如何有效、完善地传承与发扬名老中医学术经验，是当前亟需解决的重要研究课题。

　　河南是医圣张仲景的故乡，人杰地灵，名医荟萃。河南中医药大学创建于1958年，是全国建校较早的高等中医药院校之一，也是河南唯一的中医药高等院校。学校拥有一批以国医大师、全国名老中医等为代表的国家级名老中医，他们以精湛的医术和独特的诊疗经验在全国享有较高声誉，为我校宝贵的资源和财富。将名老中医药专家宝贵的学术经验作为教学素材，采用全新的教学方法，将其纳入教学计划并有效实施，对于深化教学改革、促进中医药学术的传承与创新具有十分重要的学术价值和现实意义。

　　随着教育教学改革的不断深化和新的国际化教育理念的引入，我国高等教育在教学内容、教学方法和教学手段等方面的改革不断创新。为进一步深化教学改革，突出办学特色，依托我校特有的资源和优势，我们组织编写了"全国名老中医药专家学术传承系列案例教材"，并在人才培养方案中设置"名老中医学术经验传承课程模块"，构建了"基于名老中医学术经验传承的案例式教学体系"。在教学实施过程中，采取以问题为中心的案例式教学方法，实现教学内容和教学方法的有效契合，达到跟名医做临床的良好效果，使名老中医学术思想和临床经验得到有效传承。

在本系列教材编写过程中，所有参编的老师们都付出了大量心血和汗水，在此表示感谢！限于编者的能力与水平，本套教材难免存在不足之处，敬请同行专家提出宝贵意见，以便再版时进一步修订完善。

全国名老中医药专家学术传承系列案例教材编审委员会

2021 年 3 月

编写说明

　　李鲤教授，主任中医师，硕士研究生导师，原人事部、原卫生部、国家中医药管理局确定的第三批、第四批全国老中医药专家学术经验继承工作指导老师，全国名老中医药专家传承工作室指导老师，全国优秀中医临床人才研修项目指导老师，"河南中医事业终身成就奖"获得者。李鲤教授从事中医教学、临床及科研工作五十余载，经验丰富。他在学术上注重阴阳、五行、脏腑、经络整体观念的运用和研究，提出了"寓补于消"的理论见解，临床擅长应用保和丸，独具匠心，疗效显著。

　　本案例教材是以"李鲤全国名老中医药专家传承工作室"为依托，对李鲤教授的主要学术思想和临证典型医案进行全面收集、归纳和整理。在编写体例上以李鲤教授"寓补于消"学术思想为主线，以典型案例为主题，以问题为中心进行编撰，力求概念明确、重点突出、思路清晰、简明准确、深入浅出、启迪思考，着力于中医思维能力的培养，实现李鲤教授学术思想和临床经验的有效传承。

　　本教材分为学术思想、跟师临证和附录三个部分。其中，学术思想部分重点介绍李鲤教授"寓补于消"学术思想的内涵及学术经验总结；跟师临证分为脑系、肺系、心系、脾胃系、肝胆系、肾系、肢体经络、气血津液等病证，每个医案均按照诊疗的时间、次序、过程进行叙述，并在诊疗过程中提出相关问题以启迪学生思考，最后针对相应的问题进行解析；附录部分主要介绍李鲤教授保和丸化裁系列方及验方。本教材的特色之处在于将李鲤教授的学术思想贯穿于每个医案的诊疗过程中，充分体现以问题为中心的教育理念。通过本教材的学习，学生可有效掌握李鲤教授临证辨治的思路和方法，达到跟名老中医做临床的良好效果，为今后从事临床打下良好的基础。同时，本书亦可作为临床医师不断提高业务水平的一本参考书。

本教材之所以能顺利脱稿付梓，除了各编著者的共同努力外，河南中医药大学教务处、河南省中医院李鲤全国名老中医药专家传承工作室、脑病科、教学办各位主任及有关同事给予了很多关心和帮助，在此致以最诚挚的谢意！

由于编者水平有限，且时间仓促，不妥和疏漏之处在所难免，敬祈有关学者和广大读者批评斧正，以期再版时修订和完善。

《跟国家级名老中医李鲤做临床》编委会

2022 年 5 月

李鲤简介

李鲤，男，1937年10月出生，河南民权人，主任中医师、教授、硕士研究生导师。1965年毕业于河南中医学院（现河南中医药大学）中医系。曾任河南省驻马店地区中医院常务副院长，河南省中医院内科副主任、脑血管病区主任等，为第三批、第四批全国老中医药专家学术经验继承工作指导老师，第二批全国优秀中医临床人才研修项目指导老师，全国名老中医药专家传承工作室指导老师，中国老年学会衰老与抗衰老委员会常委，中华中医药学会河南分会内科委员会委员、脑病委员会首席常委，河南省中医院专家顾问组成员。

李鲤教授从事临床工作50余年，学验俱丰，擅长中医药诊治心脑血管病、肝胆病、痿证等中医脑病、老年病和内科疑难病症。在学术上注重阴阳、五行、脏腑、经络整体观念的运用与研究。根据临床实践，在五行学说的指导下，提出"寓补于消"的理论见解，创立寓补于消法，对临证灵活运用保和丸积累了丰富的经验，制定了培土荣木汤、培土生金汤、培土益母汤、培土制水汤、和中宁心汤等10余个临床常用方剂，疗效显著。李鲤教授主持的河南省教育厅科技攻关项目"血管软化丸治疗高脂血症的临床与实验研究"，荣获河南省教育厅科技进步二等奖和河南省科技厅科技进步三等奖；发表《论寓补于消在治疗高脂血症中的运用》《保和丸临床运用经验》《老年痴呆病的三步疗法》等多篇论文，出版专著《临证保和心鉴——李鲤治疗急难危重症经验》，参与编写《中国老年学》《抗衰老中药学》等专著；研制了三七消栓胶囊、血管软化丸、消痰通络丸和熄风降压丸等治疗和预防中风病的系列院内中药制剂。李鲤教授曾荣获河南省人民政府授予的"河南省卫生系统先进工作者""河南省中医工作先进工作者"等荣誉称号和河南省中医管理局颁发的"河南中医事业终身成就奖"。

李鲤教授现虽已退休，但仍在从事临床医疗和中医药传承工作。

目 录

上　篇
学术思想

第一章 李鲤学术思想

一、天人合一，以和为贵

李鲤教授在长期的临床实践中深刻体会到，要保持身体健康，必须保证机体内、外环境的和谐，做到"天人合一，以和为贵"。内外环境的和谐，首先是人与自然界的和谐，其次是机体内部阴阳、五行、脏腑、经络、气血、升降出入的和谐。尤其是在临证中，李老对中焦升降运化功能和谐的重要性感受颇深。他在治疗疾病时擅用金元四大名医之一朱丹溪研制的保和丸化裁，每获良效。李老治病主导思想在于强调人体生理以和为贵，通过促进机体阴阳气血的和谐而达到治疗疾病的目的。李老把这些认识、观念和经验总结归纳为"临证保和心鉴"。下面将分别论述李老对机体保持内外和谐重要性的认识。

（一）人与自然的和谐

人们赖以生存的一切均来源于大自然，人的生长、发育、健康、长寿和疾病均与大自然有着密切的关系。医圣张仲景在《金匮要略·脏腑经络先后病脉证》中说："夫人禀五常，因风气而生长，风气虽能生万物，亦能害万物，如水能浮舟，亦能覆舟。"指出人体只有在自然界气候正常的情况下才能生长发育，正常的自然界气候能给自然界的各种生物提供生长繁衍的条件，不正常的气候则戕害万物，对人类亦无例外。

人体需要的各种营养物质都来源于自然界，这些营养物质进入人体后，在体内维持着和谐的动态平衡。如无机盐钙，能维持机体细胞的正常渗透压，保护细胞膜和维持心肌收缩。调查结果表明：在缺钙的软水地区，冠心病、高血压病、老年性骨质疏松症、佝偻病发病率较高，而钙浓度在 100～150mg/L 时，人群中肾炎、肾结石、胆结石及关节炎的发病率明显升高。再如脂肪、胆固醇和磷脂等脂类都是人体不可缺少的营养物质，但摄入过多，则易引起动脉硬化、高血压、心血管疾病等；反之，若供应不足，不但影响人体热量的供给，而且影响肾上腺皮质激素、性激素的生成和大脑的学习、记忆功能。

人们生活在大自然中，从自然界获得了各种营养物质和生活所需的材料。但随着工农业的发展，外界有害的物理、化学、生物等因子，经常分布在大气、土壤、水和食物中，这些有害因子可分别通过皮肤、呼吸道、消化道等侵入人体，导致人体发生种类繁多的疾病。因此，人类要爱护大自然，改造大自然时要与自然界和谐相处，从而为机体的健康提供保障。

（二）人体内部的和谐

1. 阴阳和谐　阴阳，是对自然界相互关联的某些事物或现象对立双方属性的概括。中医学应用阴阳学说来说明人体的组织结构，概括人体生理功能和病理变化，指导疾病的诊断和治疗，归纳药物性能及指导养生等。

在自然界气候多变的环境下，必须保持人体本身的阴阳和谐，才能使身体健康。对此我们的先辈早有认识，《素问·生气通天论》说："凡阴阳之要，阳密乃固，两者不和，若春无秋，若冬无夏，因而和之是为圣度。"阴阳和谐主要包括以下几方面的内容：

（1）人体内外和谐　《素问·金匮真言论》说："夫言人之阴阳，则外为阳，内为阴。"阳气固卫于外，阴气固守于内。只有人体的皮毛功能正常，才有利于保持体内的骨骼和器官的健康。皮肤是调节体温的主要器官，人体只有在稳定的温度下，才能运行复杂的生理功能。如人体代谢与酶关系密切，而酶与体温又有密切关系，酶最适宜的体温是37℃左右。当体温低于22℃或高于43℃时，酶的活性就会消失，人体的新陈代谢便停止，若不及时恢复体温，人就会死亡。人体为了保持内外和谐，在长期的进化过程中，形成了反射性地自动调节体温的能力和具备有意识地适应环境温度变化的行为性体温调节能力。维持人体内外和谐是机体的一种生理功能，这种功能正常有利于人体保持健康；反之，则易罹患疾病。

（2）升降出入和谐　人体内物质代谢的升降出入，是人体基本的生理过程，根据《黄帝内经》（以下简称《内经》）阴阳学说的理论，升者为阳，降者为阴；入者为阳，出者为阴。《素问·六微旨大论》曰："出入废，则神机化灭；升降息，则气立孤危。"说明我们的先辈在秦汉时期已认识到了出入、升降的生理过程对于保持机体健康的重要性。

人体为保持健康，维持生理需要，只有不断地吸入氧气、呼出二氧化碳，吃进各种营养物、排出废物，这样才能维持人体正常的生理功能。这种升降出入的和谐情况一旦被打破，人体就要患病。对于这一生理过程，古人概括为"宣""升"。正如《灵枢·决气》所云："何谓气？岐伯曰：上焦开发，宣五谷味，熏肤、充身、泽毛，若雾露之溉，是谓气。"

（3）寤寐和谐　寤为阳，寐为阴。对寤寐的生理常态《内经》有明确论述。如《灵枢·口问》说："阳气尽，阴气盛，则目瞑；阴气尽而阳气盛，则寤矣。"《素问·四气调神大论》提出了一年四季应当遵循的睡眠作息的时间。《素问·上古天真论》指出，"起居有常"可延年益寿；若"起居无节"，则可"半百而衰"。可见古人对寤寐正常生理功能的重视。寤和寐这一组对立统一的生理过程协调得越好、越和谐，对人体的健康就越有利。

（4）寒温和谐　寒属阴，温热属阳。如果人们对大自然的寒温气候等变化调摄得当，就有助于避免很多疾病的发生。对此古人也早有认识。《灵枢·本脏》云："寒温和则六腑化谷，风痹不作，经脉通利，肢节得安矣。"《素问·举痛论》说："寒则气收，炅则气泄。"寒温不和，可导致人体的脏腑功能失常，如《灵枢·百病始生》曰："多寒则肠鸣飧泄，食不化。"盛夏持续高温或长时间曝晒易引起中暑，同时，夏季也是急性传染病（瘟疫）容易流行的季节，如中毒性痢疾、恶性疟疾等。总之，寒温不和可以引发人体的多种疾病，各种传染病（瘟疫）、自身免疫性疾病也多与寒温失调有关。

（5）身心和谐　所谓身心疾患，是指由于心理因素的改变导致机体生理功能失调所产生的疾患。影响心理因素的原因，主要包括社会因素、自然环境因素及疾病和意志对人们心理活动的影响。中医学认为，心理活动与人体功能密切相关。《素问·阴阳应象大论》说："人有五脏化五气，以生喜、怒、悲、忧、恐。"反之，心理活动的过激变化，也会导致脏腑功能失调。《素问·阴阳应象大论》中关于"怒伤肝""喜伤心""思伤脾""忧伤肺"和"恐伤肾"的论述，即是指过于激烈的精神活动对脏腑功能的影响。

2. 五行和谐 中医学运用五行的属性，联系人体的脏腑器官，并以五脏为中心把五时、五方、五味、五色、五音、五声、五志、五体、五窍等联系起来，应用"相生""相克""相乘""相侮"的理论说明人体的一些生理现象、病理变化及人与自然的关系。运用五行生克制化原理，补不足，损有余，而达到调和五脏功能的目的。因此五行学说可用于说明脏腑的生理功能及其相互关系，分析和归纳疾病的发生发展规律和自然界五运六气的变化规律，指导临床诊断、治疗和养生康复等。

人体五脏的五行生克关系属正常的生理现象，木、火、土、金、水五行之间存在着递相滋生、助长和促进的关系（即"相生"）和递相克制、克服、制约的关系（即"相克"）。这两种关系平衡协调，才能使脏腑间及人体与环境间达到和谐统一、动态平衡。如果五行间的一行对其所胜之行产生过度的制约和克制（即"相乘"），或五行中的一行对其所不胜之行产生反向制约和克制（即"相侮"），人体五脏就会发生病理变化。五行和谐对于自然界与人体及人体各部分之间保持正常的协调状态具有重要的作用。

3. 脏腑和谐

（1）脏与脏之间的和谐 脏与脏之间的关系，即五脏之间的关系。"五脏之气，皆相贯通"（《侣山堂类辨》）。心、肺、脾、肝、肾五脏各具不同的生理功能和特有的病理变化，但脏与脏之间不是孤立的，而是彼此间相互密切联系：脏与脏之间的关系不单是表现在形态结构方面，更重要的是它们彼此之间在生理活动和病理变化上有着必然的内在联系，因而形成了脏与脏之间相互资生、相互制约的关系。

（2）脏与腑表里关系的和谐 脏与腑的关系，实际上就是脏腑、阴阳、表里配合关系。由于脏属阴，腑属阳；脏为里，腑为表，一脏一腑，一表一里，一阴一阳，相互配合，组成心与小肠、肺与大肠、脾与胃、肝与胆、肾与膀胱等脏腑表里关系，体现了阴阳、表里相辅相应的关系。一脏一腑的表里配合关系，其根据有四：一是经脉络属，二是结构相连，三是气化相通，四是病理相关。脏腑表里关系，不仅说明它们在生理上的相互联系，而且也决定了它们在病理上的相互影响，脏病及腑，腑病及脏，脏腑同病。因而在治疗上也相应地有脏病治腑、腑病治脏、脏腑同治等方法。

（3）五脏藏精气与六腑传化物的和谐　《素问·五脏别论》云："所谓五脏者，藏精气而不泻也，故满而不能实；六腑者，传化物而不藏，故实而不能满也。"五脏的功能是储藏精气而不泻出体外，所以满而不能实；实则不能流通，不能流通即不能敷布，亦即失去了对全身的濡养作用。六腑的功能是将食物消化吸收，主传导而不收藏，所以实而不能满；满则不能虚实转换。如胃实则肠虚，食下则肠实而胃虚，若二者皆满，虚实转换的机制就要受到破坏，食物便不能顺利下传。脏藏精气，腑主受纳、运化、转输水谷，二者必须协调，才能维持机体正常的新陈代谢功能。

4. 经脉与脏腑的和谐　经络相贯，遍布全身，形成一个纵横交错的联络网，通过有规律的循行和复杂的联络交会，组成了经络系统，把人体五脏六腑、肢体官窍及皮肉筋骨等组织紧密地联结成统一的有机整体，从而保证了人体生命活动的正常进行。所以说，经络是运行气血、联络脏腑肢节、沟通内外上下、调节人体功能的一种特殊的通路系统。人体各个组织器官均需气血濡养才能维持正常的生理活动，气血则通过经络循环贯注而通达全身，发挥其营养脏腑组织器官、抗御外邪、保卫机体的作用。所以说"经脉者，所以行血气而营阴阳，濡筋骨，利关节者也"（《灵枢·本脏》）。只有维持经脉和五脏六腑的和谐，才能使气血畅通，肢体运动和谐，一有壅滞即发生疾病。

5. 气血的和谐　气属阳，主动，主煦之；血属阴，主静，主濡之。这是气与血在属性和生理功能上的区别。但两者都源于脾胃化生的水谷精微和肾中精气，在生成、输布（运行）等方面关系密切，故曰："气中有血，血中有气，气与血不可须臾相离，乃阴阳互根，自然之理也。"（《难经本义》）"人之一身，皆气血之所循行，气非血不和，血非气不运，故曰：气主煦之，血主濡之。"（《医学真传·气血》）这种关系可概括为"气为血之帅""血为气之母"。

二、明辨五行，生克制化

中医学运用五行学说，从系统的整体观念观察事物，认为任何一个（类）事物的内部都包含着具有木、火、土、金、水五种功能属性的成分或因素，并且木、火、土、金、水这五个方面按照一定规律相互联系，形成这一事物的整体功能结构。五行结构系统通过与反馈机制相似的生克乘侮关系，保持系统的稳定性和动态平衡，从而论证了人体局部与局部、局部与整体之间的有机联系，以及人与环境的统一，即人体是一个统一整体的整体观念。五行结构系统具有两种调节机制：一为正常情况下的生克制化调节机制，另一种为异常情况下的胜复调节机制。通过这两种调节机制，形成并保障了五行结构系统的动态平衡和循环运动。

五行的生克制化规律是五行结构系统在正常情况下的自动调节机制。五行中的制化关系，是五行生克关系的结合。相生与相克是不可分割的两个方面。没有生，就没有事物的发生和成长；没有克，就不能维持正常协调关系下的变化与发展。因此，必须生中有克（化中有制），克中有生（制中有化），相反相成，才能维持和促进事物的相对平衡协调和发展变化。五行之间这种生中有制、制中有生、相互生化、相互制约的生克关系，称之为制化。

子母相及和乘侮胜复为五行结构系统在异常情况下的自动调节机制。子母相及是五行生克制化遭到破坏后所出现的不正常的相生现象。包括母及于子和子及于母两个方面。母及于子与相生次序一致，子及于母则与相生的次序相反。相乘即相克太过，超过正常制约的程度，使事物之间失去了正常的协调关系。五行之间相乘的次序与相克同，但被克者更加虚弱。相侮是指五行中的任何一行本身太过，使原来克它的一行，不仅不能去制约它，反而被它所克制，即反克，又称反侮。五行学说把由于太过或不及引起的对"己所胜"的过度克制称之为"胜气"，而这种胜气在五行系统内必然招致一种相反的力量（报复之气），将其压抑下去，这种能报复"胜气"之气，称为"复气"，总称"胜复之气"。"有胜之气，其必来复也"（《素问·至真要大论》）。这是五行结构系统本身作为系统整体对于太过或不及的自行调节机制，旨在使之恢复正常制化调节状态。

五行学说在中医学中的应用，对于阐明脏腑的生理功能及其相互关系、揭示五脏病变的传变规律、指导疾病的诊断和防治，确有其重要的实用价值。

（一）对五行学说的研究

李老常言：做一名良医必明五行生克制化、亢害承制之理。人以五脏为中心，各脏之生理功能、病理变化均依五行之生克而相互关联。李老多年来一直对五行学说进行认真细致的研究，尤其对五行学说的实质及其在临床上的应用认识颇深。李老认为：中医学的五行学说着重用五行互藏理论说明自然界多维、多层次无限可分的物质结构和属性，以及脏腑的相互关系，特别是人体五脏之中各兼五脏，即五脏互藏规律，揭示了机体内部与外界环境的动态平衡的调节机制，阐明了健康与疾病、疾病的诊断和防治的规律。五行学说在中医学领域中的应用，主要是运用五行的特性来分析和归纳人体的形体结构及其功能，以及外界环境各种要素的五行属性；运用五行的生克制化规律来阐述人体五脏系统之间的局部与局部、局部与整体，以及人与外界环境的相互关系；用五行乘侮胜复规律来说明疾病发生发展的规律和自然界五运六气的变化规律。五行学说不仅具有理论意义，而且还有指导临床诊断、治疗和养生保健的实际意义。

1. 说明脏腑的生理功能及其相互关系　五行学说将人体的内脏分别归属于五行，以五行的特性来说明五脏的部分生理功能。它不仅阐明了五脏的功能和特性，而且还运用五行生克制化的理论，来说明脏腑生理功能的内在联系。五脏之间既有相互滋生的关系，又有相互制约的关系。这种生克关系把五脏紧紧联系成一个整体，从而保证了人体内环境的对立统一。

2. 说明五脏病变的传变规律　由于人体是一个有机整体，内脏之间又是相互滋生、相互制约的，因而在病理上必然相互影响。本脏之病可以传至他脏，他脏之病也可以传至本脏，这种病理上的相互影响称之为传变。

3. 指导疾病的诊断 人体是一个有机整体，当内脏有病时，人体内脏功能活动及其相互关系的异常变化，可以反映到体表相应的组织器官，出现色泽、声音、形态、脉象等诸方面的异常变化。由于五脏与五色、五音、五味等都以五行分类归属，这种五脏系统的层次结构关系，为疾病诊断和治疗奠定了理论基础。因此，在临床诊断疾病时，就可以综合望、闻、问、切四诊所得的资料，根据五行的所属及其生克乘侮的变化规律推断病情。

4. 指导疾病的防治

（1）控制疾病传变 运用五行子母相及和乘侮规律，可以判断五脏疾病的发展趋势。一脏受病，可以波及其他四脏，如肝脏有病可以影响到心、肺、脾、肾等脏。他脏有病亦可传给本脏，如心、肺、脾、肾之病变，也可以影响到肝。因此治疗疾病时，除对所病本脏进行处理外，还应考虑到其他有关脏腑的传变关系。根据五行的生克乘侮规律，来调整其太过与不及，控制其传变，使其恢复正常的功能活动。如肝气太过，木旺必克土，此时应先健脾胃以防其传变。脾胃不伤，则病不传，易于痊愈。这是运用五行生克乘侮的理论来阐述疾病传变规律和确定预防性治疗的措施。至于能否传变，则取决于脏腑的功能状态，即五脏虚则传，实则不传。

（2）确定治则治法 五行学说不仅用以说明人体的生理活动和病理现象，综合四诊，推断病情，而且也可以确定治疗原则和制定治疗方法。

（3）指导脏腑用药 中药以色味为基础，以归经和性能为依据，按五行学说加以归类，如青色、酸味入肝，赤色、苦味入心，黄色、甘味入脾，等等。这种归类是脏腑选择用药的参考依据。

（4）指导针灸取穴 在针灸疗法上，针灸医学将手足十二经四肢末端的穴位分属于五行，即井、荥、俞、经、合五种穴位分别属于木、火、土、金、水。临床根据不同的病情，依据五行生克乘侮规律进行选穴治疗。

（5）指导情志疾病的治疗 精神疗法主要用于治疗情志疾病。情志生于五脏，五脏之间有着生克关系，所以情志之间也存在这种关系。由于在生理上人的情志变化有着相互抑制的作用，在病理上和内脏有密切关系，因此在临床上可以用情志的相互制约关系来达到治疗的目的，如"怒伤肝，悲胜怒……喜伤心，恐胜喜……思伤脾，怒胜思……忧伤肺，喜胜忧……恐伤肾，思胜恐"（《素问·阴阳应象大论》），即所谓以情胜情。

（二）对五行学说的应用

在临证中，李老强调临床用药施治，必明五行生克制化、亢害承制之理。人以五脏为中心，各脏之生理功能、病理变化均依五行之生克而相互关联。坤土为万物之母、四运之轴、五脏之中心，上乘下达，乃升降转运之机枢。脾升则上输于心肺，脾降则下达于肝肾。脾胃健旺，可以权衡五脏，灌溉四旁，生心营，养肺气，柔肝血，填肾精。故脾胃健运与否，直接关乎其余四脏的正常生理功能。脾胃健则诸脏得养，脾胃虚则诸脏必亏。脾胃气衰，或生化无源，营血亏虚而心神失养；或土不生金，聚痰壅肺而见喘咳诸症；或脾虚不能散精于肝，肝血枯槁，土壅木郁而肝失调达；或脾虚土不治水，水湿泛滥，肾阳受戕，开阖不利而见水肿诸症。诸脏之病，其因多与脾胃有关，其果多涉及脾胃。且药物入口，必先经脾胃消化吸收，始能达于病所，若脾胃衰败，纵有良药亦难奏效。故在立法、组方、用药上需处处顾护脾胃，以脾胃为本。据此，李老治疗内科杂证多从中焦脾胃入手，时时不忘保胃气，临床处方多以保和丸化裁。

三、重视脾胃，寓补于消

李鲤教授认为，坤土为万物之母，四运之轴，五脏之中心，上乘下达，乃升降转运之机枢。脾升则上输于心肺，降则下达于肝肾。脾胃健旺，可以权衡五脏，灌溉四旁，生心营、养肺气、柔肝血、填肾精。故脾胃健运与否，直接关乎其余四脏的正常生理功能。脾胃健则诸脏得养，脾胃虚则诸脏必亏。李杲说："胃虚则脏腑经络皆无所受气而俱病。"并强调五脏有病，当治脾胃。周慎斋说："诸病不愈，必寻到脾胃之中，方无一失。"张景岳云："凡先天有不足者，但得后天培养之功，亦可居其强半。"依先贤理论，李老认为：脾胃气衰，或生化无源，营血亏虚而心神失养；或土不生金，聚痰壅肺而见喘咳诸症；或脾虚不能散精于肝，肝血枯槁，土壅木郁，肝失调达；或脾虚土不治水，水湿泛滥，肾阳受伐，关门不利而见水肿诸症。诸脏之病，其因多与脾胃有关，其果多涉及脾胃。药物入口，必先经脾胃消化吸收，始能达于病所，若脾胃衰败，纵有良药亦难奏效。故在立法、组方、用药上需处处顾护脾胃，以脾胃为本。据此，李老在治疗内科杂症的过程中多从中焦脾胃入手，时时不忘保胃气，临床处方均加姜、枣以调中和胃，并注意服药时间，强调汤剂于饭后 1 ～ 2 小时服用，方不致伤胃而影响饮食，且利于药物吸收。李老常言：医生治病用药，应以不伤人脾胃、不影响患者饮食为原则，否则即使医者辨证对路，患者亦难以接受，不能坚持用药，也就不可能取得理想的疗效。李鲤教授临证处方时对名方保和丸的运用极为广泛，且疗效颇佳。李老据其长期诊治内科杂症的经验，认为现代常见慢性内科疾病多由饮食不节、调摄无度、情志内伤等因素引起脏腑功能失调、气血运化不畅、代谢障碍，导致痰浊、瘀血等壅积。故在治疗过程中应以消壅祛滞、化痰活瘀为先。正如《医学心悟》所云："消者，去其壅也，脏腑、经络、肌肉之间，本无此物，而忽有之，必为消散，乃得其平。"保和丸具有和胃理脾、消食开积、化痰散结等多种功效。方中陈皮、半夏、茯苓健脾和胃，化痰止呕；炒莱菔子调气除胀；山楂、神曲消食开积，并能活血化瘀；连翘一味，用之尤妙，不仅能清郁热散结，且如李杲所云：一切血结气聚无不调达而畅通也。所以李老临证处方对保和丸使用极广，可谓得心应手，加减变化层出不穷。保和丸与养阴血之生脉饮、龟鹿二仙胶等相合应用，则能开气血生化之源，气血充盛，虚证乃可补；与息风平肝、化痰开窍之天麻钩藤饮相合，则可使肝气得以畅达，痰浊瘀滞得以疏通，故痰瘀实邪乃可渐消。保和丸与补益之品相配而无壅滞之弊，与祛邪之剂相伍则能护脾胃而防伤正。

当今社会，由于生活水平的提高、生活方式的改变及社会竞争的加剧等因素，导致心脑血管疾病、糖尿病、高血压病、高脂血症及肥胖病等日益增多，这些都是内科的常见疾病。此类疾病多由饮食不节、调摄无度、情志内伤、静卧少动等因素引起脏腑功能失调，气血运化不畅，代谢障碍，尤其是脾胃运化失职，肝胆疏泄失常，导致痰浊瘀血等壅积而成。不少患者出现了貌似虚弱，但不受其补的现象。究其原因，有七情不舒而致胃纳呆滞者，有嗜食肥甘而中满不化者，有肝气横逆而胃气受戕者，有安逸怠卧而脾气不展者……此际施补，即现腹满、呕逆等症。脾胃为后天之本，气血生化之源。对于上述情况的治疗，李老认为：当以和中消食为先，藉以除壅滞、开化源。如此则不补气而气渐生，不补血而血渐长，不补肝而肝得养，不补心而心得奉……这种方法以消代补，藉消以补，故称寓补于消。寓补于消法是消法作用的延伸与拓展，扩大了保和丸的适用范围，对中国古代方剂的研发作出了一定的贡献。

四、妙用保和，灵活加减

保和丸出自朱震亨《丹溪心法》，系消导剂之首方，由山楂、神曲、半夏、茯苓、陈皮、连翘、莱菔子组成，功效为消食和胃，主治食积停滞，症见胸脘痞满，腹胀时痛，嗳腐吞酸，厌食呕恶，或大便泄泻，舌苔厚腻或黄，脉滑。纵观全方，药味性情平和，无偏寒、偏热之嫌，也无大补峻泻之弊。保和丸功一则可和脾胃、消痰积、散郁结，消各种有形之邪，有利于正气的恢复；二则可促进药物的吸收，促使药物发挥出最大功效，促进疾病痊愈。

李鲤教授认为，在今后一段时间内，心脑血管疾病、肝病仍是威胁人类健康的重大疾病。形成这些疾病的原因很多，但主要病理症结在于"痰瘀"二字。保和丸是消痰化积、解郁、散结的良方。李老用其加味拟定了培土制水汤、和中宁志汤、和中利胆汤、和中止带汤、和中消胀汤、和中止痢汤、和中敛疡止痛汤等10余首方剂，用以治疗胸痹、中风、鼓胀、肺胀、肝着、胆胀、心悸、怔忡、胃痛、痢疾、带下等多种疾病，并制定了痴呆的三期疗法、中风病、胃痛、眩晕、痿证、便秘等临床诊疗路径。

李老认为，临床用药除了以四诊所得资料为依据，还要考虑患者生活的时代背景、心理因素和身体状况。如今是太平盛世，民多食甘肥、多饮酒浆，抽烟也多，加之劳心思虑、郁怒在所难免。因此，多虚中夹实，不宜纯补，宜用"寓补于消"之法，以消代补，用保和丸从中焦治疗入手。李老在治疗其他脏腑疾病时，本着同中有异、异中有同的原则，谨守病机，灵活施治。他遵循《素问·至真要大论》"必伏其所主，而先其所因"的原则，根据五行的生克制化，肺虚者施以培土生金，肝旺者施以抑土荣木，心气虚者施以培土益母，阳虚水泛者施以培土制水，心神不宁者施以和中宁志。其处方用药辨证精确，加味得当，对保和丸使用可谓得心应手，加减变化层出不穷。如将保和丸与补益之品相配而无壅滞之弊，与祛邪之剂相伍则能护脾胃而防伤正。如此精湛独到之处，对后学者中医理论的学习和临床经验的传承均有所裨益。

五、中西合璧，辨证辨病

李鲤教授常强调指出，辨证一定要与辨病密切结合，既要注重四诊合参，辨证施治，又要充分利用现代医学知识及检验手段，辨病论治，以免贻误病情。如临床上常见的头痛这一病症，若临床有肝肾不足、肝阳偏亢之证，同时伴有血压升高者，遣方多用天麻钩藤饮加减；若因脑血管痉挛或各种原因所致的脑供血不足而引起的头痛，李老多责之于风、痰、瘀三邪为患，方药予明天麻、全蝎、菊花、蔓荆子、白芷、当归、赤芍、川芎、丹参、薄荷、细辛、焦建曲、陈皮、防风等以祛风、痰、瘀之邪；若患者头痛且年轻者，十之七八乃因副鼻窦炎所致，配合鼻窦 CT 检查等多能证实，方用菊花、蔓荆子、金银花、蒲公英、紫花地丁、辛夷、白芷、薄荷、连翘、虎杖、黄芩、川芎等加减，效果颇佳。

六、思路开阔，整体观念

李鲤教授治病，特别强调临证时思路一定要开阔，从整体观念入手。如对于因甲状腺功能低下所致的黏液性水肿，李老认为甲状腺激素由垂体分泌，而垂体在中医学则属于"肾"的范畴，故从补肾培土入手，方以保和丸加丹参、泽泻、巴戟天、淫羊藿、猪苓等，取得了明显的疗效。周期性麻痹，中医学谓之"痿证"，李老认为其由于先天不足，后天吸收障碍所致，故治疗应从健脾补肾入手，方以保和丸加太子参、白术、淫羊藿、巴戟天、菟丝子等，可期根治。李老在临床上治疗乙型肝炎（简称"乙肝"）等由病毒感染所致的疾病及由细菌所致的炎症时，遣方用药颇有特色，如消除乙肝病毒，常用白花蛇舌草、半枝莲、虎杖、土茯苓等；治疗病毒性心肌炎，加用防己、竹叶、忍冬藤、薏苡仁、土茯苓；治疗各种细菌所致的上颌窦炎、扁桃体炎等，则用金银花、蒲公英、紫花地丁、连翘等；治疗咽炎，再加马勃、玄参、桔梗、山豆根；对于由真菌所致的皮肤感染、阴道炎症，外用苦参、蛇床子、地肤子、黄芩、黄柏外洗，疗效颇佳。

下 篇
跟师临证

第二章　脑系病证

第一节　中　风

中风是以猝然昏仆、不省人事、半身不遂、口舌㖞斜、言语不利、偏身麻木，或不经昏仆仅以口㖞、半身不遂为主症的一种疾病。本病依据脑髓神志受损程度的不同，有中脏腑、中经络之分。

西医学的出血性脑血管病、缺血性脑血管病及短暂性脑缺血发作、局限性脑梗死等，均属本病范畴。

【辨治思路】

李鲤教授指出，脾胃负担过重、运化失职为中风病前提。当前，人们的生活水平提高、饮食结构变化、生活节奏加快，精神状态紧张、体力劳动减少或生活安逸松懈等，导致脾胃运化失职。脾胃运化失职，并不在于"虚"，而是在于脾胃负担过重，超过了其运化承受能力；在于肝胆疏泄失职，不能助脾健运，脾运失职，导致体内过多水湿停留，聚集而生痰。痰停留于经脉，则会阻滞气血运行，使血运不畅而为瘀。故脾胃负担过重，运化失职为本病发病的前提。

李老认为，痰瘀互结，闭阻脉络为中风病的主要病机。他发现中风患者的舌质以暗红、紫暗，有瘀点、瘀斑，舌苔以黄腻、白厚腻为多见，且常伴有舌底脉络紫暗迂曲。中风病发病时神志昏蒙、言謇失语、半身不遂、痰涎阻喉等均为痰瘀闭阻的表现，恢复期及后遗症期偏身麻木不遂、疼痛肿胀等症状也体现了痰瘀阻滞的特点。李老认为，当前随着人们生活水平的提高和饮食结构的变化，痰瘀两者在本病中所占的地位越来越重要，痰瘀互结不同程度地存在于中风的整个过程中。

李鲤教授指出，和中消痰、化瘀通络为中风病的主要治则。他在前人经验的基础上，总结自己多年的临床经验，针对痰瘀互结这一病机，提出了和中消痰、化瘀通络的治疗大法。这一疗法是在寓补于消理论的基础上建立起来的。李老认为，治痰必须治其本——中焦脾胃。因脾为生痰之源，如脾失健运，则致水湿停留，聚湿而生痰。目前多数患者脾胃运化失职不是由于"虚"，而是由于脾胃负担过重，超过其运化承受能力所致。故治疗应以和中消食为先，藉以除壅滞，开化源。如此则不补气而气渐生，不补血而血渐长，不补肝而肝得养，不补心而心得奉。这种方法以消代补，藉消以补，故称寓补于消。治疗本病，在寓补于消、和中化痰的同时，加用祛瘀通络之品，痰瘀同治，使痰化血行，血行痰清，气血流通，从而收到满意的效果。李老自拟和中通络汤对中风进行治疗，基本方：山楂 10～12g，神曲 12～15g，陈皮 12～15g，半夏 12～15g，茯苓 30g，连翘 10～15g，炒莱菔子 12g，三七 3g，丹参 30g，全蝎 10g，地龙 30g，赤芍 20g。加减：舌苔黄腻、口苦者，去半夏，加竹茹 10g，黄连 10g；伴头晕头痛、血压高、肝脉旺盛者，加夏枯草 30g，石决明 30g；伴心中烦躁、大便秘结者，加大黄 6g，芒硝 10g（冲服）。

李老认为，中风病是一个复杂的系统疾病，在诊疗过程中，不管是中医还是西医的诊疗方法，只要对缓解病情、改善患者预后有帮助，就应努力掌握，合理运用，以助患者康复。如 CT、MRI、DWI、MRA 在中风急性期的应用，就可以在患者肢体没有完全瘫痪前了解脑梗死面积和脑血管功能储备，判断患者预后。同时，李老在临床中特别注重多种疗法的综合运用，如将中医静脉针剂、中药汤剂、针灸穴位封闭、药浴、康复、情志疏导等多种疗法综合运用于中风病的诊治，经临床验证可以明显提高患者的疗效，缩短住院时间。

【典型医案】

病例1 赵某，女，64岁。2013年8月20日初诊。

[主诉]右侧肢体无力2年余。

[病史]两年前曾因"中风"住院治疗，给予营养脑神经、改善脑代谢、活血化瘀等药物治疗后，遗留有右侧肢体无力。

[现症]右侧肢体无力，自觉全身不适，走路不稳，行如踩棉花感，胸闷，气短，阴雨天加重，纳可，眠欠佳，双目视物模糊，大便干，3～4日一行，小便可。舌质淡红，苔薄白，脉沉弦。

> 问题
> （1）结合舌脉症，患者辨为何证？

[治疗过程]

初诊方药：瓜蒌20g，薤白20g，陈皮12g，半夏12g，茯苓30g，炒莱菔子15g，焦山楂15g，焦建曲12g，连翘12g，怀牛膝20g，肉苁蓉20g，当归15g，白芍15g，川芎12g，木香12g，焦槟榔15g，甘草10g，生姜3片，大枣5枚。7剂，水煎服，日1剂，分2次服。

二诊：8月27日。服上药后患者肢体无力好转，现觉头皮麻木，大便已畅通，双腿内侧觉有虫行感。舌淡红，有瘀点，苔黄稍厚，脉滑。守上方加丹参20g，红花20g，川芎增至22g。7剂，水煎服，日1剂，分2次服。

三诊：9月10日。服二诊方后患者肢体无力好转，头皮麻木减轻，双腿内侧已无虫行感，余症如前。舌暗红，有瘀点，苔薄少，脉滑。守上方，丹参用至25g，红花用至22g，加赤芍15g。10剂，水煎服，日1剂，分2次服。

问题

（2）初诊处方中选用的主方是什么？如何理解处方配伍意义？

（3）二诊中为何加丹参、红花，加大川芎用量？三诊中为何加大丹参、红花用量，增加赤芍？

病例 2 王某，男，38 岁。2013 年 6 月 14 日初诊。

[主诉] 右侧肢体麻木无力 1 月余。

[病史] 患者 1 个月前受凉，次日晨起发觉右侧面部及肢体麻木、无力，经检查西医诊断为"脑梗死"，住院治疗后仍有麻木无力等症。平素嗜烟酒，肥甘厚味。

[现症] 右侧面部及肢体麻木、无力，头晕，两鬓胀痛，胸闷，右侧鼻唇沟变浅，口角低垂。舌质暗红，苔白腻，舌底络脉青紫，脉弦滑。

问题

（1）结合舌脉症，患者辨为何证？

[治疗过程]

初诊方药：陈皮 15g，半夏 12g，茯苓 30g，炒莱菔子 12g，焦山楂 15g，焦建曲 15g，连翘 12g，丹参 30g，当归 15g，白芍 15g，川芎 12g，桃仁 12g，红花 20g，全蝎 12g，甘草 10g，生姜 3 片，大枣 5 枚。14 剂，日 1 剂，水煎服，取汁 600mL，分 3 次服下。

二诊：6 月 28 日。患者诉上、下肢活动较前灵便，头晕、胸闷等明显减轻。守上方，加远志 12g，石菖蒲 20g，枸杞子 20g，何首乌 20g。14 剂，水煎服，日 1 剂，分 2 次服。

三诊：7 月 12 日。患者精神转佳，诸症基本解除，上、下肢肌力 V 级。以二诊方为主，巩固治疗 2 个月，患者生活自理，工作如常。

问题

（2）初诊处方中选用的主方是什么？如何理解处方配伍？

（3）二诊中为何加远志、菖蒲、枸杞子、何首乌？

病例 3　李某，男，47 岁。2013 年 4 月 1 日初诊。

［主诉］言语不利、右侧肢体麻木无力 3 个月。

［病史］患者 3 个月前无明显诱因出现言语不利，右侧肢体麻木无力，头颅 CT 示左侧基底节区腔梗，当地医院诊断为脑梗死，经治疗患者症状好转。近期症状逐渐加重，遂求诊于李老。平素纳食欠佳，夜寐一般，二便调。

［现症］右侧肢体麻木无力，言语不利，口角㖞斜，伸舌右偏，口角流涎，胸脘痞闷，纳差，二便调。舌质暗红，边有瘀斑，苔黄腻，脉弦滑。

问题

（1）结合舌脉症，患者辨为何证？

［治疗过程］

初诊方药：陈皮 12g，茯苓 30g，炒莱菔子 12g，焦山楂 12g，焦建曲 15g，连翘 12g，竹茹 10g，三七 3g，丹参 30g，全蝎 10g，地龙 30g，赤芍 20g，甘草 10g，生姜 3 片，大枣 5 枚。10 剂，水煎服，日 1 剂，取汁 600mL，分 3 次服下。

二诊：4 月 12 日。患者诉言语不利、右侧肢体麻木无力有明显好转，血压亦有所下降，但仍觉头晕。守上方加明天麻 15g，葛根 20g。14 剂，水煎服，日 1 剂，取汁 600mL，分 3 次服下。

三诊：4 月 29 日。患者诸症基本消失，又继续服用和中通络汤 1 个月，复查诸症消失。

问题

（2）初诊处方中选用的主方是什么？如何理解处方配伍？

（3）二诊中为何加天麻、葛根？

病例 4 徐某，男，49 岁。2014 年 9 月 3 日初诊。

［主诉］左侧肢体麻木无力，视物不清 3 周，头晕 2 天。

［病史］患者 3 周前无明显诱因出现左侧肢体麻木无力，视物模糊，在外院诊断为急性脑梗死，经治疗好转后出院，遗留有左侧肢体麻木，痛觉减退，伴左侧颞部跳痛，视物不清。2 天前无明显诱因出现头晕，无视物旋转、恶心欲吐，左眼前似有虫影。

［现症］左侧肢体麻木无力，痛觉减退，伴左侧颞部跳痛，视物不清，头晕，无视物旋转、恶心欲吐，左眼前似有虫影，纳欠佳，二便调。舌质暗红，舌底络脉迂曲，舌边有齿痕，苔黄稍厚，脉弦滑数。

问题

（1）结合舌脉症，患者辨为何证？

［治疗过程］

初诊方药：天麻 20g，钩藤 25g，地龙 20g，石决明 20g，栀子 12g，黄芩 15g，杜仲 20g，怀牛膝 20g，桑寄生 25g，桑枝 30g，泽泻 20g，鸡血藤 30g，陈皮 12g，半夏 12g，竹茹 12g，茯苓 30g，炒莱菔子 10g，焦山楂 20g，焦建曲 15g，连翘 10g，甘草 10g。7 剂，水煎服，日 1 剂，分 2 次服。配合中成药熄风降压丸（河南省中医院院内制剂）口服。

二诊：9 月 10 日。服上药后患者肢体麻木无力减轻，左颞部跳痛消失。现偶有眼前虫影、肩背部发痒，时有心烦，纳食欠佳，眠可，大便黏滞，不成形，1 次 / 日，小便可。舌质暗红，舌底络脉迂曲，舌体大，边有齿痕，苔黄厚，脉弦滑数。守上方加泽泻 20g，白术 15g，夜交藤 30g。10 剂，水煎服，日 1 剂，分 2 次服。

三诊：9 月 22 日。服药后患者肢体麻木无力进一步减轻，头晕基本消失，仍纳食欠佳，进食辛辣食物即感胃部闷痛，大便溏，1 ～ 2 次 / 日，小便可。舌质暗红，舌底络脉迂曲，舌体大，边有齿痕，苔黄而干，脉弦。守上方，加枳壳 15g，石斛 10g，焦麦芽 30g。7 剂，水煎服，日 1 剂，分 2 次服。

问题

（2）初诊处方中选用的主方是什么？如何理解处方配伍？

（3）二诊中为何又加泽泻、白术、夜交藤？

（4）三诊中为何又加枳壳、石斛、焦麦芽？

病例 5 李某，男，43 岁。2015 年 7 月 6 日初诊。

[主诉]左侧肢体偏瘫、失语 3 个月。

[病史]3 个月前患者晨起发生左侧肢体偏瘫，语言不利，口舌㖞斜，神志尚清，测血压 140/90mmHg，用中西药物治疗后偏瘫、失语恢复不明显。平素嗜烟酒，喜食肥甘，体质较盛。

[现症]精神差，左侧肢体无力，口舌㖞斜，语言不利，自觉饭后脘闷不适，口不渴，头晕。舌体胖大，苔薄白，脉滑稍弦。

问题

（1）结合舌脉症，患者辨为何证？

[治疗过程]

初诊方药：陈皮 9g，半夏 9g，茯苓 12g，炒莱菔子 12g，山楂 15g，焦建曲 12g，连翘 9g，黄芪 15g，丹参 18g，全蝎 9g，红花 9g。20 剂，日 1 剂，水煎取汁 400mL，分 2 次服。

二诊：7 月 26 日。服上方后，患者言语及肢体障碍好转。舌质红，苔薄黄，脉滑。守原方 20 剂，日 1 剂，水煎取汁 400mL，分 2 次服。

三诊：8 月 16 日。服上方后，患者肢体活动恢复正常，运动自如，可骑自行车，但不能走远路。舌质红，苔薄黄，脉滑。守原方 30 剂，日 1 剂，水煎取汁 400mL，分 2 次服。

问题

（2）初诊处方中选用的主方是什么？如何理解处方配伍？

【问题解析】

病例1

（1）根据患者的病史、临床表现，结合舌脉，本案系阳虚血瘀之中风。患者年事已高，肾气日衰，心阳不振，脾胃素虚，痰浊内盛，且发病前出现过中风，脑脉瘀阻，而致右侧肢体无力，自觉全身不适，走路不稳；心脉瘀阻，胸阳失展，而致胸闷、气短；脾胃虚弱，升降无力，大便干，3～4日一行。

（2）处方中选用保和丸合四物汤、瓜蒌薤白半夏汤加减。瓜蒌薤白半夏汤通阳散结、行气祛痰，以瓜蒌苦寒润滑、开胸涤痰，薤白辛温通阳散结气，半夏祛痰散结；四物汤补血养血活血；保和丸以健脾消痰。全方共奏宣通心阳、化瘀通络之功，共同达到治疗疾病的目的。

（3）二诊时患者诉出现头皮发麻，双腿内侧觉有虫行感，为血行瘀滞，血不能濡养所致；另舌质出现瘀点，苔黄稍厚，脉滑，为痰热血瘀征象。故二诊时在原方的基础上加用丹参、红花，增加川芎加量，加强活血祛瘀功效。三诊时症状好转，继续加大活血、养血力度，以增强疗效。

病例2

（1）结合舌脉症，患者诊断为痰瘀互结型中风。该患者由于饮食不节，嗜酒肥甘，致脾失健运，聚湿生痰，加之经脉瘀滞，痰瘀互结，阻滞经络，则发为此证。李老认为，"痰"贯穿于该患者罹病始终。

（2）处方中选用保和丸合桃红四物汤加减，痰瘀同治。保和丸可调理后天之本，一则可除脏腑经络中之积滞顽痰；二则能健脾运，畅肝气，并可使后期加用的培补肝肾之品更易直达病所。桃红四物汤以祛瘀为核心，辅以养血、行气。方中桃仁、红花为主，力主活血化瘀；当归滋阴补肝，养血调经；芍药养血和营，以增补血之力；川芎活血行气，调畅气血，以助活血之功。全方配伍得当，使瘀血祛、新血生、气机畅，化瘀生新是该方的显著特点。诸药合用，直达病所，使气血流通，诸症消除。

（3）二诊时诸症均有减轻，李老在治疗中风急性期以活血化瘀、化痰通络、祛实邪为主，而在病情稳定好转的过程中注重补肝肾、养精血，使精血旺以濡养四肢筋脉，促进肢体肌力恢复。故在原方的基础上加用远志、菖蒲以增强豁痰开窍功效，加用枸杞子、何首乌以补肝肾、养精血。

病例 3

（1）中医诊断为中风，辨证为痰瘀互结，闭阻脉络。患者形体肥胖，平素嗜食肥甘厚味，致使脾胃负担过重、运化失职，脾失健运，聚湿生痰，痰湿阻滞脉道，脉道血行不利而瘀滞，痰浊偏盛，上壅清窍，内蒙心神，神机闭塞，发为中风。舌质暗红，边有瘀斑，舌底脉络紫暗迂曲，舌苔白厚腻，脉弦滑，均为痰瘀阻滞表现。

（2）初诊方药选和中通络汤加减。和中通络汤为保和丸加活血化瘀之三七、丹参、赤芍，息风通络之全蝎、地龙而成，在寓补于消、和中化痰的同时，加用祛瘀通络之品，痰瘀同治，使痰化血行，血行痰清，气血通畅，筋脉通利，从而收到满意的效果。

（3）患者二诊仍头晕，故二诊中加入天麻以平肝潜阳，治疗眩晕；葛根性凉味甘辛，有解表退热、生津、透疹、升阳止泻的功效，现代药理表明，葛根对高血脂形成的脑动脉硬化，通过改善脑缺血状态，防治脑梗死、偏瘫、血管性痴呆等脑血管疾病，故加入葛根以治疗患者的高脂血症。

病例 4

（1）结合舌脉症，中医诊断为中风，辨证为肝阳偏亢，风痰上扰。患者年过半百，肾气衰半，肝肾不足，肝阳偏亢，又脾胃运化失常，聚湿生痰，风痰上扰清窍，发为中风。本病属于本虚标实。

（2）天麻钩藤饮平肝息风，补益肝肾。方中天麻、钩藤平肝息风为主药；石决明平肝潜阳并能除热明目，还可以加强天麻、钩藤平肝息风作用；杜仲、桑寄生补益肝肾以治本；栀子、黄芩清肝降火，以折其亢阳。诸药合用，共成平肝息风、清热活血、补益肝肾之功。李老另用保和丸消食导滞和胃，脾胃运化功能增强，水湿输布正常，痰湿得消，诸症可愈。

（3）二诊诸症均有减轻，仍偶有眼前虫影、肩背部发痒，时有心烦，纳食欠佳，眠可，大便黏滞，不成形，属于脾虚湿滞，故在原方的基础上加用泽泻、白术健脾利湿，夜交藤祛风止痒。

（4）三诊患者诸症明显减轻，仍纳食差，又出现进食辛辣食物即感胃部闷痛，大便溏，舌苔黄而干，加用枳壳理气止痛，石斛养阴生津。

病例 5

（1）结合舌脉症，该患者辨为痰湿阻络，气血闭阻证。

（2）方用保和丸健脾化痰，黄芪益气行血，丹参、红花活血通络。李老认为，脾胃为后天之本，气血生化之源，故在疾病诊疗过程中不论是脾胃病还是脑病都非常重视对脾胃功能的调整，认为脾胃功能的恢复不但可以化生气血津液，营养他脏及全身，而且脾胃功能的恢复更有助于药物的吸收，进而促进疾病的康复。

【学习小结】

李鲤教授治疗中风病非常重视脾胃调理，在疾病诊疗过程中不论是脾胃病还是脑病都非常重视对脾胃功能的调整，认为脾胃功能的恢复不但可以化生气血津液，营养他脏及全身，而且脾胃功能的恢复更有助于药物的吸收，进而促进疾病的康复。李老认为，中风病以脾胃负担过重、运化失职为前提，痰瘀互结、闭阻脉络为主因，和中消痰、化瘀通络为治则，在此基础上提出了寓补于消而消痰、活血通络以祛瘀的治疗大法，取得了很好的疗效。

【课后拓展】

1. 阅读《格致余论》《局方发挥》《丹溪心法》，了解李鲤教授辨证精华。

2. 查阅文献了解关于本病西医学研究进展。

3. 通过对本病的学习，写出学习心悟。

4. 参考阅读：李金环.李鲤治疗脑梗死的经验［J］.中医临床杂志，2007，19（4）：335.

第二节　眩　晕

"眩"是指眼花或眼前发黑，"晕"是指头晕，甚或感觉自身或外界景物旋转。二者常同时并见，故统称"眩晕"。轻者闭目即止；重者如坐车船，旋转不定，不能站立，或伴有恶心、呕吐、汗出，甚则昏倒等症状。眩晕是临床常见症状，可见于西医学的多种疾病，从西医方面讲，凡椎－基底动脉供血不足、梅尼埃病、颈椎病、良性位置性眩晕、高血压脑病等，均可引起眩晕症状均属于眩晕的范畴。

【辨治思路】

李鲤教授辨治眩晕立足于脾胃，依据脏腑经络、宏观辨证与微观辨病思维，遵循同病异治、异病同治法则，运用保和丸灵活化裁治疗多种原因引发的眩晕，功在健脾助运，升降气机，一方多用，调和五脏。由此表明寓补于消也为眩晕病提供了一个有效的治疗思路。李老对于高血压性眩晕、低血压性眩晕、脑供血不足性眩晕、颈椎病眩晕、血管痉挛性眩晕的诊断治疗有独特的心得，现分别介绍如下。

1. 高血压性眩晕　临床上常见眩晕，时发头胀痛，面色潮红，大便干，口渴，口苦，急躁易怒，肢麻震颤，失眠多梦。舌质暗红，苔黄或腻，或舌底络脉有瘀点，脉沉弦或弦滑有力。辨证为肝阳上亢，痰瘀内阻。治法为和中化痰，平肝潜阳，祛瘀通络。方药为保和平肝通络方（李鲤经验方）：陈皮 10g，半夏 12g，茯苓 30g，炒莱菔子 15g，连翘 10g，山楂 15g，神曲 10g，天麻 10g，钩藤 30g，石决明 30g，栀子 10g，黄芩 10g，川牛膝 10g，杜仲 20g，桑寄生 30g，夏枯草 15g，龙骨 30g（先煎），牡蛎 30g（先煎），地龙 20g，赤芍 10g，丹参 20g，葛根 30g，车前子 30g。

2. 低血压性眩晕　临床上常见头晕，劳则加重，甚则猝然晕厥，面色无华，心悸气短，神疲乏力，健忘，手足不温，怕冷。舌质淡润，苔白，脉沉细或细弱无力。辨证为气血亏虚，清窍失养。治法为益气健脾，升发清阳。方药为保和丸合生脉散加黄芪、葛根、当归：陈皮 10g，半夏 12g，茯苓 30g，炒莱菔子 15g，连翘 10g，山楂 15g，神曲 10g，红参 10g，麦冬 15g，五味子 10g，黄芪 30g，葛根 30g，当归 15g。

3. 脑供血不足性眩晕 临床上常见头晕而懵，沉重不爽，或时伴头痛，蹲位站立时头晕明显，甚至呕吐痰涎，视物晃动不稳，纳差，失眠。舌体胖，舌质暗，舌边有齿痕，苔白，脉沉细。辨证为气虚痰瘀阻络，清阳不升。治法为益气和中，消痰化瘀。方药为益气保和消痰散瘀方（李鲤经验方）：陈皮 10g，半夏 12g，茯苓 30g，炒莱菔子 15g，连翘 10g，山楂 15g，神曲 10g，太子参 15g，葛根 30g，当归 15g，丹参 20g，赤芍 15g，川芎 10g，菊花 15g，蔓荆子 10g。

4. 颈椎病眩晕 临床上常见时发头晕、头懵，或伴上肢麻木，常因头颈部前后屈伸、左右转动而诱发眩晕。舌质暗红，或舌有齿痕，舌下络脉迂曲，脉沉细或沉弦有力。辨证为脾肾不足，痰瘀痹阻，清阳不升。治法为健脾补肾，祛瘀化痰。方药为保和祛瘀化痰养肾方（李鲤经验方）：陈皮 10g，半夏 12g，茯苓 30g，炒莱菔子 15g，连翘 10g，山楂 15g，神曲 10g，当归 15g，赤芍 15g，土鳖虫 15g，川芎 10g，鸡血藤 30g，桑枝 30g，苏木 15g，威灵仙 15g，川续断 20g，骨碎补 15g，盐杜仲 20g。

5. 血管痉挛性眩晕 李老认为该病多为脏腑功能失调，水精失于布散，痰浊内阻为先，或暴怒气上，因气而动，或情志不畅，肝郁化火，因火而动，或季节变化，起居不慎，外风引动内风，因风而动，三者均可使痰浊之邪随之上犯于脑而发眩晕。临床治疗强调调理脾胃、化痰息风为主，佐加平肝清肝除风为辅。方选消痰定眩饮：明天麻 15g，陈皮、清半夏各 12g，茯苓、钩藤、白芍各 30g，焦三仙、郁金、菊花、葛根各 20g，僵蚕、全蝎、蔓荆子各 10g。痰火明显者，如见头痛烦躁、面红耳赤、舌红苔黄、脉弦数等，加栀子、黄芩、胆南星各 10g，竹茹 15g；有血瘀征象者，加丹参 20g，桃仁 10g，红花、当归各 15g。

【典型医案】

病例 1　张某，男，55 岁。2012 年 9 月 10 日初诊。

［主诉］反复眩晕 3 个月，加重 14 天。

［病史］患者 3 个月前出现反复感眩晕、头懵、头胀痛不适伴后枕部发紧，测血压多次高于 140/90mmHg，最高达 180/100mmHg。曾于外院就诊，服用缬沙坦胶囊治疗，血压控制在 130/80mmHg 左右。14 天前患者感到眩晕、头懵、头胀痛加重。

［现症］眩晕，耳鸣，口苦，面色红赤，头胀痛以颠顶为甚，遇烦劳、郁怒加重，失眠多梦，腰膝酸软。舌质暗红，舌体胖，齿痕舌，苔黄略腻，脉沉弦有力。既往有长期嗜烟酒史，否认高血压病史，平时急躁易怒。测血压 160/95mmHg。

问题

（1）结合舌脉症，该患者中医应诊为何病，辨为何证？

［治疗过程］

初诊方药：陈皮、半夏、建曲、连翘、栀子各 12g，炒莱菔子、炒山楂、黄芩、川牛膝各 15g，天麻 18g，赤芍、丹参、牡丹皮、钩藤（后下）、车前子（包煎）、地龙、石决明（先煎）、炒杜仲、桑寄生各 20g，葛根 25g，茯苓 30g，甘草 10g。7 剂，水煎服，日 1 剂，早晚分服。并嘱戒烟酒、低盐低脂饮食。

二诊：9 月 17 日。患者眩晕、头痛、口苦、耳鸣均减轻，眠增，二便调。舌体胖、齿痕舌、舌质暗红、苔黄略腻均减退，脉沉弦。血压 150/90mmHg。守上方，茯苓用至 35g，车前子用至 30g。7 剂，水煎服，日 1 剂，早晚分服。

三诊：9 月 24 日。患者眩晕、头懵、头胀痛明显缓解，口苦、耳鸣消失，腰膝酸软明显减轻，纳眠可，二便调。后继服 15 剂巩固治疗。

之后电话随访，患者无明显头目不适，血压控制平稳。

问题

（2）如何理解初诊处方用药？

（3）二诊时为何加大茯苓、车前子的用量？

病例 2 刘某，女，52 岁。2009 年 10 月 19 日初诊。

［主诉］反复发作眩晕半年，加重 2 天。

［病史］患者于半年前开始反复眩晕且头懵、视物觉晃动，甚至恶心欲呕、时呕吐痰涎，平时服盐酸地芬尼多片可缓解，曾经头颅 CT、MRA、MRI 检查未见异常，经颅多普勒超声检查（TCD）示"椎 – 基底动脉血流速度减慢"。2 天前上述症状加重，故来就诊。

［现症］眩晕而懵，头部沉重不爽，伴后枕至项部间搏动性疼痛，蹲位站立时眩晕明显，视物晃动伴恶心，纳少。舌边有齿痕，舌质暗红，舌体胖大苔腻，脉沉细弦。

问题

（1）结合舌脉症，该患者中医应诊为何病，辨为何证？治则、治法是什么？

［治疗过程］

初诊方药：陈皮、姜半夏、焦建曲、连翘、甘草各 10g，茯苓 30g，炒莱菔子、蔓荆子、川芎各 12g，天麻、当归各 15g，炒山楂、菊花、葛根、炒白芍、泽泻、枸杞子、山茱萸、桑寄生、丹参各 20g。7 剂，水煎服，每日 1 剂。

二诊：10 月 26 日。患者眩晕、后枕至项部间疼痛减大半，偶恶心。舌边有齿痕、舌质暗、舌体胖减退，苔白略腻，脉沉细。宗上方，加生白术 15g，猪苓 30g，砂仁 10g。继服 10 剂，初诊症状消失，逐以汤剂改为水丸剂以巩固疗效。

问题

（2）如何理解初诊处方用药？

（3）二诊时为何加生白术、猪苓、砂仁？

病例 3 王某，男，68 岁。2013 年 8 月 10 日初诊。

［主诉］头晕、乏力 2 月余。

［病史］患者 2 个月前无名显诱因出现头晕、乏力，经多方治疗疗效差，遂求诊中医。

［现症］头晕，时觉气短，活动后稍缓，早饭后易疲乏，身痒，眠可，多梦，纳差，大便不成形，日 2 次，目干涩、视物如有雾。舌质暗红，苔黄，脉弦滑。平素血压高，今测血压 150/80mmHg。

问题

（1）结合舌脉症，该患者中医应诊为何病，辨为何证？治则、治法是什么？

［治疗过程］

初诊方药：白芍 25g，天冬 15g，怀牛膝 20g，麦冬 20g，代赭石 10g，玄参 15g，川楝子 12g，龟甲 20g，龙骨 20g，牡蛎 20g，陈皮 10g，半夏 10g，茯苓 30g，炒莱菔子 10g，连翘 10g，焦山楂 15g，焦建曲 12g，甘草 10g，生姜 3 片，大枣 5 枚（擘）。14 剂，水煎服，日 1 剂，分两次服。

二诊：8 月 26 日。服药后患者头晕症状明显缓解，纳食增加，身痒减轻，仍疲乏，视物如有雾，大便不成形、日 2 次，多梦。舌质暗红，苔黄，脉弦滑。处方：守上方，玄参用至 20g，龙骨、牡蛎各用至 25g，加藿香 15g。10 剂，水煎服，日 1 剂，分两次服。

三诊：9 月 8 日。服药后患者头晕症状消失，乏力、身痒较前明显好转，视物如有雾感消失，睡眠改善，二便正常。舌质暗红，苔黄，脉弦滑有力。血压 130/75mmHg。处方：守上方，玄参用至 25g，龙骨、牡蛎各用至 30g，去藿香。20 剂，日 1 剂，水煎服，分两次服。

问题

（2）试分析初诊患者的处方用药。

（3）如何理解二诊、三诊方药药味、剂量的加减？

病例 4 邵某，女，78 岁。2013 年 8 月 12 日初诊。

［主诉］间断性头晕 10 年余。

［病史］患者 10 年前无明显诱因出现头晕，间断发作，与体位无关，无视物旋转，无恶心呕吐，无耳鸣。

［现症］头晕，头疼，胸闷心慌，晨起眼睑水肿、口干不苦，下楼时双膝关节疼，双下肢呈凹陷性水肿，双下肢有静脉曲张，平时易感冒，纳可，眠欠佳，二便调。舌质淡红且暗，苔薄白，脉沉弦滑。

问题

（1）结合舌脉症分析该患者辨为何证，为什么？

［治疗过程］

初诊方药：明天麻 15g，钩藤 20g（后下），地龙 20g，石决明 20g，栀子 10g，黄芩 10g，炒杜仲 20g，桑寄生 20g，益母草 20g，夜交藤 30g，茯神 20g，陈皮 10g，半夏 10g，茯苓 30g，炒莱菔子 10g，连翘 10g，焦山楂 10g，焦建曲 10g，木香 10g，甘草 10g，生姜 3 片，大枣 5 枚（擘）。14 剂，水煎服，日 1 剂，分 2 次服。

二诊：8 月 26 日。服药后患者头晕症状明显缓解，余症如前，咳白黏痰。舌质暗，舌体胖，苔少，脉弦滑。守上方加川断 20g。14 剂，水煎服，日 1 剂，分 2 次服。

问题

（2）试分析初诊方药配伍意义。

（3）二诊处方为何加用川断？

病例 5 胡某，女，58 岁。2013 年 8 月 15 日初诊。

［主诉］头晕、视物不清2个月。

［病史］患者2个月前无明显诱因出现头晕、视物不清，未系统治疗，今求助于中医。

［现症］阵发性头晕，头重脚轻，伴耳鸣，时有心慌，右侧腰部疼痛不适，走路时足底痛，纳可，多梦，二便调。舌暗，苔白稍厚，左脉浮滑，右脉沉。检查：血压160/110mmHg。

> 问题
>
> （1）结合舌脉症分析该患者辨为何证？治则、治法是什么？

［治疗过程］

初诊方药：白芍20g，天冬20g，怀牛膝15g，麦冬20g，代赭石10g，玄参20g，茵陈20g，龙骨20g，牡蛎20g，陈皮12g，半夏10g，茯苓30g，炒莱菔子10g，连翘10g，焦山楂15g，焦建曲12g，焦麦芽20g，甘草10g，生姜3片，大枣5枚（擘）。14剂，水煎服，分2次服，日1剂。

二诊：8月29日。服药后患者头晕症状明显缓解，走路时足底已不痛，视物不清缓解。守上方，白芍用至25g，怀牛膝用至20g，加明天麻15g。14剂，水煎服，分2次服，日1剂，以巩固疗效。

> 问题
>
> （2）试分析初诊方药配伍意义。
>
> （3）二诊为何加大白芍、牛膝的用量，加用天麻？

病例6　马某，女，44岁。2013年7月3日初诊。

［主诉］头晕半年余。

［病史］近半年来患者无明显诱因反复出现头晕，视物旋转，如坐舟车，活动后加重，闭目休息时减轻，伴恶心呕吐，听力减退，住院治疗后好转，但仍反复发作。

［现症］头晕，视物旋转，如坐舟车，活动后加重，闭目休息时头晕减轻，伴恶心呕吐，听力减退。舌苔白腻，脉滑。

问题

（1）结合舌脉症分析该患者辨为何证？治则、治法是什么？

[治疗过程]

初诊方药：蔓荆子 12g，菊花 20g，陈皮 15g，半夏 12g，茯苓 30g，泽泻 20g，白术 15g，甘草 10g，生姜 3 片，大枣 5 枚。7 剂，水煎服，日 1 剂，取汁 600mL，分 3 次服。配合服用消痰通络丸（河南省中医院院内制剂，每瓶 60g）10 瓶，每日 3 次，每次 6g。嘱清淡饮食，调畅情志，加强锻炼。

二诊：7 月 16 日。服药后患者头晕症状明显缓解，精神好转，无恶心呕吐，听力减退不明显。续守上方 7 剂。

后随访，患者症状明显缓解，无复发。

问题

（2）试分析初诊方药配伍意义。

【问题解析】

病例 1

（1）结合舌脉症，该患者中医诊断为眩晕，辨证属痰瘀阻络、肝肾阴虚、肝阳上亢、肝风夹痰热上扰清窍。患者长期嗜烟酒肥甘厚味，郁怒劳思伤脾，脾失运化，故头晕目眩、头胀耳鸣、面红目赤；肾阴亏虚于下则腰膝酸软；肝阳有余，化热夹痰易扰乱心神，故郁怒急躁、失眠。

（2）方中保和丸健脾助运化痰。其中莱菔子降气化痰使气机下降以降压，顺气则血不逆即是此理；连翘善疏肝，可疏散肝气之郁，又能清热，苦平肝气之盛；赤芍、牡丹皮、丹参凉血化瘀通络；葛根为阳明经药，并具风药之性，可助脾胃升发清阳，疏畅足太阳膀胱经之经气；龙骨、牡蛎之药对，功在沉降，使心阳得潜，血下归肾，妙在安神以降血压；天麻平肝抑阳，祛风通络，为风药之润剂；钩藤入肝经，轻清而凉，泻肝定风以舒筋脉、除眩晕；栀子、黄芩等苦寒以清热降泄，使肝经火热不致上扰；车前子味甘气寒，入肝走肾，清泄肝热，渗利水道，利尿而不伤阴，并引药下行，伍以地龙利尿平肝，改善血管平滑肌紧张度以降压；川牛膝善引血下行，与"治风先治血，血行风自灭"理论合拍；石决明重镇安神潜阳，凉肝除热，治脑中充血发为眩晕；炒杜仲、桑寄生补益肾阴以滋水涵木；甘草调和诸药。诸药相须，功在和中化痰、痰瘀同治、气血并调、清热凉血、平肝潜阳、益肾宁心，实为标本兼治。

（3）患者二诊时诸症减轻，仍舌体胖、齿痕舌，表明脾虚湿盛仍重，茯苓、车前子旨在加大健脾利湿之功。

病例2

（1）李老认为该患者属于中医学"眩晕"范畴，病位在脑窍，辨证为痰浊中阻。多因饮食不节、恣食肥甘厚味、生活节奏加快、精神状态紧张、体力劳动减少、生活安逸等致肝脾肾功能失调，其中尤易致脾胃负担过重，脾虚失运，肝胆疏泄失司，湿浊不化，聚而为痰。痰浊中阻，胃失和降，浊阴阻遏蒙蔽清阳升发，故发眩晕，自感视物旋转遂并发恶心欲吐或呕吐痰涎，此为土虚木横、痰阻而动风。治法应以和中健脾、祛痰通络为主。

（2）李老选保和丸治疗。方中陈皮理气健脾、行气和中、燥湿化痰；半夏辛温，善燥化中焦脏腑痰湿，调胃以和中；莱菔子功可降气消痰，其炒用降多于升，功在利气，利气者可顺气开郁、消胀除满，与陈皮相伍可理气健脾，使气顺痰消、脾运得健、痰湿得除，并可调畅气机，使胃气得和、清阳得升、浊气可降；茯苓为治痰要药，盖因"痰之本，水也"，茯苓可以治水，"痰之动，湿也"，茯苓又可行湿，因其能补脾，促使水湿运化，脾运旺盛则湿无以聚；炒山楂化滞和胃、行气化瘀、化浊降脂，其与建曲（建曲代替原方之神曲）相配以消散腥膻油腻肉积、酒食陈腐积滞，开脾气、散滞气以正本清源；连翘除痰浊久结之热，其入胆经，可疏散肝郁、疏利胆腑，助脾胃运化而化痰湿，其升浮宣散之力功在流通气血等。

（3）患者二诊时恶心，舌边有齿痕、舌质暗、舌体胖减退、苔白略腻，说明脾虚湿盛较重，加用生白术、猪苓、砂仁增强健脾祛湿之功。

病例 3

（1）结合舌脉症，患者辨为眩晕；证属肝肾阴虚，肝阳化风，风阳上扰。患者年事已高，肾阴亏虚，水不涵木，肝失滋养，而致肝阳偏盛，阳亢化风，风阳上扰导致眩晕发作。患者纳食差，系脾失健运，水湿运化失常，故而大便不成形。肝血不足，目失所养，故而出现视物模糊，双眼干涩。

（2）方拟保和丸合镇肝熄风汤加减。镇肝熄风汤用以镇肝息风，滋阴潜阳；辅用保和丸以化痰消食和胃，燥湿健脾。

（3）二诊患者诸症均有好转，在原方的基础上龙骨、牡蛎加量，以增镇肝潜阳之功，并有安神之效，加用藿香以芳香化湿止泻。三诊时大便正常，方中去藿香。

病例 4

（1）本病辨为痰湿中阻，肝阳上亢。脾脏主运化水湿，脾脏虚弱，则运化失职，聚湿而生痰，痰浊上蒙清窍，则亦引起头晕。患者舌质淡红且暗，苔薄白，脉沉弦滑，双下肢水肿，压之凹陷，晨起眼睑水肿，为痰湿内蕴之象。

（2）方药选保和丸合天麻钩藤饮加减。方中保和丸主化痰消食和胃，又可燥湿健脾散结，改善脾脏的运化功能。天麻钩藤饮有平肝息风、清热活血、补益肝肾之功。方中天麻、钩藤平肝息风，为君药；石决明咸寒质重，功效平肝潜阳，并能除热明目，与君药合用，加强平肝息风之力；栀子、黄芩清泻肝火，以折其亢阳，使肝经不致偏亢；益母草活血利水，配合杜仲、桑寄生能补益肝肾以治本；夜交藤、茯神安神定志；木香行气、调中导滞，为佐药。

（3）二诊加川断增强补益肝肾之功。

病例 5

（1）中医诊断为眩晕；辨证属肝肾亏虚，风阳上扰证。治法为镇肝息风，滋阴潜阳，佐以消食和胃。

（2）方药选镇肝熄风汤合保和丸加减。保和丸主化痰消食，健脾和胃。合用镇肝熄风汤镇肝息风，滋阴潜阳。方中牛膝善引血下行，并有补益肝肾之效；代赭石质重沉降，镇肝降逆；二药相伍，引气血下行。龙骨、牡蛎益阴潜阳；白芍养血柔肝而缓肝风之急；玄参、天冬下走肾经，滋阴清热。方佐麦芽、茵陈以清肝热，疏肝理气，避免过用重镇之品影响肝之条达之性。两方合用，一则镇肝息风、滋阴潜阳，二则消食和胃、健脾化痰，故诸症可愈。

（3）二诊效可，故守方，加大白芍、牛膝的用量，旨在加大养血补益肝肾之功；加用天麻，以增强镇肝息风之效。

病例 6

（1）患者诸症属于眩晕病；舌苔白腻，脉滑为痰湿中阻之征；脾失健运，聚湿生痰，痰浊上扰蒙窍，则清气不升，湿浊不降，胃气上逆。治疗上应升清降浊，化痰祛湿。

（2）方选蔓菊二陈汤合泽泻汤加减。以蔓荆子、菊花清利头目，升发清阳；以陈皮、半夏、茯苓化痰祛湿，健脾止呕。泽泻、白术组成泽泻汤，利水以升清阳降浊阴。《金匮要略·痰饮咳嗽病脉证并治》曰："心下有支饮，其人苦冒眩，泽泻汤主之。"泽泻汤主治水停心下，清阳不升，浊阴上犯，头目昏眩；现主要用于治疗耳源性眩晕。甘草、大枣健脾和中，生姜温中止呕。诸药合用，直中病机，故疗效显著。

【学习小结】

眩晕病囊括了西医学的多种疾病，尤以原发性高血压病、椎－基底动脉供血不足、低血压、颈源性眩晕等为多见。根据当今的社会环境，眩晕病多虚中夹实，风火痰瘀虚相互为患。李老根据丹溪学说"无痰不作眩"及东垣学说"脾胃虚则九窍不通"之理论，用保和丸化裁一方多用，调中州而驾四旁。首因脾胃为后天之本，气血生化之源，脾胃健运，则气血化源充足，五脏安和，九窍通利，如此则"神明自湛然长醒"。又因脾主升发清阳，胃主通降出泄浊阴，出下窍，"清阳发腠理，浊阴走五脏"，脾胃功能正常而呈和谐之态，故健运脾胃，可升清降浊，使清阳之气出上窍而达于脑。此外，李老治疗眩晕以保和丸适当配伍化痰、祛瘀、平肝、息风、清火等药物，使痰者消之、瘀者化之、风者息之、火者清之、阳亢者平之、虚者补之，从而达到邪渐去而正向安之目的。

【课后拓展】

1. 如何理解"诸风掉眩，皆属于肝"？

2. 如何理解"无痰不作眩""无虚不作眩"？

3. 通过对本病的学习，写出学习心悟。

4. 参考阅读：

（1）何华，李为民.李鲤学术思想与临证经验［M］.北京：人民军医出版社，2015.

（2）李为民，何华.李鲤应用保和丸化裁治疗椎基底动脉供血不足性眩晕经验［J］.中国中医基础医学杂志，2015，21（9）：1181-1182.

（3）李为民，何华.李鲤运用保和丸化裁治疗原发性高血压病眩晕经验［J］.中国中医基础医学杂志，2015，21（4）：472-473.

（4）张良芝，常学辉，李元正，等.李鲤治疗眩晕经验［J］.国医论坛，2022，37（1）：47-49.

第三节　头　痛

头痛是临床常见的自觉症状，可单独出现，亦可见于多种疾病的过程中。本节所讨论的头痛，是指以外感六淫、内伤杂病而引起的，以头痛为主要表现的一类疾病。西医学中的偏头痛、紧张性头痛、丛集性头痛、三叉神经痛、外伤后头痛、部分颅内疾病、神经官能症及某些感染性疾病、五官科疾病的头痛，均属本病范畴。

【辨治思路】

李鲤教授认为，头痛以风、痰、瘀、虚为主要病机。头痛之病因多端，但不外乎外感和内伤两大类。外感头痛多为外邪上扰清空，壅滞经络，络脉不通。头为诸阳之会，手足三阳经皆上循头面，所谓"伤于风者，上先受之"，"高颠之上，唯风可到"。在膳食营养方面要做到"三定"。外感头痛以风邪为主，且多兼夹时气，如寒、湿、热等；若风邪夹寒邪，则凝滞血脉，络道不通，不通则痛；若风邪夹热，则风热炎上，清空被扰，而发头痛；若风夹湿邪，则阻遏阳气，蒙蔽清窍，可致头痛。脑为髓海，依赖于肝肾精血和脾胃精微物质的充养，故内伤头痛之病机多与肝、脾、肾三脏的功能失调有关。肝主疏泄，性喜条达，头痛因于肝者，或因肝失疏泄，气郁化火，阳亢火升，上扰头窍而致；或因肝肾阴虚，肝阳偏亢而致。肾主骨生髓。头痛因于肾者，多因房劳过度，或禀赋不足，使肾精久亏，无以生髓，髓海空虚，发为头痛。脾为后天之本，气血生化之源。头痛因于脾者，或因脾虚化源不足，气血亏虚，清阳不升，头窍失养而致头痛；或因脾失健运，痰浊内生，阻塞气机，浊阴不降，清窍被蒙而致头痛。总之，外感头痛多因风、寒、湿、热等邪气，循经上扰，壅滞头窍，而发为头痛。内伤头痛，多因情志、饮食、劳倦、房劳、体虚等原因，导致肝阳偏亢、痰浊中阻、瘀血阻窍、气血亏虚、肾精不足等病理改变，以致头窍失养，或清窍被扰，而发头痛。故风、痰、瘀、虚为头痛之主要病机。

李鲤教授以祛风通络、散瘀止痛为头痛的主要治则，常用自拟方菊麻通窍汤加减治疗各种证型的头痛。菊麻通窍汤的药物组成：天麻10g，菊花15g，蔓荆子10g，葛根20g，当归15g，赤白芍各15g，桃仁10g，红花15g，川芎10g，醋延胡索15g，陈皮10g，清半夏12g，茯苓20g，炒莱菔子15g，连翘10g，炒山楂15g，甘草6g。头痛甚或病久入络，加全蝎、地龙；痰热明显，去半夏，加黄芩、胆南星、竹茹；肝阳上亢，去川芎，加钩藤、石决明、白蒺藜；肝火偏盛，加龙胆草、夏枯草、栀子、牡丹皮；血虚，加制首乌、熟地黄；气虚，加黄芪、太子参；颈椎病严重，加苏木、威灵仙；兼外感风寒，加荆芥、防风、细辛；兼外感风热，加石膏、桑叶；前额痛，加白芷；头项痛，加羌活；颠顶痛，加藁本；头两侧痛，加柴胡、黄芩。

李鲤教授辨头痛相关经络脏腑，分经用药。①太阳头痛：头痛多在后枕及颈项部。太阳主表，可兼有表证如恶寒发热、腰脊疼痛、脉浮等表现。寒主收引，疼痛性质多为头部紧束作痛，治疗时加蔓荆子、羌活以疏风散邪。②阳明头痛：头痛多在额面部，以前额眉棱骨为主，甚者痛连目珠，阳明属里。可兼有里证，如有时可伴见高热汗出、不恶寒反恶热、口鼻干燥、心烦少寐、腹胀便结，甚则谵语等表现。治疗时加白芷、葛根、知母以清热泄邪。③少阳头痛：多为侧头部的疼痛。少阳属半表半里，可兼有寒热错杂之证，如寒热往来、口苦、咽干、目眩干呕、胸胁苦满等症。治疗时加柴胡、黄芩以和解少阳。④太阴头痛：头痛多为头身重着，如有物裹，因湿邪弥漫，头痛部位广泛。太阴属里证、虚寒证，可兼有腹满而吐、痰多身困、时腹自痛、舌苔白腻、脉沉等表现。治疗时加半夏、白术以温中健脾，散寒通络。⑤少阴头痛：头痛多兼见无热恶寒、四肢厥冷、胸腹满闷、下利清谷而呕不能食、脉微细等症。治疗时加附子、细辛以温经散寒，回复阳气。⑥厥阴头痛：头痛多为颠顶疼痛，因肝经循行至颠顶，兼见干呕、口吐涎沫、四肢发冷、下利等症，是邪从寒化，肝胃虚寒，浊阴上逆所致。治疗时加吴茱萸、藁本以温肝暖胃、降逆止痛。

李鲤教授治疗头痛重视虫类药物的应用。李老认为虫类药止痛力佳，其性窜，其力猛，擅于搜剔顽痰浊邪，化瘀血，祛风通络，临床上常用僵蚕、蜈蚣、地龙、全蝎等随症加减。僵蚕祛风止痉，活血通络，化痰散结；蜈蚣、地龙、全蝎入络搜风，解痉止痛效果佳。现代医学研究认为，蜈蚣、地龙、全蝎能改善脑部微循环。李老擅用蝎麻散疗头痛，其方：全蝎20g，天麻、紫河车各15g。共研细末，分为20包，每服一包，一日两次，一般服一到两次后，即可奏效；痛定后，每日或间日服一包，以巩固疗效。李老有时单用全蝎末少许，敷痛侧太阳穴，以胶布贴之，亦可止头痛，此法对肿瘤脑转移者之头痛，用之亦能缓痛。若患者气血虚弱，当加用补气养血之品，以缓虫类峻猛之性，顾正气。本方取全蝎长于息风平肝、解痉定痛之力，借天麻定风补虚之功，又伍以补气血、益肝肾之紫河车，标本兼顾，相得益彰，其效著也。临床上使用时应注意，对虫类药过敏者慎用。

李鲤教授还擅用土茯苓等治疗头痛。他说头痛病因繁杂，土茯苓所主之头痛，乃湿热蕴结，浊邪害清，清窍不利而作痛。若迁延日久，湿邪黏滞易闭阻经脉，则痛势甚烈，这时祛风通络之剂难缓其苦，唯有利湿泄热，祛其主因，配合祛风通络之品。土茯苓用量上每日用至 60 ~ 120g，随症配伍其他药物，如参用虫蚁搜剔之品，多可获良效。

【典型医案】

病例 1　时某，男，39 岁。2013 年 10 月 12 日。

[主诉] 左侧头部跳痛、刺痛 6 年余。

[病史] 患者 6 年前不明原因引发左侧头部跳痛、刺痛，纳差，记忆力下降。曾中西药治疗，疗效欠佳。

[现症] 左侧头部跳痛、刺痛，记忆力下降，精神状态欠佳，反应稍迟钝，面部发黄，纳差，入睡难，梦多，眠浅易醒，大小便可。舌质暗红，边有齿痕，少苔，脉沉弦滑。

> 问题
> （1）综合以上诸症，患者辨为何证？应用何种治法？

[治疗过程]

初诊方药：陈皮 10g，半夏 10g，茯苓 20g，炒莱菔子 10g，焦山楂 15g，焦建曲 12g，连翘 10g，川芎 12g，荆芥 10g，防风 10g，细辛 3g，薄荷 10g（后下），当归 15g，赤芍 15g，桃仁 10g，红花 10g，甘草 10g，生姜 3 片，大枣 5 枚（切）。7 剂，水煎服，日 1 剂，早晚分服。

二诊：10 月 19 日。服上药后患者左侧头部跳痛、刺痛已明显缓解，现偶有下眼睑跳动，自觉左侧头部发空，偶有失眠，大便日行 1 次，小便正常，精神状态欠佳，反应稍迟钝，记忆力减退，面部发黄，纳食欠佳。舌质暗红，舌苔白，脉沉弦。守上方，加熟地黄 10g，蜈蚣 3 条，全蝎 10g，僵蚕 15g。14 剂，水煎服，日 1 剂，分 3 次服。

三诊：11 月 3 日。服二诊方后患者左侧头部未再出现跳痛、刺痛，右下眼睑已不跳动，左侧头部已不发空，失眠已痊愈，反应灵敏，记忆力改善，但情绪易急躁，面部有光泽，纳呆，二便调。舌暗红，中后部苔黄厚腻，脉沉弦。守二诊方，加丹参20g。15剂，日1剂，水煎服。随诊3个月，头痛未再出现。

> 问题
>
> （2）如何理解初诊处方用药？
>
> （3）二诊为什么又加熟地黄、蜈蚣、全蝎、僵蚕？三诊加用丹参的用意是什么？

病例2 王某，男，45岁。2013年3月11日初诊。

［主诉］间断头痛3年余。

［病史］患者3年来遇情志不畅或劳累易诱发头痛，发则两颞部跳痛，伴心烦失眠，性急易怒，口臭。曾查头颅CT、脑电图及血压无异常，彩色经颅多普勒超声检查示"脑血管痉挛"。服用盐酸氟桂利嗪、尼莫地平、卡马西平等西药，疗效不佳，病情反复发作，终不得愈，经人介绍求助于李老。

［现症］头痛，发则两颞部跳痛，表情痛苦，心烦失眠，性急易怒，口臭。舌质暗红，苔黄厚腻，脉弦滑。

> 问题
>
> （1）综合以上诸症，患者辨为何证？应用何种治法？

［治疗过程］

初诊方药：天麻10g，菊花15g，蔓荆子10g，葛根20g，当归15g，赤白芍各15g，桃仁10g，红花15g，川芎10g，醋延胡索15g，夏枯草15g，栀子10g，陈皮10g，清半夏12g，茯苓20g，炒莱菔子15g，连翘10g，炒山楂15g，夜交藤30g，甘草6g。7剂，水煎服，日1剂，早晚分服。嘱畅情志，适劳逸，忌食辛辣油腻之品。

二诊：3月18日。服上方后，患者头痛程度减轻，心烦失眠及口臭亦有所改善。舌质暗红，苔黄腻，脉弦滑。原方14剂，水煎服，日1剂，早晚分服。

三诊：4月2日。患者头痛发作明显减少，心烦、口臭减轻，余症消除。诊其舌质暗红，苔微黄稍腻，脉弦滑。以上方加地龙15g。服用14剂后，头痛消除。又用三诊方加减治疗半个月，以巩固疗效。

随访半年，病未反复。

问题

（2）如何理解初诊处方用药？

（3）三诊加用地龙的用意是什么？

病例3　张某，男，16岁。2013年8月13日初诊。

［主诉］头痛、头昏沉2年余。

［病史］患者2年来头痛、头昏沉，春夏秋季较重，冬天头痛缓解，经常出现口腔溃疡，平素易感冒，有胆囊炎病史，曾行上颌窦囊肿切除术。

［现症］头痛、头昏沉，右侧鼻部肿痛，眠差，纳尚可，进食不易消化食物后胃中易反酸，胀满，二便调。舌质淡，舌体胖大，苔黄厚，脉沉弦。

问题

（1）综合以上诸症，患者辨为何证？应用何种治法？

［治疗过程］

初诊方药：陈皮12g，半夏10g，茯苓30g，炒莱菔子10g，焦山楂15g，连翘10g，炒鸡内金20g，金银花20g，蒲公英20g，紫花地丁20g，黄芩15g，栀子10g，白芷12g，川楝子10g，醋延胡索15g，甘草10g，生姜3片，大枣5枚（擘）。14剂，日1剂，水煎取汁200mL×3袋，分3次服。

二诊：8月27日。服上药后患者头痛头懵明显减轻，咽痛，胃脘部不适，饭后则甚，口酸、口苦、口咸，纳可，眠差，大便正常，小便灼热疼痛，时有鼻塞。舌尖红，边有齿痕，苔黄腻，舌质偏暗，脉弦滑。守上方，加炒枳壳12g，川厚朴12g，砂仁10g，青皮15g，郁金15g。15剂，日1剂，水煎取汁200mL×3袋，分3次服。

三诊：9 月 10 日。服上药后患者头痛头懵未再出现，现咽痛减轻，胃脘部不适减轻，纳可，大便正常，小便灼热疼痛减轻，仍睡眠不好。舌尖红，边有齿痕，苔黄腻，舌质暗，脉弦略滑。守二诊方，加合欢花 15g，夜交藤 15g。15 剂，日 1 剂，水煎取汁 200mL×3 袋，分 3 次服。

> 问题
>
> （2）如何理解初诊处方用药？
>
> （3）如何理解二诊、三诊用药调整？

病例 4 王某，男，43 岁。2013 年 8 月 30 日初诊。

［主诉］头痛、头晕半月。

［病史］患者半月前无明显诱因出现头痛，以颠顶部为主，钝痛，头晕、头昏沉，持续存在，无视物旋转、恶心欲吐。平素体型肥胖，嗜食肥甘厚味，有高血压病、高脂血症病史，间断服用西药降压、降脂药物，效果不佳。

［现症］头痛，以颠顶部为主，钝痛，头晕、头昏沉，持续存在，无视物旋转、恶心欲吐。舌质瘀暗，苔腻微黄，脉弦滑。

> 问题
>
> （1）综合以上诸症，患者辨为何证？应用何种治法？

［治疗过程］

初诊方药：陈皮 10g，半夏 12g，茯苓 30g，炒莱菔子 15g，焦山楂 15g，焦神曲 12g，连翘 15g，炒鸡内金 20g，焦麦芽 20g，天麻 15g，钩藤 30g，丹参 25g，泽泻 20g，石决明 30g。7 剂，日 1 剂，水煎取汁 200mL×3 袋，分 3 次服。嘱患者勿食肥甘厚味，以清淡饮食为主。

二诊：9 月 6 日。服上药后患者头痛、眩晕诸症减轻。守原方 7 剂，日 1 剂，水煎取汁 200mL×3 袋，分 3 次服。原方服用 2 个月，患者头痛、眩晕诸症消失。

问题

（2）如何理解初诊处方用药？

病例5 郭某，女，38岁。2013年8月21日初诊。

［主诉］头痛1个月，加重4天。

［病史］患者1个月前因奔波劳累后出现头痛、头晕、乏力、纳差，自服感冒颗粒发汗后头痛不减，畏风，遂至当地医院就治，继续给予解热镇痛之剂，头晕好转。4天前头痛、恶风进一步加重，遂前来李老处就诊。平素体虚，常易感冒。

［现症］头痛、头晕，精神差，懒言少动，纳差，眠尚可，二便调。舌质淡，苔薄白，脉弱。

问题

（1）综合以上诸症，患者辨为何证？应用何种治法？

［治疗过程］

初诊方药：黄芪30g，党参15g，炒白术12g，白芍10g，葛根12g，升麻6g，蔓荆子15g，炙甘草6g。7剂，每日1剂，水煎服，早晚分服。

二诊：8月28日。患者诉头痛已基本消失，精神佳，情绪稳定，身体较前明显有力，但觉食欲仍欠佳。舌淡红，苔薄白，脉细。给予香砂六君子丸每次10丸，每日3次。连服1个月，以善其后。

问题

（2）如何理解初诊处方用药？

【问题解析】

病例1

（1）结合舌脉症，诊断为头痛；证属痰浊阻滞，气郁血瘀。患者左侧头部跳痛、刺痛，说明气机郁滞和脑脉瘀阻；纳差，面部发黄，舌质暗红，边有齿痕，少苔，脉沉弦滑，是脾胃素虚、痰浊内盛之证。痰浊上蒙清窍，脑脉瘀阻，清阳之气被遏，脑脉失养，而致入睡难，梦多，眠浅易醒，精神状态欠佳，反应稍迟钝，记忆力减退。中焦为生化之源，亦为生痰之源，痰浊阻滞脉道，使血流受阻，清阳不升，则脑窍失养。故治宜和中化痰、行气活血为主。

（2）方以保和丸合川芎茶调散、桃红四物汤加减。保和丸健脾运胃，和中化痰；川芎茶调散疏风止痛，并引药上行；加桃红四物汤养血活血。川芎辛香走窜，为血中气药，上行头目，为治诸经头痛之要药，善于祛风活血而止头痛，长于治少阳、厥阴经头痛；薄荷、荆芥辛散上行，以助君药疏风止痛之功，并能清利头目，其中薄荷以其之凉，可制诸风药之温燥；羌活长于治太阳经头痛，白芷长于治阳明经头痛，按循经取药，患者左侧头痛，故去羌活、白芷；细辛祛风止痛，善治少阴经头痛，并能宣通鼻窍；防风辛散上部风邪。

（3）二诊患者症状减轻，仍有刺痛、舌质暗红，考虑瘀血较重，方中加用全蝎，具有息风镇痉、攻毒散结、通络止痛之效；僵蚕咸、辛，性平，功擅息风止痉、祛风止痛、化痰散结；蜈蚣功擅息风镇痉、攻毒散结、通络止痛。三诊加用丹参，增强活血通络之功。虫类药物具有很强的搜风剔络之效，往往能起沉疴痼疾。

病例2

（1）结合舌脉症，患者诊断为头痛，辨证属风火上扰，痰瘀阻络。患者平素烦劳太过，肝失条达，肝郁化火，则阳化风动；肝郁克脾，健运失司，湿聚生痰，痰阻脉络，血行瘀滞，风阳夹痰瘀上扰，清窍不利，则发为头痛，且遇情志不畅或劳累易诱发。心烦失眠、口臭，为肝经郁热、痰热内扰、心神不宁所致。舌质暗红、苔黄厚腻、脉弦滑，为风痰瘀热之证。治以疏风清热、化痰祛瘀之法。

（2）方用菊麻通窍汤加夏枯草、栀子、首乌藤。李老以菊麻通窍汤加味治疗头痛。方中天麻平肝息风、祛痰通络止痛，主入肝经，改善脑供血和血管舒缩功能；菊花散风清热，平肝明目；蔓荆子辛能散风，微寒清热，轻浮上行，主散头面之邪，有祛风止痛之效，与菊花合用，能载药上行，引诸药直达病所；葛根有升散作用；延胡索辛散、苦泄、温通，既入血分，又入气分，既能行血中之气，又能行气中之血，气畅血行，通则不痛，故为中药中的止痛良药；合桃红四物汤养血活血通络；保和丸健脾和中化痰，兼资气血生化之源；加夏枯草、栀子、夜交藤以增强清肝泻火、化瘀安神作用。诸药合用，共奏疏风清热、化痰祛瘀、通络止痛之功。该方标本兼治，攻补兼施，使邪祛正安而获效。

（3）三诊时舌质暗红，考虑仍有瘀血，加用虫类药地龙化瘀通络。

病例 3

（1）李老认为本案所患系痰瘀互阻，风热外袭之头痛。患者吃不易消化食物时胃中反酸、饱胀、头懵、舌体胖大、苔黄厚，是脾胃虚弱，痰浊内盛，郁而化热，又感受风热邪毒所致。治疗当健脾和胃化痰，兼疏风清热，解毒止痛。

（2）方用保和丸合金铃子散、五味消毒饮加减。保和丸健脾胃，消积化痰以除胃胀；五味消毒饮清热解毒以消疖肿；金铃子散疏肝和胃，兼清肝热；白芷开窍止痛。

（3）二诊头痛症状明显减轻，主要以胃脘部症状为主，加用炒枳壳、川厚朴、砂仁、青皮、郁金疏肝理气和胃，以改善症状。三诊胃脘部症状好转，睡眠差，加用合欢花、夜交藤以安眠。

病例 4

（1）根据患者病史、临床表现，结合舌脉，辨病为"头痛"范畴，此乃脾不化浊，痰蒙清窍之证。治疗应健脾和胃、消导化滞为先。

（2）李老临证治病多以保和丸为主施治，方中保和丸健脾化痰，在此基础上加用天麻、钩藤、石决明、泽泻，此有天麻钩藤饮之功，诸药共用，方有疗效。

病例 5

（1）本病辨证为清阳不升之头痛。头属清窍，为"诸阳之会""清阳之府"，又为髓海之所在，居人体最高位，赖清阳之气以温之，精华之血以滋之，以为九窍之用。气血所以能上荣头窍，皆赖脾胃升清降浊之能，若脾胃亏虚，失其运化之职，清阳无以上达头面，浊气不能内走六腑，清浊相干，则脑窍失养，头痛作矣。懒言少动、纳食不香、舌淡苔薄白、脉细弱，均为一派脾胃虚弱之象。血虚头痛，其症见头痛隐隐，时作时止，遇劳或大饥大饱而加重，饥饿时中气不得谷气之资助则虚馁，此为"不荣则痛"；过饱则伤脾，水谷不能化为精微，反化为浊气，阻滞清阳，清阳不能上达清窍，此为"不通则痛"。治以甘温健脾，益气升清。

（2）方药选益气聪明汤加味。益气聪明汤益气升阳，聪耳明目。李老指出，治疗此证，该方较补中益气汤功胜，纳食不香加砂仁、焦山楂，随症增减。

【学习小结】

头痛为临床常见症状，可见于多种病证。从上述病案可以看出，头痛虽然在头，但与脾、胃、肝、肾等脏腑失调密切相关，李鲤教授认为，风、火、痰、瘀、虚为致病的主要因素，气血逆乱、脉络阻痹、神机受累、清窍不利为基本病机，以虚实相间为多，久病必虚，相互转化。脾胃为后天之本，气血生化之源，故李老在疾病诊疗中，重视对脾胃功能的调整，认为脾胃功能的恢复不但可以化生气血津液，营养他脏及全身，而且更有助于药物的吸收，进而促进疾病的康复。

【课后拓展】

1. 阅读理解《丹溪心法·头痛》。

2. 查阅文献了解关于本病西医学研究进展。

3. 通过对本病的学习，写出学习心悟。

4. 参考阅读：

（1）何华，李为民.李鲤学术思想与临证经验［M］.北京：人民军医出版社，2015.

（2）何华.李鲤菊麻通窍汤治疗原发性血管性头痛经验［J］.时珍国医国药，2015，26（3）：713.

（3）孟毅.李鲤辨治头痛经验拾萃［J］.中国中医基础医学杂志，2010，16（8）：700，702.

第四节　不　寐

不寐，又称"失眠"或"不得眠""目不瞑"，系指以经常不能获得正常睡眠，睡眠不熟，或睡眠时间减少为特征的一类病证。轻者入寐困难，寐而易醒，或醒后难再入寐，或时寐时醒，重者彻夜难眠。本病可见于西医学之神经官能症、高血压病、脑动脉硬化、贫血、更年期综合征等以失眠为主的慢性疾病。

【辨治思路】

李鲤教授认为，当今社会，由于社会竞争加剧，精神压力加大，易致情志失和，导致神不守舍；或由于生活水平的提高，平素饮食不节，嗜食肥甘厚腻，聚湿生痰，痰阻脉道，痰瘀扰神；或饮食自倍，肠胃乃伤，胃不和则卧不安；或由于生活方式的改变，起居无常，少动多静，导致阴阳不相顺接，阴阳失调；或由于老龄化加剧，年老肝肾自半，导致阴精不足，阴阳失调。李老认为，不寐的主要病因不外饮食不节、情志失和、起居失常、年老体衰等因素；其病位在心，涉及肝、脾、肾等；病理因素不离痰、瘀、火、气、虚；基本病机是阴阳失调，营卫运行失常；推崇的理论是"胃不和则卧不安""神不安则不寐"等，主张不寐的治疗以补虚泻实、调整脏腑阴阳为原则。

李鲤教授根据多年的临床经验，从实际出发，结合五行学说，创制和中宁志汤治疗不寐。和中宁志汤由陈皮、半夏、茯苓、炒莱菔子、焦山楂、焦建曲、连翘、远志、石菖蒲、龙骨、牡蛎、甘草、生姜、大枣组成。该方具有和中开窍、安神宁志之功，故曰和中宁志汤。和中宁志汤兼顾心、肝、脾、肾等脏腑，从脾胃入手，用保和丸益气健脾，消食和胃，促进脾胃运化，从根本上减少痰浊的生成，以绝痰湿之源，保证机体的正常生理活动。石菖蒲入心经以开窍宁志，定惊悸，安魂魄，开郁醒脾；龙骨入心肝经，以平肝潜阳，镇静安神；牡蛎入肝肾经，以助龙骨平肝潜阳、镇静安神之功。加减：舌质红，苔少阴津不足，或津液耗伤者，加石斛以益胃生津，滋阴清热；夜寐不宁，神魂飞扬者，加甘松以开郁镇静、理气醒脾，加紫石英以镇心安神、定惊安魂；血虚者，加四物汤以养血活血；脾虚湿盛较重者，去熟地黄，以防滋腻碍胃伤脾；血瘀者，加桃红四物汤、去熟地黄，以养血活血祛瘀；心气阴两虚者，加太子参以益气养阴生津；肝郁夹痰化热者，加青皮、郁金以疏肝解郁，清热化痰；肝郁化火者，加金铃子散以疏肝泄热，活血止痛；肝阴不足、虚热内扰而致虚烦不眠者，加酸枣仁汤加减；肾虚、阳气不足者，加巴戟天以补肾助阳；阴虚阳亢、肝风内动者，合镇肝熄风汤化裁；肝阳偏亢、肝风上扰者，合天麻钩藤饮化裁。

【典型医案】

病例 1 汤某，女，29 岁。2013 年 4 月 3 日初诊。

［主诉］失眠多梦 9 个月。

［病史］患者自述近 9 个月内睡着后多梦，晨起醒后困乏，右腹部疼痛，按压后疼痛缓解。曾做清宫术、放置节育环手术。经多方治疗效差。

［现症］睡后多梦，晨起醒后困乏，右腹部疼痛，按压后疼痛缓解；白带较多，无异味；饮食不佳，二便调，腰部酸困，头胀痛，脾气不好，易生气。舌质红，舌体胖大，苔少，脉沉弱。平常晕车时恶心。

问题

（1）综合以上诸症，本案辨为何证？应用何种治法？

［治疗过程］

初诊方药：陈皮 12g，半夏 12g，茯苓 30g，炒莱菔子 10g，焦山楂 15g，焦建曲 12g，太子参 20g，麦冬 15g，五味子 15g，当归 15g，白芍 15g，川芎 12g，石菖蒲 9g，龙骨 9g，牡蛎 6g，炒桃仁 10g，红花 10g，巴戟天 15g，甘草 10g，川楝子 12g，醋延胡索 15g，生姜 3 片，大枣 5 枚。7 剂，水煎服，日 1 剂，分 2 次口服。

二诊：4 月 10 日。患者睡眠差、腹痛明显减轻，便秘，3 天 1 次，月经错后 1 周，质暗，白带色黄，量减少，纳可。舌稍暗，苔薄白，脉沉细。在原方的基础上加肉苁蓉 15g。30 剂，水煎服，日 1 剂，分 2 次口服。

三诊：5 月 11 日。患者睡眠佳，晨起精神明显改善，腹痛消失，食欲增加，白带量减少，腰部酸困消失，便秘、白带异常仍在，但已较前明显减轻。守二诊方 7 剂，水煎服，日 1 剂，分 2 次口服。

问题

（2）如何理解初诊处方配伍？

病例 2　孙某，女，65 岁。2013 年 7 月 3 日初诊。

[主诉] 失眠 2 年余。

[病史] 患者 2 年前生气后出现失眠多梦，入睡困难，甚则彻夜难眠，易醒，醒后不易入睡，间断治疗，时轻时重。

[现症] 入睡困难，易醒，醒后不易入睡，每晚可入睡 2～3 小时，眼睑下垂，抬举无力，右侧下肢疼痛，子宫脱垂，口干，纳可，小便可，大便不成形。舌质淡红，舌体胖大，苔少，舌中部苔薄白，脉弦滑。血压 170/90mmHg。

问题

（1）综合以上诸症，本案辨为何证？应用何种治法？

[治疗过程]

初诊方药：陈皮 12g，半夏 12g，茯苓 30g，炒莱菔子 10g，焦山楂 15g，焦建曲 12g，明天麻 15g，钩藤 20g（后下），地龙 20g，石决明 30g，栀子 10g，黄芩 15g，炒杜仲 20g，桑寄生 20g，益母草 20g，夜交藤 30g，川断

20g，甘草 10g，生姜 3 片，大枣 5 枚（擘）。15 剂，水煎服，日 1 剂，分 2 次服。

二诊：7 月 19 日。服上药后，患者睡眠明显改善，能入睡，每晚可入睡约 5 小时，子宫脱垂觉好转，右侧下肢疼痛减轻，口干好转，血压基本正常，已不吃中成药，仍眼睑下垂，抬举无力，偶有自然闭合，闭目休息后可好转。舌暗红，舌体胖大，齿痕舌，苔白稍厚，脉弦滑。在原方的基础上加菊花 20g，蔓荆子 10g，葛根 15g，鸡血藤 20g。15 剂，水煎服，日 1 剂，分 2 次服。

三诊：8 月 8 日。服上方后，患者睡眠佳，每晚可入睡 6～7 小时，右侧下肢疼痛已不明显，口干消失，眼睑下垂无明显好转。舌质红，舌体胖大，齿痕舌，苔白腻，脉弦滑。继续服用中成药消痰通络丸（河南省中医院院内制剂，每瓶 60g）巩固治疗。

问题

（2）如何理解初诊处方配伍中选用的主方？

（3）二诊时加用菊花、蔓荆子、葛根、鸡血藤的用意是什么？

病例 3 张某，女，35 岁。2013 年 8 月 10 日初诊。

[主诉] 入睡困难 3 年余。

[病史] 患者 3 年前因思虑过度出现入睡困难，易醒，再难入睡，经治疗症状无明显缓解。平素易"上火"，夏天易出汗，剖宫产术后出汗更明显。

[现症] 入睡困难，眠浅易醒，醒后不易入睡，常觉胸闷、气短、乏力，稍有活动症状加重，耳鸣，喜叹息，嗳气则舒，左脚足跟麻木，食少，大便干，2～3 日一行，小便可，月经常提前，量少，色暗，有血块。舌质暗红，舌体胖，苔黄腻，脉沉弦细无力。

问题

（1）综合以上诸症，本案辨为何证？应用何种治法？

[治疗过程]

初诊方药：陈皮 10g，半夏 10g，茯苓 20g，炒莱菔子 10g，焦山楂 12g，焦建曲 12g，连翘 10g，太子参 20g，麦冬 15g，五味子 15g，当归 15g，白芍 15g，酸枣仁 20g，川芎 10g，知母 10g，茯神 20g，郁金 15g，甘草 10g，生姜 3 片，大枣 5 枚（擘）。7 剂，水煎服，日 1 剂，分 2 次服。

二诊：8 月 19 日。服上药后，患者睡眠稍改善，体虚时仍有耳鸣，乏力，足跟麻，口臭，牙龈肿痛，近两天小便无力，尿频、色不黄，大便 2～3 日一行，质不干。舌质偏红，苔薄白，脉沉细。守原方，加天冬 20g。7 剂，水煎服，日 1 剂，分 2 次服。

三诊：8 月 26 日。服二诊方后，患者睡眠有改善，仍易"上火"，尿频，"上火"时口臭严重，时有耳鸣，夜间醒来时易心慌，口不干，大便不规律，不干。舌偏红，苔薄黄，脉沉细。在二诊方的基础上加用白茅根 20g，枸杞子 20g，菊花 20g，竹茹 12g。10 剂，水煎服，日 1 剂，分 2 次服。

四诊：9 月 6 日。服三诊方后患者睡眠改善，口臭减轻，小便次数减少，轻微有胸闷心慌，纳欠佳，大便 1～3 日一行，粪便不干。舌质红，苔薄黄略腻，脉细弦滑。守三诊方，增菊花量至 25g，竹茹至 15g，酸枣仁至 25g，枸杞子至 25g。10 剂，水煎服，日 1 剂，分 2 次服。

五诊：9 月 17 日。服四诊方后患者睡眠好转，胸闷、心慌改善，小便次数减少，仍有耳鸣，躺下时明显。近 20 天双足踝无力明显加重（该症已有 6 年），双足跟疼，不能行走，经期经后该症状加重，近日足跟时有麻木。纳欠佳，大便 1～4 日一行，粪便不干，口气重。舌质红，舌尖红明显，苔黄厚腻，脉弦滑数无力。守上方，竹茹增量至 18g，酸枣仁至 30g，枸杞子至 30g。10 剂，水煎服，日 1 剂，分 2 次服。

六诊：9 月 30 日。服五诊方后，患者睡眠好转，"上火"减轻，尿频、心慌、易叹息症状均好转，仍有胸闷、耳鸣、足跟疼、气短，月经量少，经期提前，足跟时有麻木，纳欠佳，大便每日 1～4 次。舌质深暗红，苔黄稍厚，脉弦滑数无力。在五诊方中去除白茅根、枸杞子、菊花、竹茹，减茯神至 20g。10 剂，水煎服，日 1 剂，分 2 次服。

六诊方又服 20 剂。2014 年 7 月 31 日患者来诊，诉睡眠佳，胸闷、心慌消失，精神明显改善，纳食增加，大便正常，余症减轻。

> 问题
>
> （2）如何理解初诊处方配伍中选用的主方？
>
> （3）后续用药调整的用意是什么？

病例 4 廖某，男，41 岁。2014 年 11 月 26 日初诊。

［主诉］失眠 2 年余。

［病史］患者 2 年前出现失眠，经治疗症状有所缓解，但很快又反复。既往有过敏性鼻炎病史，形体偏瘦，平素性情急躁。

［现症］入睡困难，多梦，易醒，睡眠时自觉脑中鸣响，左耳鸣，左耳听力下降，眼干涩，视物模糊，口干、口苦，鼻干、鼻痒，无流涕，手脚发凉，乏力。舌淡红，苔薄白，中后略黄，脉弦细。

> 问题
>
> （1）综合以上诸症，本案辨为何证？应用何种治法？

［治疗过程］

初诊方药：陈皮 15g，半夏 12g，茯苓 30g，炒莱菔子 10g，焦山楂 15g，焦建曲 15g，连翘 10g，龙骨 20g，牡蛎 20g，紫石英 20g，甘松 20g，酸枣仁 25g，柏子仁 20g，知母 20g，茯神 30g，白芍 25g，甘草 10g，青皮 20g，郁金 20g，川断 25g。10 剂，水煎服，日 1 剂，分 2 次服。另予参琥胶囊（河南省中医院院内制剂，100 粒 / 瓶），口服，每次 6 粒，每日 3 次。

二诊：12 月 8 日。患者服药后睡眠稍有改善，仍有多梦易醒，乏力、鼻干好转，醒后自觉脑中鸣响，鼻痒，耳鸣，眼干涩，手脚冰凉，心情烦躁，有小便不尽感。处方：怀牛膝 20g，苍术 12g，黄柏 12g，生薏苡仁 30g，杜仲 20g，桑寄生 20g，川断 20g，山萸肉 20g，制远志 10g，石菖蒲 20g，紫石英 20g，磁石 12g，甘松 20g，生白芍 20g，制龟甲 20g，制鳖甲 20g，巴戟天 20g，牡丹皮 20g，泽泻 20g，茯苓 20g，陈皮 15g，半夏 12g，炒莱菔子 10g，焦山楂 20g，焦建曲 15g，甘草 10g，酸枣仁 25g，益智仁 20g，柏子仁 25g。10 剂，水煎服，日 1 剂，分 2 次服。

三诊：12 月 17 日。患者服药后诸症缓解，睡眠改善较明显，偶有多梦易醒，但能很快入睡，醒后自觉脑鸣减少，乏力、鼻干明显好转，鼻痒、耳鸣、眼干涩、手脚冰凉、心情烦躁、小便不尽感等症状皆有改善。守上方 10 剂，水煎服，日 1 剂，分 2 次服。

问题

（2）如何理解初诊处方配伍中选用的主方？

（3）二诊用药调整的用意是什么？

病例 5 王某，女，40 岁。2014 年 10 月 20 日初诊。

［主诉］失眠 5 年余。

［病史］患者 5 年前出现入睡困难，多梦，睡后易醒，再难入睡，晨起头晕乏力，脾气急躁，心烦易怒，经中西医治疗，症状时轻时重。

［现症］患者入睡困难，多梦，晨起头晕、乏力，双目干涩瘙痒，脾气急躁，心烦易怒，多汗，纳可，经前腰痛、怕冷，月经周期正常，量少色暗，夹有大量血块，小便正常，大便干。舌质暗，舌尖红有点刺，苔黄厚腻，脉沉细。

问题

（1）综合以上诸症，本案辨为何证？应用何种治法？

［治疗过程］

初诊方药：牡丹皮 20g，生栀子 12g，黄芩 15g，川黄连 10g，柏子仁 20g，酸枣仁 25g，川芎 12g，知母 10g，茯神 20g，珍珠母 20g，青皮 20g，郁金 20g，浮小麦 30g，丹参 20g，当归 15g，炒白芍 20g，焦山楂 15g，焦建曲 15g，炒麦芽 15g，生姜 3 片，大枣 5 枚（擘），甘草 10g。7 剂，水煎服，日 1 剂，分 2 次服。

二诊：10 月 31 日。患者失眠明显好转，头晕乏力减轻，自述精神状态较前好转，仍多梦，双目干涩，性冷淡，纳可，小便可，大便干，面色黄。舌苔中后部黄厚，脉沉细无力。守上方加厚朴 15g，白及 12g，制远志 10g，石菖蒲 15g。7 剂，水煎服，日 1 剂，分 2 次服。

三诊：11 月 12 日。患者失眠及双眼干涩明显好转，面色渐复红润，大便仍干。舌尖红，苔白腻，脉沉细。守二诊方，加太子参 20g，麦冬 15g，五味子 15g。7 剂，水煎服，日 1 剂，分 2 次服。

问题

（2）试分析初诊处方用药配伍意义。

（3）二诊为何加厚朴、白及、制远志、石菖蒲？

（4）三诊为何又加太子参、麦冬、五味子？

【问题解析】

病例 1

（1）中医诊断为不寐；证属痰瘀互阻，气虚血瘀，肝郁化火证。患者脾胃素虚，痰浊内盛，则出现饮食不佳；脾主运化水湿功能受到影响，水湿上犯清窍，则出现平常晕车时恶心。治宜和中化痰，安神定志。

（2）和中宁志汤合金铃子散、桃红四物汤、生脉饮加减。和中宁志汤方中含保和丸方，保和丸健脾化湿，消食助纳；巴戟天与肉苁蓉相配以补肾助阳；生脉散益气养阴，另合用桃红四物汤去生地黄以活血化瘀。诸药合用，共奏和中化痰、益气活血、疏肝泄热、理气止痛、补肾助阳之效，使痰湿除、气血和、肝胃调、肾阳固，则诸症自除。

病例 2

（1）中医诊断为不寐；辨证为痰瘀互阻，肝阳上亢证。治法为和中化痰，平肝息风，宁心安神。

（2）方选保和丸合天麻钩藤饮加减。方中保和丸健脾和中化痰；明天麻、钩藤、石决明均有平肝熄风之效；栀子、黄芩清肝经之火，使肝阳不致偏亢；

益母草活血利水，配合杜仲、桑寄生能补益肝肾；茯神宁心安神；葛根升阳止泻。诸药结合，可使痰湿得去，脾气得健，肝阳得平。

（3）二诊睡眠较前改善，睡眠时间延长。守原方的基础上加用菊花、蔓荆子以增强清肝之效，加鸡血藤以活血通络。

病例3

（1）本案所患系痰瘀互阻，气阴两虚，虚热扰神之不寐。患者脾胃素虚，痰浊内盛，脾主运化和胃主受纳功能受到影响，故饮食量少，大便量干，2～3日一行。其舌质暗红，舌体胖，苔黄腻，脉沉弦细无力，也是脾虚湿盛，湿热蕴结的表现。李老认为：脾胃为后天之本，气血生化之源。脾胃虚弱，运化乏力，易生痰湿；痰为有形之邪，易阻滞气血运行而致瘀；气血生化不足，则易致肝藏血不足；肝阴血不足，虚热内扰，而致不寐；影响心神，则心失濡养而出现心系病证，如胸闷、心慌、气短等症状。治法以和中化痰为主，佐以益气养阴，清热解郁除烦，养血安神。

（2）方药选和中宁心汤合酸枣仁汤加郁金加减。和中宁心汤中保和丸健脾运胃，以杜绝生痰之源；当归养血活血；酸枣仁汤兼顾肝脏，取其清热除烦、养血安神之效；郁金行气解郁，清心凉血。诸药合用，标本兼治，起到和中宁心、养血清热除烦、补益气阴之效。

（3）患者三诊时睡眠有改善，但气阴两虚症状仍为主要症状。故在三诊方中加用白茅根清热利尿，改善尿频症状；枸杞子滋补肾阴，菊花清热解毒，竹茹清热化痰。四诊患者服药后，气阴两虚所表现诸症状均有改善，虚热象明显，故增加白茅根、枸杞子、菊花、竹茹用量，以增强益气养阴、滋阴清热功效。患者在六诊时阴虚内热症状明显好转，故在原方中减去白茅根、枸杞子、菊花、竹茹等滋阴清热药。患者坚持服用20剂后复诊，诸症状明显好转。

病例4

（1）中医诊断为不寐，辨证为气血亏虚。患者工作压力大，平时劳逸失调，经常熬夜，伤精耗气，久则气血亏虚，心神失养而出现入睡困难，多梦易醒；肾精亏虚，出现脑鸣、耳鸣症状；结合舌淡红，苔薄白，脉弦细，此乃气血亏虚之象。治法为健脾益气，养血安神。

（2）主方以保和丸合酸枣仁汤加减。保和丸健脾和胃，使脾胃运化功能恢复，气血生化有源；酸枣仁汤养心安神。

（3）患者有过敏性鼻炎病史，现患者鼻干、鼻痒，眼干涩，手脚冰凉，心情烦躁，有小便不尽感。在二诊方中加用四妙散，三诊后睡眠、脑鸣明显好转，病情向愈。

病例5

（1）中医诊断为不寐；辨证属肝失疏泄，痰火扰心。患者平素心烦多怒，为肝失疏泄之表现；入睡困难、多梦为痰火扰心；晨起头晕乏力，双目干涩瘙痒，月经量少，色暗夹有大量血块，为气血不足所致。治法为疏肝解郁，清热安神。

（2）方药选丹栀逍遥散合酸枣仁汤加减。丹栀逍遥散疏肝清热泻火，酸枣仁汤养血安神。

（3）二诊效可，故守原方，加用厚朴、白及、远志、石菖蒲以理气化痰，醒神开窍。

（4）三诊症状明显好转，仍有大便干，加用生脉散以益气生津，则大便自通。

【学习小结】

李鲤教授认为，治疗不寐当先从脾胃入手，兼顾他脏。当今太平盛世，民食多肥甘厚味，加之生活节奏加快，人们精神压力增大，故易患不寐。肥甘厚味易生痰湿，困遏脾胃，思虑过度亦伤脾胃，脾胃受损则纳运失职；运化无力，痰浊内生，痰与清阳搏结于上则元神受扰，而致神志不宁，出现失眠等症状。李老创制的和中宁志汤由陈皮、半夏、茯苓、炒莱菔子、焦山楂、焦建曲、连翘、远志、石菖蒲、龙骨、牡蛎、甘草、生姜、大枣组成，该方具有和中开窍、安神宁志之功，故曰和中宁志汤。方中保和丸可健脾和胃，化痰消食；远志、石菖蒲祛痰开窍，定惊安神；龙骨、牡蛎质重，潜阳安神。用之于临床，疗效确切。

【课后拓展】

1. 查阅"胃不和则卧不安"的来源出处，如何理解这句话？

2. 查阅文献了解关于本病西医学研究进展。

3. 通过对本病的学习，写出学习心悟。

4. 参考阅读：

（1）何华，李为民.李鲤学术思想与临证经验［M］.北京：人民军医出版社，2015.

（2）孟毅，乔明亮，李莉.李鲤教授辨治失眠经验举隅［J］.时珍国医国药，2015，26（6）：1494-1495.

（4）韩小磊.李鲤教授运用和中宁志汤治疗失眠经验［J］.中医研究，2014，27（8）：46-48.

第五节　痴　呆

"痴呆"是由髓减脑消，神机失用所导致的一种神志异常疾病，以呆傻愚笨、智能低下、善忘等为主要临床表现。其轻者可见神情淡漠，寡言少语，反应迟钝，善忘；重则表现为终日不语，或闭门独居，或口中喃喃，言辞颠倒，行为失常，忽笑忽哭，或不欲食，数日不知饥饿等。西医学中的老年性痴呆、脑血管性痴呆及混合性痴呆、脑叶萎缩症、正压性脑积水、脑淀粉样血管病、代谢性脑病、中毒性脑病等疾病可参照本节内容辨证治疗。

【辨治思路】

李鲤教授认为，老年痴呆病的形成主要与心、肝、脾、肺、肾五脏功能失调，尤与心、肾关系密切。其病位在脑，证属本虚标实。其发生与痰、瘀、虚有关，且三者互相影响。其病机多为情志不遂，五志内伤；痰瘀阻络，清气不升；心血不足，肾精衰少。①虚：气血亏虚，脑脉失养；阴精亏空，髓海不足。②痰：痰浊中阻，蒙蔽清窍；痰火互虐，上扰心神。③瘀：瘀血阻滞，脑气不能与脏气相接，灵机、记性皆无。肝肾不足，虚火炼津灼痰，痰滞碍血，终致痰瘀互阻。

李鲤教授认为，脑为精明之腑，其作用和功能的正常发挥依赖于人体气机升降有序进行，即清气得升以奉精明，浊气得降无碍清窍。脑为清灵之脏，若浊邪上犯头部，蒙蔽清阳，多见"浊邪害清"之善忘、神痴、呆傻等症。坤土为万物之母，四运之轴，五脏之中心，上乘下达，乃升降转运之机枢。脾升则上输于心肺，降则下达于肝肾。脾胃健旺，可以权衡五脏，灌溉四旁，生心营，养肺气，柔肝血，填肾精。本病虽有虚实之分，但在临床上多为本虚标实、虚实夹杂之证。李老根据多年对痴呆病因病机的认识及临证经验，提出了治疗痴呆的三步疗法，现介绍如下。

第一步：和中化痰，以资化源。中焦为生化之源，亦为生痰之源，痰浊阻滞脉道，使血流受阻，清阳不升，则元神失养。中焦健运，则痰源乏竭，血行流畅，而元神得养。此法适用于该病兼有纳呆、胸腹胀满、舌苔腻、脉弦滑的患者，方选保和丸加远志、菖蒲、郁金。若苔黄腻者，加胆南星、川黄连、天竺黄；苔薄黄者，加炒枳实、竹茹；纳差者，加炒鸡内金、焦麦芽。

第二步：化痰祛瘀，疏通经络。痰可使血行黏滞，脉道变细，血脉不畅，由痰阻而渐致血瘀，痰瘀互结，血行不利，清气不能上荣元神，则痴呆由生；若痰瘀祛，脉络通，则呆证可除。此法适用于该病兼有面色晦滞不泽、舌质暗紫不华、舌底脉络迂曲或有瘀点、脉沉涩或弦细，以及患有高脂血症、高黏血症、红细胞聚集症、脑血管供血不足或颈椎骨质增生的患者。方用保和丸合荆菊四物汤（四物汤加蔓荆子、菊花）加丹参、桃仁、红花。若舌尖红，心烦不宁者，加焦栀子、牡丹皮；大便秘结者，加大黄（后下）；失眠者，加紫石英、甘松。

第三步：补肾益髓，增进智能。经过前两步的治疗，患者纳食增进，脉道渐通，则其虚可补。在补的同时，仍要兼顾痰瘀这两大病理因素，随证治之。若偏于肝肾阴虚者，用左归丸加石菖蒲、郁金、当归、赤芍；偏于肾阳虚者，用右归丸加石菖蒲、郁金；偏于肾精不足者，用还少丹加减。中成药脑萎雾露散（河南省中医院协定处方），功能滋补脑髓、益肾开窍，为治疗该病之良药。

此"三步疗法"，临证时应根据病情，灵活运用，随症加减，有所侧重，各得所宜。

李老注重痴呆患者的饮食调整，在膳食营养方面要做到"三定"（定时、定量、定质）、"三高"（高蛋白、高级不饱和脂肪酸、高维生素）、"三低"（低脂、低热量、低盐）、"两戒"（戒烟、戒酒）。偏于阴虚患者可饮五汁（梨汁、荸荠汁、鲜苇根汁、麦冬汁、藕汁），以养阴生津；偏于阳虚患者应适当喝一些当归生姜羊肉汤，以温阳、补气、补血。

【典型医案】

病例 1　张某，男，78 岁。2013 年 8 月 10 日初诊。

［主诉］呆傻愚笨 3 年余。

［病史］患者 2010 年 4 月患脑梗死，出现半身不遂，经治 1 个月肢体功能恢复正常，但渐见呆傻愚笨，呈进行性加重，西医诊断为血管性痴呆，经多方治疗不效。

［现症］表情呆滞，反应迟钝，沉默寡言，记忆力、计算力、识别力、判断力均明显减退，纳少，口泛痰涎。舌质暗，有瘀点，苔白厚，脉沉弦滑。

问题

（1）综合以上诸症，患者辨为何证？应用何种治法？

［治疗过程］

初诊方药：陈皮 12g，半夏 12g，茯苓 30g，炒莱菔子 15g，石菖蒲 15g，远志 10g，郁金 15g，僵蚕 10g，丹参 30g，焦三仙各 15g，炒鸡内金 15g，甘草 6g。14 剂，水煎服，日 1 剂，分 2 次服。嘱其配合脑力训练，适劳逸，畅情志，忌肥甘厚味。

二诊：8 月 25 日。服上药后诸症稍有改善，纳食增加，舌苔稍退。察其舌质暗，有瘀点，苔白稍厚，脉沉弦滑。原方基础上加桃仁 12g，红花 20g，川芎 10g，当归 20g，蔓荆子 10g，菊花 12g。30 剂，水煎服，日 1 剂，分 2 次服。

三诊：9 月 21 日。认知功能较前有改善，反应较前灵敏，记忆力稍有改善，纳食可，舌质暗，有瘀点，苔薄白，脉沉弦滑。处方：熟地黄 15g，枸杞子 15g，山茱萸 15g，肉苁蓉 15g，石菖蒲 15g，远志 10g，何首乌 15g，当归 15g，桃仁 10g，红花 20g，丹参 30g，焦三仙各 15g。30 剂，水煎服，日 1 剂，分 2 次服。

以上方随症加减治疗 3 个月，患者智能恢复正常，临床症状消失，生活完全自理，曾独自外出旅游。

> 问题
> （2）初诊中选用的主方是什么？如何理解处方配伍？
> （3）二诊为什么加桃仁、红花、川芎、当归、蔓荆子、菊花的意义是什么？
> （4）三诊处方调整的用意是什么？

病例 2 陈某，男，69 岁。2013 年 12 月 9 日初诊。

［主诉］呆傻愚笨半年。

［病史］患者半年前患"脑梗死"（多发腔隙性梗死），出现言语不利，肢体麻木，住院治疗 10 天，症状有所改善，但记忆力逐渐下降，进行性加重。

［现症］表情淡漠，计算力、时间定向力、近期记忆力均明显减退，纳可，眠差，二便调。舌淡黯，苔白，中后黄，舌下脉络瘀滞，脉沉弦。

> 问题
> （1）综合以上诸症，患者辨为何证？

［治疗过程］

初诊方药：陈皮 10g，半夏 10g，茯苓 30g，炒莱菔子 15g，菖蒲 15g，远志 10g，郁金 15g，僵蚕 10g，丹参 30g，桃仁 12g，红花 20g，川芎 10g，当归 20g，焦三仙各 15g，炒鸡内金 15g，甘草 10g。15 剂，水煎服，日 1 剂，分 2 次服。

二诊：12 月 27 日。服药后，患者呆傻愚笨稍好转，舌苔稍退，饮食有增加，肢体活动较前灵活。化瘀消痰之法初见成效。守上方，加蔓荆子 10g，菊花 10g。30 剂，水煎服，日 1 剂，分 2 次服。

三诊：2014 年 5 月 7 日。患者间断服药 5 个月，反应明显较前灵敏，记忆力也有所改善，纳食可。察其舌苔薄白，舌下脉络略瘀滞。处方：熟地黄 15g，枸杞子 15g，山茱萸 15g，肉苁蓉 15g，何首乌 15g，当归 15g，菖蒲 15g，远志 10g，桃仁 10g，红花 20g，丹参 30g，焦三仙各 15g，甘草 10g，生姜 3 片，大枣 5 枚。15 剂，水煎服，日 1 剂，分 2 次服。

以三诊处方随症加减治疗 5 个月，患者记忆力逐渐恢复，反应趋于灵敏，活动灵便。嘱其畅情志，慎饮食，适度锻炼，定期体检，谨防复发。

> 问题
> （2）初诊中选用的主方是什么？如何理解其处方配伍？
> （3）二诊、三诊处方调整的用意是什么？

【问题解析】

病例 1

（1）本案所患系痰瘀互阻、肾精不足之老年痴呆病。患者年逾花甲，肾气日衰，脾胃素虚，痰浊内盛，且发病前已有脑梗死病史，脑脉瘀阻，清阳之气被遏，脑髓受损，元神被扰，神机失用，而致呆傻愚笨。中焦脾胃为水谷精微生化之源，亦为生痰之源，痰浊阻滞脉道，使血流受阻，清阳不升，则元神失养。

（2）患者初诊时第一步以保和丸化裁，方选保和丸加远志、菖蒲、郁金化痰，丹参活血开窍，化痰健脾和胃，使痰浊从根源上杜绝。

（3）二诊时诸症好转，其舌质暗，有瘀点，考虑瘀血为主，李老选用痴呆治疗的第二步佐以活血化瘀之品，以畅气血运行，治宜化痰祛瘀、疏通经络之法。方用保和丸合荆菊四物汤加减。《神农本草经》曰：菊花"主诸风头眩"，清利头目，药理研究证实其有抑制毛细血管通透性的作用。蔓荆子能泻湿降浊，升发清阳，为治上焦头目之要药。

（4）经过前两步治疗，患者脾胃健运，脉道渐通，则其虚可补，且在补虚之时，仍要兼顾痰瘀这两大病理因素。故第三步以补肾益髓、增进智能为主，佐以祛瘀化痰之法。方用还少丹合桃红四物汤加减。痰瘀祛，血脉通，脑髓充，元神得养，呆病渐愈。

病例 2

（1）根据患者的病史、临床表现，结合舌脉，考虑本案系精亏痰阻之老年呆病。肝肾不足，虚火炼津灼痰，痰滞碍血，终致痰瘀互阻。故治疗上首先和中化痰，以资化源。

（2）方选和中宁志汤加减。保和丸使中焦健运，痰源乏竭，血行流畅，而元神得养；加用菖蒲、远志、郁金、僵蚕化痰开窍，丹参、桃仁、红花、川芎、当归活血通络。

（3）李老在治疗上首先和中化痰，以资化源，方选保和丸加减，使中焦健运，痰源乏竭，血行流畅，而元神得养。二诊时继以化痰祛瘀、疏通经络之法，方用桃红四物汤加减，加用蔓荆子、菊花以清利头目，泻湿降浊，痰瘀去，脉络通，则呆证渐愈。三诊时以补肾益髓，增进智能药物为主，补的同时仍兼顾化瘀消痰，消补兼施，以奏扶正祛邪之功。用此法分步治疗老年呆病，常获良效。

【学习小结】

李鲤教授认为，老年痴呆病的形成主要责之心、肝、脾、肺、肾五脏，尤与心、肾关系密切，其病位在脑，证属本虚标实。其发生与痰、瘀、虚有关，且三者互相影响。治疗痴呆的三步疗法：和中化痰，以资化源；化痰祛瘀，疏通经络；补肾益髓，增进智能。"三步疗法"临证时应根据病情，灵活运用，随症加减，有所侧重，各得所宜。李老认为，老年性痴呆患者治疗的同时，也应重视该病的护理。李老运用中医理论对该病进行辨证施护，建议患者安排在安静、温度适宜、光线柔和的病房。根据中医五行阴阳理论，可以将阳虚患者安排在暖色调、阳光充足的房间，阴虚患者应安排在冷色调、墙壁以淡蓝色或淡绿色为主的房间。在其日常生活护理中，要帮助患者养成良好的卫生习惯。同时老年痴呆患者的生活作息应遵循"日出而起、日落而息"的作息规律。饮食中要注意避免暴饮暴食，以免损伤脾胃。

【课后拓展】

1. 阅读理解《景岳全书·杂证谟》中有关痴呆的论述。

2. 查阅文献了解关于本病西医学研究进展。

3. 通过对本病的学习，写出学习心悟。

4. 参考阅读：

（1）何华，李为民.李鲤学术思想与临证经验［M］.北京：人民军医出版社，2015.

（2）何华.李鲤主任医师治疗老年痴呆经验［J］.河南中医，1998，18（2）：39.

（3）常学辉，刘瑞娟.李鲤教授治疗老年性痴呆经验［J］.中国中医药现代远程教育，2016，14（18）：60–62.

第六节　痫　病

痫病是一种反复发作性神志异常的病证，俗称"羊痫风"。临床以突然意识丧失，甚则仆倒，不省人事，强直抽搐，口吐涎沫，两目上视或口中怪叫，移时苏醒，一如常人为特征。发作前可伴眩晕、胸闷等先兆，发作后常有疲倦乏力等症状。西医学中的癫痫，无论原发性，或继发性，均可参照本病辨证论治。

【辨治思路】

李鲤教授认为，痰伏、气逆、风动为痫病的基本病机。癫痫源于痰、火、积、瘀、虫、惊，而尤以痰邪作祟最为重要。五志过极化火，炼液成痰；或饮食不节，损伤脾胃，失于健运，聚湿生痰，积痰内伏，或随气逆，或随火炎，或随风动，迷塞心窍，扰乱神明而致痫证。痰浊聚散无常，故致痫发无定时。李老认为，人体内诸气运行有其正常规律，卒受惊恐，气机逆乱，致逆气上巅犯脑，迷闭脑窍，引动肝风，故出现卒暴昏仆、四肢抽搐症状，而发癫痫。此外，情志所伤，或操劳过度，耗伤肝肾之阴，水不涵木，阴虚阳亢，阳化风动；或五志过极化火，火热炽盛，燔灼肝经，阳热亢盛则化而为风，痫证始作。下气消痰，息风清热为痫病的重要治则：痫证之作，因痰伏、气逆、风动所致，故痰消、气顺、风息则发作自止。

李老治疗痫病的关键，当以下气消痰、息风清热为要。主张癫痫发作时先行针刺身柱、长强，若频繁发作则于醒后急予、先予汤药调治，着重治标，处于发作间期可配制丸药常服，以防痫病再发。

患者若症见昏仆，不省人事，四肢抽搐，息粗痰鸣，口吐涎沫，胸闷，心烦不宁，口苦咽干，便秘溲黄，舌红，苔黄腻，脉滑数者；属痰火上扰，蒙蔽心神。予自拟"痫饼"，药物组成：煅青礞石40g，海浮石24g，生熟牵牛子各40g，焦建曲120g，半夏20g，胆南星20g，全蝎40g，蜈蚣20条，郁金60g。上述药物烘干后研末，加白面20两，烙成21张薄饼，每晨食1个。也可研末后装0号胶囊，每服12粒，每日3次。若发作频繁者，上方减量后投煎剂。本方煅青礞石下气消痰，平肝镇惊，为君药。海浮石与青礞石相须为用，可增清肺化痰之力；半夏、胆南星燥湿化痰、清热息风，共为臣药。蜈蚣息风止痉，郁金凉心热、散肝郁、行气活血，共为佐药。生熟牵牛子导泻下行，荡涤痰浊使从肠腑下泻，以宣通清窍；神曲入脾胃经，善消食和胃而化痰浊，重用之即可疏解生痰之源，又兼顾护胃气之意，为佐使药。诸药相合，共奏豁痰下气、息风镇痉之功。

患者若症见牙关紧闭，二目上视，四肢抽搐有力，面赤身热，眩晕，或头痛而胀，大便秘结，舌质红绛，脉弦滑者；属风火亢盛，上犯脑窍。治以重镇潜阳、清热泻火，佐以涤痰定痫之法。方以《金匮要略》"风引汤"加减，药用：牡蛎18g，龙骨18g，赤石脂18g，白石脂12g，紫石英20g，石膏18g，寒水石12g，滑石12g，大黄10g，干姜9g，桂枝9g，胆南星10g，地龙20g，全蝎12g，郁金10g，甘草6g。方中牡蛎、龙骨、赤石脂、白石脂、紫石英重镇以潜肝阳之亢；石膏、寒水石、滑石咸寒以泻火；妙在大黄苦寒泻下，使热盛风动得以平息；反佐干姜、桂枝之温以制诸石之咸寒；胆南星、地龙、全蝎清化热痰，息风止痉；甘草调和诸药。

【典型医案】

病例1　张某，男，15岁。2013年5月26日初诊。

［主诉］发作性抽搐、口吐白沫6年。

［病史］患者癫痫病史6年，发无定时，数天至半月发作1次，甚则昼夜发病1～2次，发病时突然昏仆，口中如羊叫声，抽搐吐沫，息粗痰鸣，目睛上视，牙关噤急，每次发作2～3分钟，渐醒如常人，仅感倦怠乏力。经多方治疗，效不佳。

［现症］发作性意识丧失，口中如羊叫声，抽搐吐沫，息粗痰鸣，目睛上视，牙关噤急，每次发作2～3分钟，渐醒如常人，口苦咽干，便秘溲黄。舌质红，苔黄腻，脉滑数。

问题

（1）综合以上诸症，患者辨为何证？应用何种治法？

［治疗过程］

初诊方药：煅青礞石24g，海浮石20g，生熟牵牛子各10g，焦建曲12g，半夏12g，胆南星10g，全蝎12g，蜈蚣2条，郁金12g。14剂，水煎服，日1剂，分2次服。

二诊：6月9日。服药期间，患者仅发病1次，且症状轻微。上方加量后制成"痫饼"（煅青礞石40g，海浮石24g，生熟牵牛子各40g，焦建曲120g，半夏 20g，胆南星 20g，全蝎 40g，蜈蚣 20 条，郁金 60g。烘干后研末，加白面 20 两，烙成 21 张薄饼，每晨食 1 个）。嘱上述"痫饼"继服 3 个月。

三诊：9 月 10 日。患者 3 个月仅发病 1 次，同时苯妥英钠逐渐减量直至停服。后又服验方"痫饼"约半年，未发病，停药观察。随访一切正常。

问题

（2）初诊中处方选用的主方是什么？如何理解处方配伍？

（3）二诊、三诊为何做成"痫饼"？

病例 2 贾某，男，64 岁。2013 年 8 月 4 日初诊。

[主诉] 发作性意识丧失、左侧肢体抽搐 6 年。

[病史] 患者 6 年前患脑梗死后出现发作性意识丧失，左侧肢体不自主抽搐，持续数分钟缓解，数日 1 次。

[现症] 发作性意识丧失，阵发性左侧肢体不自主抽搐，持续数分钟，数日 1 次，面赤身热，眩晕，口干口苦，大便秘结。舌质暗红，苔黄，脉象弦滑。

问题

（1）综合以上诸症，患者辨为何证？应用何种治法？

[治疗过程]

初诊方药：生石膏 24g，寒水石 20g，紫石英 20g，赤石脂 18g，滑石粉 15g，桂枝 6g，大黄 10g，干姜 6g，生龙骨 24g，生牡蛎 24g，丹参 20g，天麻 12g，全蝎 15g，地龙 20g，甘草 6g。15 剂，水煎服，日 1 剂，分 2 次服。

二诊：8 月 20 日。服药 15 剂后患者未发病。停汤剂，将上方按比例研末装胶囊，每次 6 粒，日 3 次，续服 3 个月，服药期间仅发作 1 次，程度轻微。后随访 1 年未见异常。

问题

（2）初诊中处方选用的主方是什么？如何理解处方配伍？

（3）二诊中药装胶囊的用意是什么？

【问题解析】

病例1

（1）中医诊断为痫病，辨证属痰火上扰，蒙蔽心神；治法为豁痰下气，息风镇痉。

（2）方药选自拟"痫饼"方。方中煅青礞石下气消痰，平肝镇惊，为君药。海浮石与青礞石相须为用，可增清肺化痰之力；半夏、胆南星燥湿化痰，清热息风，共为臣药。蜈蚣息风止痉、郁金凉心热、散肝郁、行气活血，共为佐药。生熟牵牛子导泻下行，荡涤痰浊使从肠腑下泻，以宣通清窍；神曲入脾胃经，善消食和胃而化痰浊，重用之即可疏解生痰之源，又兼顾护胃气之意，为佐使药。诸药相伍，起到豁痰下气、息风镇痉之功。

（3）李老认为，在痫病发作缓解后，应坚持标本并治，守法守方，持之以恒，方能避免或减少发作。故二诊、三诊中，在原方的基础上稍作调整，改为"痫饼"服用，方便而可取长效。

病例2

（1）李老认为该患者系风火亢盛，上犯脑窍而致，乃风火相扇、瘀阻脉络之证；治以重镇潜阳，清热泻火，佐以涤痰定痫之法。

（2）方以《金匮要略》"风引汤"加减。方中龙骨、牡蛎、赤石脂、紫石英重镇以潜肝阳之亢；生石膏、寒水石、滑石粉咸寒以泻火；大黄苦寒泻下，使热盛风动得以平息；反佐干姜、桂枝之温以制诸石之咸寒；胆南星、地龙、全蝎清化热痰，息风止痉；甘草调和诸药。诸药配伍，共达清热泻火、涤痰定痫之功。

（3）痫病缓解期重在标本兼治，故二诊中原方改为研末装胶囊，以求长效。

【学习小结】

癫痫是一种短暂性反复发作性神志异常疾病，李鲤教授认为痰伏、气逆、风动为其基本病机，下气消痰、息风清热为其重要治则。李老认为，癫痫源于痰、火、积、瘀、虫、惊，而尤以痰邪作祟最为重要。五志过极化火，炼液成痰；或饮食不节，损伤脾胃，失于健运，聚湿生痰，积痰内伏，或随气逆，或随火炎，或随风动，迷塞心窍，扰乱神明而致痫证。在治疗上，李老认为痰消、气顺、风息则发作自止。治疗本病的关键，当以下气消痰、息风清热为要。他主张癫痫发作时先行针刺身柱、长强，若频繁发作则于醒后急予汤药调治，着重治标；处于发作间期可配制丸药常服，以防痫证再发。同时还需加强患者生活的调理及发作的护理，以免发生意外。

【课后拓展】

1. 如何理解"搏阳则为巅疾"？

2. 查阅文献了解关于本病西医学研究进展。

3. 通过对本病的学习，写出学习心悟。

4. 参考阅读：

（1）何华，李为民 . 李鲤学术思想与临证经验［M］. 北京：人民军医出版社，2015.

（2）李彦杰 . 李鲤治疗癫痫经验［J］. 河南中医，2004，24（8）：11-12.

第七节　耳　鸣

耳鸣是指患者自觉耳内鸣响，如闻潮声，或细或暴，妨碍听觉的一类疾病。耳鸣包括西医学中的主观性耳鸣、客观性耳鸣。

【辨治思路】

李鲤教授认为，人体是一个有机整体，耳窍虽位于人体头颈部，为外在独立器官，但与五脏六腑有着密切联系，故耳鸣治疗不应只局限于耳窍，更应注重全身的调理。在立足全身整体辨证的同时，也不可忽略耳窍的局部辨证。以耳鸣作为独立诊断的患者，应该首先排除耳科其他器质性疾病引起的耳鸣，再考虑功能性耳鸣的中医辨证论治。

李老认为，耳鸣应首责之于肾虚，而脾胃失调则是导致耳鸣的最根本原因。肾为一身阴阳之根，先天之本，肾藏精，开窍于耳，肾气通于耳，肾之精气输注于耳则听力聪敏。《灵枢·脉度》曰："肾气通于耳，肾和则能闻五音矣。"故耳鸣与肾虚关系密切。而脾主运化水谷精微，为气血津液生化之源。脾气主升，将后天之精输注于四肢百骸、脏腑清窍，使其面色荣润、肢体灵活、耳聪目明。一旦劳倦思虑过度，或饮食不节损伤脾胃，则脾失健运，气血乏源，中气下陷，清阳不升，耳窍失养或水液不归正化，聚湿生痰，浊阴不降，蒙塞清窍，耳窍失聪。患者除了耳鸣、耳聋，尚有疲倦乏力，面色萎黄，大便稀溏，或痰多胸闷，头重如裹，纳差，舌胖色淡，苔白腻，脉细弱。故脾胃失调是导致耳鸣的最根本原因。

李老在临床中常告诫我们，耳鸣的现代治疗方法虽然繁多，但在一定程度上也加重了患者的负担。中医以其整体观念和辨证论治的特点，治疗本病颇有优势。我们在临证之时，要坚持中医特色，当先辨虚实，次辨脏腑病位。虚者多责之脾肾，实者多责之肝。不论新久虚实，均应在辨证论治的基础上酌情配伍开窍、通窍之品，常用药有石菖蒲、远志、葛根、路路通等。若耳鸣影响睡眠者，则重用安神之品。服药期间，当尽量避免噪音和熬夜，以促其疾病早日康复。

【典型医案】

病例1　张某，男，35岁。2013年3月18日初诊。

［主诉］耳中蝉鸣10年余。

［病史］10 年来耳中蝉鸣，听力减退，经多方治疗不效，前来就诊。

［现症］耳鸣，听力减退，腰部酸疼，肢体畏寒，乏力，小便频数，饱食后胃胀，不能进食生冷，饮食量少，大便稀，怕冷，手脚冰凉，浑身发冷。舌质暗，舌体胖，苔白微黄多津，脉沉弦。

> 问题
>
> （1）综合以上诸症，患者辨为何证？

［治疗过程］

初诊方药：陈皮 10g，半夏 10g，炒莱菔子 10g，焦山楂 15g，焦建曲 12g，连翘 10g，茯苓 20g，熟地黄 20g，牡丹皮 15g，泽泻 20g，山药 15g，山萸肉 20g，肉苁蓉 15g，巴戟天 20g，白术 10g，甘草 10g，生姜 3 片，大枣 5 枚（擘）。20 剂，水煎服，日 1 剂，分 2 次服。

二诊：4 月 15 日。患者耳鸣改善，乏力有好转，纳食增加，睡眠转佳，大便不成形，小便正常。舌体略大，苔白，脉沉弦。守上方，加枸杞子 20g，五味子 15g，菟丝子 20g。20 剂，水煎服，日 1 剂，分 2 次服。

三诊：5 月 12 日。患者耳鸣基本消失，腰部酸疼减轻，走路较前有力，怕冷减轻，睡眠时醒，大便不成形，小便正常。舌质暗，舌体大，苔白，脉沉无力。二诊方去白术，加水蛭 6g，蝉衣 10g，延胡索 20g，鸡血藤 20g，葛根 20g，丹参 20g，怀牛膝 20g，野菊花 15g。10 剂，水煎服，日 1 剂，分 2 次服。

> 问题
>
> （2）初诊中处方选用的主方是什么？如何理解处方配伍？
>
> （3）二诊加枸杞子、五味子、菟丝子的用意是什么？
>
> （4）三诊处方调整的用意是什么？

病例 2 谭某，男，51 岁。2013 年 12 月 2 日初诊。

［主诉］耳鸣 4 年余，加重 5 天。

［病史］4 年前患者过劳后出现耳鸣，耳鸣如蝉。曾服李教授方药近 2 年，声音明显减小。5 天前因事务繁多，耳鸣日渐加重，故来就诊。

［现症］耳鸣，精神不佳，眼周色黑，纳可，口干，口苦，眠差，小便调，大便日 1～2 次。舌淡，苔薄白，舌体胖，有齿痕，脉弦滑。

> 问题
> （1）综合以上诸症，患者辨为何证？应用何种治法？

［治疗过程］

初诊方药：生地黄 10g，熟地黄 10g，炒山药 30g，牡丹皮 20g，茯苓 30g，猪苓 20g，泽泻 20g，山萸肉 20g，石菖蒲 15g，菟丝子 20g，生白术 15g，苍术 12g，生薏苡仁 30g，蔓荆子 20g，陈皮 12g，姜半夏 10g，炒莱菔子 10g，焦山楂 15g，焦建曲 15g，连翘 10g，怀牛膝 15g，甘草 10g，生姜 3 片，大枣 5 枚（擘）。15 剂，水煎服，日 1 剂，分 2 次服。

二诊：12 月 23 日。服药后患者未发病。停汤剂，将上方按比例研末装胶囊，每次 6 粒，日 3 次，续服 2 个月，后随访 1 年未见异常。

> 问题
> （2）如何理解初诊中处方的配伍？
> （3）二诊汤剂改用胶囊的用意是什么？

病例 3 徐某，女，30 岁。2013 年 12 月 6 日初诊。

［主诉］耳鸣 2 年余。

［病史］患者 2 年前不明原因出现耳鸣如蝉，未引起重视，今日到李老处就诊，自述其耳鸣。

［现症］耳鸣，偶头晕，面色不华，色斑多，工作压力较大，怕冷、手脚冰冷，纳呆，眠差，小便调，大便不成形，日 1 次。舌红，苔薄黄，有齿痕，脉弦滑数。

问题

（1）综合以上诸症，患者辨为何证？应用何种治法？

[治疗过程]

初诊方药：太子参 20g，麦冬 15g，五味子 15g，陈皮 15g，半夏 12g，茯苓 30g，炒莱菔子 12g，焦麦芽 15g，焦建曲 15g，连翘 10g，桂枝 6g，干姜 6g，黄芪 20g，木香 12g，何首乌 15g，炒白术 15g，甘草 10g，生姜 3 片，大枣 5 枚（擘）。20 剂，水煎服，日 1 剂，分 2 次服。

二诊：12 月 30 日。患者耳鸣减轻，手足冷明显改善，仍有多梦易醒，耳鸣，月经量少，有血块。苔薄白，脉细数。守上方，加吴茱萸 3g，山萸肉 20g，乌药 15g，酸枣仁 20g。20 剂，水煎服，日 1 剂，分 2 次服。

三诊：2014 年 1 月 24 日。患者耳鸣明显减轻，怕冷改善，本次行经色质正常，无血块。苔少薄白，脉弦细数。方药如前，20 剂，水煎服，日 1 剂，分 2 次服。

问题

（2）如何理解初诊中处方的配伍？

（3）二诊汤剂加吴茱萸、山萸肉、乌药、酸枣仁的用意是什么？

病例 4 李某，男，42 岁。2013 年 12 月 25 日初诊。

[主诉] 耳鸣 1 年余。

[病史] 患者 1 年前开始出现耳鸣如蝉，盗汗，脱发，左侧膝关节、腰部酸困不适，症状逐渐加重，今日来诊。

[现症] 耳鸣如蝉，盗汗，脱发，左侧膝关节、腰部酸困不适，急躁易怒，偶视物昏花，咳嗽咳痰、量少、色黄，纳眠可，二便调。舌红，苔黄腻，舌体大，有齿痕，脉沉弦。

问题

（1）综合以上诸症，患者辨为何证？应用何种治法？

[治疗过程]

初诊方药：太子参 30g，麦冬 15g，五味子 18g，煅龙骨 20g（先煎），煅牡蛎 20g（先煎），陈皮 12g，半夏 10g，茯苓 30g，炒莱菔子 10g，焦麦芽 15g，焦建曲 15g，枸杞子 20g，山萸肉 20g，菟丝子 20g，肉苁蓉 20g，杜仲 20g，连翘 12g，桑寄生 20g，川断 20g，鹿角胶粉 3g（兑服），川楝子 12g，甘草 10g，生姜 3 片，大枣 5 枚（擘）。20 剂，水煎服，日 1 剂，早晚分服。

服 20 剂后患者告愈。嘱其畅情志，注重调摄。随访 2 年未见复发。

问题

（2）如何理解初诊中处方的配伍？

【问题解析】

病例 1

（1）本案所患系脾肾不足，痰瘀互阻之耳鸣。患者饱食后胃胀，不能进食生冷，饮食量少，大便稀，舌暗，舌体胖，苔白微黄多津，脉沉弦；此乃脾阳虚，脾虚湿困，痰瘀互阻之象。中医学认为，耳为肾之窍，为肾所主。患者耳中蝉鸣，听力减退，伴腰部酸疼，腰部酸疼多与肾虚有关；肢体畏寒，乏力，怕冷，手脚冰凉，浑身发冷，小便频数，是肾阳虚的表现。

（2）方药选保和丸合肾气丸加减。保和丸化裁以化痰健脾和胃，从根源上杜绝生痰之源；当用肾气丸以温补肾阳。李老将肾气丸中的桂枝和附子易成了肉苁蓉和巴戟天，一则认为患者肾气虚，服药时间往往较长，附子大毒不利于汤药久服，但肾气丸作为丸剂口服力量不够；二则肉苁蓉和巴戟天均可补肾助阳，安全可靠，用之不失肾气丸组方之义。

（3）二诊，症状改善，守方加用枸杞子、五味子、菟丝子，合五子衍宗丸之义以补益肾脏。

（4）三诊中患者仍大便不成形，故去白术；患者舌质暗，为瘀血内阻所致，故加水蛭、延胡索、鸡血藤、葛根、丹参以活血化瘀；加蝉衣、菊花以聪耳止鸣；加怀牛膝以补益肝肾。

病例 2

（1）中医诊断为耳鸣，辨证属肝肾不足，中焦失和，湿浊蕴结；治法为补肝肾，和中焦，化湿浊，通经络。

（2）方中白术、苍术、茯苓健脾利湿；熟地黄、山萸肉补肾化水；半夏、石菖蒲、炒莱菔子、泽泻化痰湿等邪，其中半夏又善和胃止呕，石菖蒲又善开窍聪耳，炒莱菔子又善消痰理气，泽泻又善降浊，并使邪出有路；蔓荆子清利头目，善治眩晕耳鸣，其质轻，性升浮，用之借其升浮之性，助药力功专于上。全方攻补兼施，标本兼治，用药恰当，故效果显著。

（3）李老认为，此乃肝肾不足之虚证耳鸣，万不可求之过急，当标本兼治，故二诊中停汤药，改为原方研末装胶囊，以求长效。

病例 3

（1）结合舌脉症，患者辨证属脾胃虚弱，清阳不升。患者脾胃虚弱，输布功能失调，耳窍没能得到足够的滋养，以致清气不升，浊气不降，伴有头晕的同时耳窍闭塞，最终导致耳鸣的发生。治疗上以健脾养胃、益气养血为主。

（2）方用生脉饮合保和丸化裁。保和丸健脾益胃，生脉饮养阴益气。

（3）二诊时患者手足冷症状有改善，仍有多梦易醒、耳鸣、月经量少有血块。故在原方基础上加用吴茱萸温中焦脾胃，山萸肉补益肝肾，乌药温肾散寒，酸枣仁养血安神。

病例 4

（1）辨证为阴虚阳亢证。李老认为耳为肾之窍，为肾所主，又是人体宗脉汇集之处，唯肾气充足才能"耳目聪明"。该患者耳鸣如蝉、盗汗、脱发、腰膝酸软，此乃肾阴不足、阴虚阳亢之象。治法为滋阴养阴，清热平肝。

（2）本方以麦味地黄丸滋阴，龙骨、牡蛎平肝潜阳，保和丸健脾养胃。

诸药合用，共奏滋阴养阴、清热平肝之功。治疗肝肾阴虚火旺引起的耳鸣、盗汗，切中病机，故收良效。

【学习小结】

李鲤教授认为耳鸣应首责之于肾虚，而脾胃失调则是导致耳鸣的最根本原因，临床常用六味地黄丸、肾气丸以补肾气，保和丸以健脾和胃。经临床验证，以调理脾胃为中心治疗耳鸣，疗效确切，值得临床推广应用。

【课后拓展】

1. 查阅文献，理解肾与耳的关系。

2. 通过对本病的学习，写出学习心悟。

3. 参考阅读：何华，李为民.李鲤学术思想与临证经验［M］.北京：人民军医出版社，2015.

第八节 口 僻

口僻是因各种原因导致脉络空虚，卫外不固，风寒或风热乘虚入中面部经络，致气血痹阻，经筋功能失调，筋肉失于约束，出现突发性面部麻木、口眼㖞斜为主要表现的一类疾病。临床表现为突发性一侧口㖞眼斜，闭目不能，口角下垂或耳后疼痛，耳鸣，流泪。又称"歪嘴巴""歪歪嘴""吊线风"。本病相当于西医学的面神经麻痹（面神经炎、贝尔麻痹）。

【辨治思路】

李鲤教授认为，由于人体正气不足，络脉空虚，风邪乘虚入中头面阳明脉络，使颜面一侧营卫不和，气血痹阻，经筋失养，是本病发病的内因。户外活动较多，容易外感风寒，特别是汗出当风或临窗而卧或饮酒以后骤感风寒，颜面部受凉，是该病发生的主要外因和常见的诱发因素。罹患该疾，久病可致瘀，瘀阻面部经络，往往使病程迁延，恢复正常比较困难，因此及时发现，积极治疗往往恢复较快。

李老将本病临床分型为血虚风寒型、血虚风寒化热型及风痰阻络型三种。

治疗上内服汤药以自拟活血祛风养颜方为主。处方组成：桃仁10g，红花12g，生地黄15g，川芎10g，赤芍15g，当归15g，秦艽15g，桑枝30g，甘草6g。加减：患侧耳后翳风穴无压痛者，加防风、荆芥、黄芪；若患者耳后翳风穴有压痛，舌红苔黄者，加黄芩、金银花、板蓝根、忍冬藤；伴痰热内盛者，加天麻、竹茹、胆南星、忍冬藤；面部肌肉跳动者，加蜈蚣、生白芍、白芷；久病体弱，气血不足者，当益气养血、息风通络。

外治法：①外敷养颜正容散治疗。处方组成：猪牙皂1000g，制白附子60g，僵蚕60g，珍珠粉20g，麝香用量略。制法：取猪牙皂、白附子、僵蚕分别粉碎成极细粉，再与珍珠粉混匀，过筛，即得。用法：取本品50g，将其与食醋共调成糊状，在文火上加热至沸，约3分钟至棕色而黏稠为度，趁药温敷患侧颊车、地仓穴局域时加麝香0.1g，用白棉布盖之，每天1～2次，两周为1个疗程。②皂角膏治疗。将猪牙皂500g研为细粉，装瓶备用。使用时取本品50g与米醋调成糊状，在文火上加热至沸，颜色呈深棕色为度。趁药温时敷于患侧颊车、地仓穴局域，仍用白棉布盖之，每天1～2次，两周为1个疗程。以上二方源出《本草纲目》："贴㖞……皂荚末：醋调贴。"李鲤教授据此加以改进并有创新，以运用于临床。方中猪牙皂形似猪牙，个小而短，性温燥烈，味辛散走窜，功可祛痰、搜风开窍；僵蚕味辛、咸，性平和，入肝经，善于散头面风邪而用于中风口眼㖞斜；白附子性温，味辛、甘，功在燥湿化痰、祛风止痛而善治头面诸疾，如风痰壅盛口眼㖞斜；珍珠味甘咸，性寒，归心、肝经，功在养颜生肌，延缓中枢神经衰老，《开宝本草》言其"涂面，令人润泽好颜色"；麝香性温，外用为透皮药，其味辛香，归心、脾经，功在开窍醒神、活血化瘀，外达皮腠，逐邪外出，内通经络，运行气血，芳香化浊，醒神清脑。诸药相须为用，功在搜风祛痰，疏通经络，活血散瘀，使容颜得养，口眼㖞斜得以复正。

【典型医案】

病例 1 赵某，男，24 岁。1995 年 2 月 1 日初诊。

［主诉］左侧口眼㖞斜 3 天。

［病史］患者 3 天前面部受凉后突然左侧口眼㖞斜，左耳后有压痛，未处理，症状逐渐加重，今日来诊。

［现症］左侧口眼㖞斜，眼睑闭合不全，左耳后疼痛，身无寒热。舌尖红，苔薄黄，脉缓有力。

> 问题
> （1）综合以上诸症，患者辨为何证？应用何种治法？

［治疗过程］

初诊方药：桃仁 10g，红花 12g，生地黄 15g，川芎 10g，赤芍 15g，当归 15g，秦艽 15g，黄芩 10g，板蓝根 15g，忍冬藤 15g，桑枝 30g，金银花 15g，甘草 6g。7 剂，水煎服，日 1 剂，分 2 次服。外敷养颜正容散（李鲤自拟外治法），每天 1 次，每次 12 小时。牵正散（僵蚕、白附子、全蝎各等分），每次 6g，每日 2 次，黄酒送服。嘱其避风寒，适劳逸，畅情志，忌肥甘厚味。

二诊：2 月 8 日。服上药后，患者左口眼㖞斜稍好转，左耳后疼痛减轻。舌淡红，苔薄黄，脉浮。上方继服 7 剂，煎服法同前。共治疗 18 天，患者口眼㖞斜、耳后疼痛完全消失，余无不适。

> 问题
> （2）初诊中选用的主方是什么？如何理解处方配伍？

病例 2 李某，男，34 岁。2012 年 7 月 31 日初诊。

［主诉］右侧口眼㖞斜 5 天。

［病史］患者 5 天前饮酒后开空调入睡，次日醒后发现右侧口眼㖞斜，经针灸治疗未能缓解，今日来诊。

［现症］右侧口眼㖞斜，眼睑闭合不全，右耳后翳风穴疼痛，面部肌肉发

紧，有蚁行感。舌暗红，苔黄略腻，脉弦滑有力缓有力。

> 问题
>
> （1）综合以上诸症，患者辨为何证？应用何种治法？

[治疗过程]

· 初诊方药：天麻10g，竹茹12g，胆南星6g，忍冬藤30g，桃仁10g，红花12g，生地黄15g，川芎10g，赤芍15g，当归15g，桑枝30g，甘草6g。7剂，水煎服，日1剂，分2次服。嘱其避风寒，少言语，适劳逸，畅情志，忌肥甘厚味。

二诊：8月7日。服上药后，患者右口眼㖞斜稍好转，耳后疼痛减轻。舌淡红，苔薄黄，脉弦滑。守原方，共治疗28天，面瘫痊愈。

> 问题
>
> （2）初诊中选用的主方是什么？如何理解处方配伍？

【问题解析】

病例1

（1）结合舌脉症，患者诊断为血虚风寒化热型。因人体正气不足，络脉空虚，风邪乘虚入中头面阳明脉络，使颜面一侧营卫不和，气血痹阻，经筋失养而发病。治则为祛风清热，养血活血。

（2）方选活血祛风养颜方加减。方中桃仁、红花、生地黄、川芎、赤芍、当归活血养血通络，黄芩、金银花、板蓝根清热，秦艽、忍冬藤、桑枝、甘草祛风通络。养颜正容散搜风祛痰，疏通经络，活血散瘀，使容颜得养，口眼㖞斜得以复正。僵蚕、全蝎、白附子为牵正散方，旨在加强祛风化痰、通络止痉之功。

病例2

（1）结合舌脉症，患者诊断为风邪外袭，痰瘀阻络型。因患者酒后络脉空虚，空调风邪乘虚入中头面阳明脉络，加之素体痰瘀素盛，痰瘀阻络，筋脉失养而发病。治则为清热化痰，祛风活血。

（2）方选活血祛风养颜方加减。天麻、竹茹、胆南星化痰息风，桃仁、红花、生地黄、川芎、赤芍、当归活血养血通络，秦艽、忍冬藤、桑枝、甘草祛风通络。

【学习小结】

李鲤教授认为，本病是由于人体络脉空虚，风邪乘虚入中头面阳明脉络所致；临床分型为血虚风寒型、血虚风寒化热型及风痰阻络型三种；治疗上内服汤药活血祛风养颜方化裁，外敷养颜正容散、皂角膏。另外，李老强调该病的护理要点为：勿劳累，少言语，饮食应选清淡易消化之物，忌烟酒、辛辣之品。

【课后拓展】

1. 查阅资料，了解口僻针灸治疗、外治法的相关内容。

2. 查阅文献了解关于本病西医学研究进展。

3. 通过对本病的学习，写出学习心悟。

4. 参考阅读：

（1）李为民，梁春艳. 李鲤治疗周围性面瘫的经验［J］. 河南中医药学刊，1998，13（1）：12-13.

（2）李为民，汪坤，何华，等. 养颜正容散、皂角膏外敷治疗周围性面瘫140例［J］. 中国中医药现代远程教育，2015，13（15）：22-23.

第三章 肺系病证

第一节 咳 嗽

咳嗽是因邪犯肺系，肺失宣肃，肺气上逆所致的以咳嗽为主要症状的一种肺系病证。它既是肺系疾病中的一个症状，又是独立的一种疾患。分别言之，有声无痰为咳，有痰无声为嗽，一般多为痰声并见，难以截然分开，故以咳嗽并称。西医学中的急慢性支气管炎、部分支气管扩张症、慢性咽炎等以咳嗽为主要表现者，均可参照本节辨证施治。

【辨治思路】

《素问·病机气宜保命集》曰："咳谓无痰而有声，肺气伤而不清也。嗽是无声而有痰，脾湿动而为痰也。咳嗽谓有痰而有声，盖因伤于肺气，动于脾湿，咳而为嗽也。"李鲤教授据此认为，咳嗽与肺、脾两脏关系密切。肺属金，主气，司呼吸，所以肺的病变以肺气上逆为主，肺气上逆则为喘咳。它既可因感受外邪而致肺气失宣，或痰浊所阻而肃降失职，也可由于宗气鼓动无力，而使肺气虚弱所致。宗气居胸中，贯心脉而行气血，宗气不足则可引起心慌。宗气的形成离不开脾胃生化的水谷精微，故脾胃病变可影响肺。李老宗周慎斋"诸病不愈，必寻到脾胃之中，方无一失"之义，统筹全局，抓住病机的关键，从脾胃入手，脾运则能输布阳气，运化精微，灌溉四旁，化痰祛瘀，疏利水湿，俾气血煦濡，五脏得养，方能扭转颓势，权衡以平。

李老临床常用培土生金汤以健脾和中，肃肺化痰。培土生金汤由保和丸加桑白皮、杏仁、黄芩、川贝母、当归组成，具体方药为：桑白皮 20g，杏仁 10g，黄芩 10g，川贝母 10g，当归 15g，陈皮 10g，半夏 12g，茯苓 20g，炒莱菔子 15g，连翘 10g，焦建曲 10g，焦山楂 15g，甘草 10g。方中保和丸健脾化痰和胃，以资化源，使土旺金生；桑白皮与黄芩合用以清热泄肺化痰；杏仁宣肺止咳；川贝母清热化痰；当归活血化瘀，以疏通肺络。诸药合用，使肺脏得养，正旺邪却，肺金清肃而病愈。

【典型医案】

病例1 患者张某，男，40 岁。2013 年 10 月 8 日初诊。

［主诉］咳嗽，咳痰 5 月余。

［病史］患者近 5 个月咳嗽咳痰，晨起咳痰较多，近日上述症状有所加重，故前来求诊于李老。既往吸烟史 10 年。平素性情急躁易怒，纳差，眠佳，易呃逆，胃脘胀满，下午较重。

［现症］咳嗽，咳痰，咽喉不利，咳白黏痰，有泡沫，咽痒欲咳，头晕，头重如裹。舌质暗红，苔黄白厚腻，边有齿痕，脉沉弦有力。

> 问题
>
> （1）综合以上诸症，患者辨为何证？应用何种治法？

［治疗过程］

初诊方药：陈皮 12g，半夏 10g，茯苓 20g，炒莱菔子 10g，焦山楂 15g，焦神曲 12g，连翘 12g，桑白皮 20g，杏仁 10g，黄芩 15g，川贝母 10g，当归 10g，炙枇杷叶 20g，炙马兜铃 10g，桔梗 12g，甘草 10g，生姜 3 片，大枣 5 枚（擘）。20 剂，水煎服，日 1 剂，分 2 次服。

二诊：10 月 29 日。患者咳嗽明显减轻，痰量减少，头晕，头重症状减轻，食欲渐增，左前胸部闷疼两天。舌质淡红，舌体瘦，苔黄腻，脉弦滑。处方：

陈皮 12g，半夏 12g，茯苓 30g，炒莱菔子 12g，焦山楂 15g，焦神曲 12g，连翘 12g，桑白皮 20g，杏仁 10g，黄芩 15g，川贝母 10g，当归 15g，炙枇杷叶 20g，太子参 20g，麦冬 15g，五味子 15g，甘草 10g，生姜 3 片，大枣 5 枚（擘）。20 剂，水煎服，日 1 剂，分 2 次服。

三诊：11 月 25 日。患者胸部闷疼消失，偶有咳嗽无痰，余无不适。

> 问题
>
> （2）本病初诊选何方药？如何理解？
>
> （3）二诊为何进行药物调整？

病例 2 王某，女，63 岁。2013 年 10 月 5 日初诊。

[主诉]咳嗽、咳痰 1 年余，加重 2 天。

[病史]患者 1 年前出现咳嗽，有黄稀痰，间断服药治疗，症状时轻时重。平素易情绪激动，饮食减少，易心慌、气短。2 天前受凉病情加重。

[现症]咳嗽，咳黄黏稠痰，重则心慌气短，睡眠差，二便调。舌质红，苔黄厚腻，舌体瘦小，脉沉细。

> 问题
>
> （1）综合以上诸症，患者辨为何证？应用何种治法？

[治疗过程]

初诊方药：茯苓 20g，桑白皮 20g，黄芩 12g，杏仁 10g，炒莱菔子 10g，焦山楂 15g，陈皮 12g，川贝母 10g，当归 15g，五味子 15g，半夏 10g，焦神曲 12g，连翘 10g，太子参 20g，麦冬 15g，五味子 15g，桔梗 15g，丹参 20g，甘草 10g，生姜 3 片，大枣 5 枚（擘）。14 剂，水煎服，日 1 剂，分 2 次服。

二诊：10 月 19 日。患者咳嗽、心慌明显减轻，痰液减少，食欲增加，眠佳，仍有气短。舌质红，舌体瘦，苔黄腻，脉沉缓。守上方，加炙紫菀 20g，炙款冬花 20g。7 剂，水煎服，日 1 剂，分 2 次服。

三诊：11 月 1 日。患者诸症基本消失，偶有咳嗽、痰少色白、气短，余无不适。

问题

（2）本病初诊选何方药？如何理解？

（3）二诊为何加炙紫菀、炙款冬花？

病例 3 周某，男，60 岁。2013 年 9 月 23 日初诊。

［主诉］咳嗽、咳痰、气短 4 天。

［病史］患者平素易感冒，4 天前受凉后出现咳嗽、咳痰、气短。胸部 X 线示：右肺感染。经当地诊所输液 3 天无效，故来诊。

［现症］咳嗽，痰多黏稠，咳吐不爽，气短，乏力，纳差，小便微黄，大便 3 日未解。舌紫暗，苔腻微黄，脉浮滑。听诊右肺可闻及湿啰音。

问题

（1）综合以上诸症，患者辨为何证？应用何种治法？

［治疗过程］

初诊方药：山楂 12g，神曲 12g，陈皮 12g，半夏 12g，茯苓 30g，炒莱菔子 15g，连翘 12g，丹参 30g，地龙 12g，当归 15g，僵蚕 12g，桑白皮 20g，杏仁 12g，黄芩 12g。3 剂，水煎服，日 1 剂，分 2 次服。

二诊：9 月 27 日。患者咳大为好转，痰易咳出，食纳转佳，大便通，精神改善。守上方，加川贝母 10g。继服 7 剂，诸症消除。复查胸部 X 线片正常。

问题

（2）本病初诊选何方药？如何理解？

（3）二诊处方加用川贝母的用意是什么？

病例 4 张某，女，27 岁。2014 年 11 月 14 日初诊。

［主诉］咳嗽反复发作 1 年，复发 20 天。

［病史］患者近 1 年余反复咳嗽，感冒发热，流涕，打喷嚏；近 20 天复发，伴见发热、头晕、恶心、怕冷、面部痤疮。

［现症］咳嗽，发热，流涕，纳眠差，入睡困难，多梦易醒，乏力，小便可，大便 2 ～ 3 天一次，时有便秘，月经量少，色暗，有血块。舌质暗红，苔黄，脉沉细无力。

> **问题**
>
> （1）综合以上诸症，患者辨为何证？应用何种治法？

［治疗过程］

初诊方药：黄芪 15g，白术 12g，防风 10g，太子参 20g，麦冬 15g，五味子 15g，陈皮 15g，半夏 12g，竹茹 15g，茯苓 30g，炒莱菔子 10g，焦山楂 15g，焦建曲 15g，连翘 15g，桑白皮 20g，杏仁 10g，黄芩 15g，茜草 20g，白芷 15g，薄荷 15g，川贝母 10g，紫苏 15g，甘草 10g。7 剂，水煎服，日 1 剂。另予参琥胶囊（河南省中医院院内制剂，100 粒 / 瓶）3 瓶，口服，每次 6 粒，每日 3 次。

二诊：12 月 1 日。患者无咳嗽、发热，怕冷好转，偶有头晕，月经量较前稍多，色暗，有血块，经期腹痛，小腹坠胀。舌脉同前。守前方，加天竺黄 10g，胆南星 6g。7 剂，日 1 剂，水煎服，分 2 次服。

> **问题**
>
> （2）本病初诊选何方药？如何理解？
>
> （3）二诊加用天竺黄、胆南星的用意是什么？

病例 5 张某，男，65 岁。2012 年 1 月 20 日初诊。

［主诉］咳嗽、咳痰反复发作 30 余年。

［病史］患者 30 余年来经常咳嗽、咳痰，受凉后加重，平素易感冒，畏寒。曾被诊断为慢性支气管炎，未系统治疗。

［现症］咳嗽，遇寒加重，咳白痰，畏寒，口干，大便干结，两日一行。舌体大，苔白腻，脉细弱。

> 问题
>
> （1）综合以上诸症，患者辨为何证？应用何种治法？

[治疗过程]

初诊方药：陈皮 12g，半夏 10g，茯苓 20g，炒莱菔子 10g，焦山楂 15g，焦建曲 12g，连翘 12g，桑白皮 20g，杏仁 10g，川贝母 10g，当归 15g，太子参 20g，麦冬 15g，五味子 10g，川厚朴 12g，木香 12g，炒枳壳 10g，炙紫菀 15g，甘草 6g，生姜 3 片，大枣 5 枚。15 剂，水煎服，日 1 剂，分 2 次服。

二诊：2 月 23 日。患者咳嗽减轻，咳痰减少，仍口干，怕冷，大便较前通畅。舌体大，舌红，苔白略腻，脉细。守前方，加款冬花 20g。15 剂，日 1 剂，水煎服，分 2 次服。

三诊：3 月 10 日。患者咳嗽、咳痰明显减少，口干消失，大便调。舌体大，舌淡红，脉细。守二诊方，15 剂后咳嗽咳痰基本缓解。

> 问题
>
> （2）本病初诊选何方药？如何理解？
>
> （3）二诊加款冬花的用意是什么？

【问题解析】

病例 1

（1）中医辨证为痰浊化热，肺气郁闭证。患者咳痰较多，咽喉不利，咳白黏痰，头晕，头重如裹，舌质暗红，苔黄白厚腻，边有齿痕，脉沉弦有力，是由于脾虚失运，痰浊内生，脾为生痰之源，肺为贮痰之器，故咳嗽痰多色白。治法为和中化痰，宣肺平喘，止咳化痰。

（2）方药选李鲤自拟方培土生金汤，为保和丸合桑杏汤化裁方。本方兼顾脾肺二脏，功效健脾和中、肃肺化痰。保和丸健运脾胃以资化源，则土旺金生；桑白皮与黄芩合用以清热泻肺化痰，杏仁宣肺止咳，川贝母清热化痰，当归养血活血通络；方中加炙枇杷叶、炙马兜铃以增清热化痰之效。方中桔梗汤的桔梗、甘草相配，以宣肺利咽，清热解毒排脓。

（3）二诊患者左前胸部闷疼，为心气阴两虚所致，合生脉饮以补气益阴。

病例2

（1）本病应辨为痰热蕴肺证。宗气居胸中，贯心脉而行气血，宗气不足则可引起心慌。宗气的形成离不开脾胃化生的水谷精微，故脾胃病变日久会引起心、肺功能失常，故见心慌、气短。其治法为和中化痰，宣肺平喘，益阴清热。

（2）培土生金汤合生脉饮加减。培土生金汤方由保和丸合桑杏汤化裁而来。保和丸健运脾胃以资化源，则土旺金生；桑白皮与黄芩合用以清热泻肺化痰，杏仁宣肺止咳，川贝母清热化痰，当归养血活血通络。肺得脾土滋养则正旺邪衰而病祛。合用生脉饮以补气益阴，兼顾心气阴两虚所致心慌、气短；加桔梗、甘草相配，以宣肺利咽，清热解毒。诸药合用，完整地体现了李老培土生金的学术思想。

（3）二诊咳嗽症状明显减轻，但有气短之症，加用炙紫菀、炙款冬花，以润肺止咳下气。

病例3

（1）李老认为，该患者系痰浊中阻于内，素有瘀证（从舌象可示），外邪入里化热而致。老年性肺炎患者每多以脾胃症状为首发，提示医者应从此病机入手，而且老年患者多伴瘀象。治法为调中化痰，活血清热。

（2）初诊选用的主方为保和丸加减。保和丸诸药，或能消食化痰，或能调中化痰，或能健脾化痰，或能调气化痰，或能下气消痰，或能清热化痰，以此再伍丹参、地龙、当归、僵蚕以活血，配桑白皮、杏仁、黄芩以清热止咳，宣上通下，标本同治，肺气清肃之能得复，病得愈。

（3）二诊诸症好转，仍有咳痰，加川贝母的目的在于润肺止咳化痰。

病例4

（1）本病应辨为脾肺气虚证；治法为健脾和胃，益气养血。

（2）初诊选用的主方是玉屏风散、生脉饮合保和丸加减。方中以白芷、防风、紫苏疏风解表，以连翘、黄芩、桑白皮、杏仁、川贝母、陈皮、半夏、茯苓等药清热化痰，以黄芪、白术、防风、太子参、麦冬、五味子等药扶正固表，佐以茜草活血调经。

（3）二诊加天竺黄、胆南星增强化痰之功。诸药并用，祛邪兼以扶正，标本兼治，故疗效显著。

病例 5

（1）本病应辨为痰浊阻肺、气阴两虚之咳嗽。因患者脾虚失运，痰湿素盛，加之屡感外邪，邪犯于肺，肺气不足，肺脾两虚，痰阻气道，肺失宣降，而发咳嗽遇寒加重、畏寒等。病延日久，气阴耗伤，则见口干、大便干结。舌体大、舌红，苔白腻，脉细弱，为痰浊阻肺、气阴两虚证。治法为化痰止咳，益气养阴。

（2）初诊选用的主方为培土生金汤，功效为健脾和中、消食化痰。方中保和丸健运脾胃以资化源，则土旺金生，合生脉饮以补气益阴，杏仁宣肺止咳，川贝母清热化痰，当归养血活血通络。肺得脾土滋养则正旺邪衰而病祛。诸药合用，完整地体现了李老培土生金的学术思想。

（3）二诊时咳嗽症状明显减轻，加用炙款冬花，以润肺止咳下气，并有利于润肠通便。

【学习小结】

李鲤教授认为，咳嗽的发生与肺、脾胃关系最为密切，因"脾胃为生痰之源，肺为贮痰之器"，脾失健运，则痰饮内停，上逆犯肺，发为咳嗽。李老遵循"诸病不愈，必寻到脾胃之中，方无一失"之义，统筹全局，抓住病机的关键，从脾胃入手，善用保和丸以和中健脾，促进脾胃运化，脾胃健则痰源乏竭，再酌加清肺化痰之药，使肺得肃则宣降复常。正所谓化源一开，饮食增进，娇脏得养，则正旺邪却，肺金清肃，诸症自愈。临床常用培土生金汤以健脾和中，肃肺化痰，标本兼治。

【课后拓展】

1. 如何理解"脾为生痰之源，肺为贮痰之器"？

2.查阅文献了解关于本病西医学研究进展。

3.通过对本病的学习，写出学习心悟。

4.参考阅读：

（1）何华，李为民.李鲤学术思想与临证经验［M］.北京：人民军医出版社，2015.

（2）常学辉，张良芝，何华.李鲤医案实录［M］.郑州：河南科学技术出版社，2016.

第二节　喘　证

喘证是指由于感受外邪、痰浊内蕴、情志失调而致肺气上逆，失于宣降，或久病气虚，肾失摄纳，以呼吸困难，甚则张口抬肩、鼻翼扇动、不能平卧等为主要临床表现的一种常见疾病。西医学中的肺炎、喘息性支气管炎、肺气肿、肺源性心脏病、心源性哮喘、肺结核、矽肺及癔症等出现以呼吸困难为主要表现时，均可参照本节辨证施治。

【辨治思路】

李鲤教授认为，喘证属本虚标实之证，肺、脾、肾气虚是本，水液代谢失调、痰湿内停、肺失宣肃是标。脾胃位于中焦，是水液代谢的枢纽，气血生化之源。对于喘证的治疗，调理脾胃，促进脾胃运化，能从根本上减少痰浊的生成，以绝痰湿之源，保持肺的清肃，促进水液代谢。益气健脾，气血充足，肺、脾、肾等脏腑功能才能从根本上得以恢复和逆转。李老认为，对于喘证，调理脾胃既可治标又可治本。急性期痰浊较盛，闷喘甚者，以化痰平喘治标为主；缓解期患者虚象明显者，以补益肺、脾、肾之气治本为主。李老治疗喘证常用培土生金汤，由保和丸加桑白皮、杏仁、黄芩、川贝母、当归组成，主治西医的支气管炎、肺气肿、肺心病及支气管扩张等疾患。痰热伤津，口干，舌红少津者，加沙参、麦冬、天花粉；热伤血络，加牡丹皮、栀子、白茅根、三七；水邪上凌心肺，喘悸不得平卧者，加葶苈子、泽泻、猪苓、车前子、五加皮；血瘀明显者，加红花、川芎、郁金。

李老认为，对于喘证慢性反复发作者，治疗应有方有守，通过中医四诊把握疾病证候，正确选方用药，患者的症状可能会很快减轻，但这是暂时作用，必须通过长期用药使肺、脾、肾等脏腑功能逐渐恢复，才能从根本上治愈疾病，取得远期效果。

【典型医案】

病例1　张某，女，60岁。2012年12月23日初诊。

[主诉]胸闷气短，咳嗽咳痰10年余，双下肢水肿3年，加重1个月。

[病史]患者10年前因感受风寒出现胸闷气短，咳嗽吐痰，间断治疗，效果不佳。3年前再次因感受风寒后出现双下肢水肿，不能平卧，在当地治疗被诊断为慢性阻塞性肺病。患者近1个月因感冒后咳嗽咳痰，胸闷不能平卧，夜间常憋醒，双下肢轻度水肿，面色紫暗，口唇发绀。

[现症]胸闷气短，不能平卧，夜间常憋醒，咳嗽咳痰，双下肢轻度水肿，面色紫暗，口唇发绀。舌质暗，苔白腻，脉弦滑。体检：颈静脉怒张，桶状胸，双肺底可闻及湿啰音。

> 问题
>
> （1）综合以上诸症，患者辨为何证？应用何种治法？

[治疗过程]

初诊方药：半夏10g，陈皮12g，茯苓30g，炒莱菔子12g，焦山楂15g，焦建曲12g，连翘12g，炒鸡内金20g，焦麦芽20g，人参20g，黄芪20g，白术20g，甘草10g，葶苈子20g，车前子30g，泽泻30g，淫羊藿10g，巴戟天15g。20剂，水煎服，每次1剂，分2次口服。

二诊：2013年1月13日。患者精神状态明显好转，胸闷、水肿基本消失。守上方，加桃仁20g，当归20g，丹参20g。间断服用，每月10～15剂，连服3年，至今未再发作。

问题

（2）初诊中选用的主方是什么？如何理解处方配伍？

（3）二诊加桃仁、当归、丹参的用意是什么？

病例2 高某，男，74岁。2009年11月22日初诊。

[主诉]胸闷气喘10年，双下肢水肿1年，加重1周。

[病史]10年前患者外感后出现胸闷气喘，咳吐白色黏痰，予抗生素、止咳化痰药物治疗后好转，后每年冬天均发作，每次持续1月余，应用抗生素效果不佳，症状时轻时重。近1年又出现双下肢水肿、小便量少、不能平卧等症，诊断为慢性肺心病，予利尿、平喘等药，症状稍缓解，1周前又因外感症状加重。

[现症]胸闷气喘，咳吐黄白黏痰，不能平卧，双下肢浮肿，小便量少。舌暗红，苔黄白腻，脉滑数。

问题

（1）综合以上诸症，患者辨为何证？应用何种治法？

[治疗过程]

初诊方药：桑白皮20g，炒杏仁10g，黄芩10g，川贝母10g，当归15g，全瓜蒌15g，葶苈子20g，陈皮10g，半夏10g，茯苓20g，炒莱菔子10g，神曲10g，焦山楂10g，连翘10g，焦麦芽20g，炒鸡内金20g，蒲公英30g，鱼腥草30g，金荞麦30g，海浮石20g，车前子30g。15剂，水煎服，日1剂，早晚分服。

二诊：12月9日。患者闷喘明显减轻，双下肢水肿消退。以上方随症加减服用100剂后，症状消失，一般活动不再闷喘。其后患者间断服用中药，每年100剂，连服3年，闷喘、水肿等心衰症状近年未再出现。

问题

（2）初诊中选用的主方是什么？如何理解处方配伍？

病例 3　张某，男，62 岁。2013 年 2 月 8 日初诊。

［主诉］胸闷气喘，咳嗽痰多 20 年，双下肢水肿 3 年，加重 1 月。

［病史］患者 20 年前在青海做司机工作，长期旅途感受风寒，出现胸闷气喘、咳嗽吐痰；3 年前出现小便量少、双下肢水肿、不能平卧等症，在当地诊断为慢性阻塞性肺病，并发慢性心功能不全。近 1 个月来，因感冒后咳嗽痰多，闷喘不能平卧，夜间常闷醒，双下肢浮肿，面色紫暗。

［现症］闷喘不能平卧，夜间常闷醒，咳嗽痰多，双下肢浮肿，面色紫暗，口唇发绀。舌嫩暗，苔白腻，脉弦滑。

问题

（1）综合以上诸症，患者辨为何证？应用何种治法？

［治疗过程］

初诊方药：桑白皮 20g，炒杏仁 10g，黄芩 10g，川贝母 10g，当归 15g，全瓜蒌 15g，葶苈子 20g，陈皮 10g，半夏 10g，茯苓 20g，炒莱菔子 10g，神曲 10g，焦山楂 10g，连翘 10g，焦麦芽 20g，炒鸡内金 20g，葶苈子 20g，车前子 30g，泽泻 30g，淫羊藿 10g，巴戟天 15g。30 剂，水煎服，日 1 剂，早晚分服。

二诊：3 月 11 日。患者闷喘、水肿基本消失，精神状态明显好转。调整上方药物：黄芪 30g，白术 15g，人参 10g，陈皮 10g，半夏 10g，茯苓 30g，炒莱菔子 10g，焦建曲 10g，焦山楂 10g，连翘 10g，焦麦芽 20g，炒鸡内金 20g，川贝母 10g，桃仁 10g，当归 15g，丹参 30g。以后间断服用，每月 10～15 剂，随访未再发作。

问题

（2）初诊中选用的主方是什么？如何理解处方配伍？

（3）如何理解二诊药物调整？

病例 4　李某，男，73 岁。2013 年 2 月 20 日初诊。

［主诉］咳喘 1 周。

［病史］患者1周前因外感及劳累过度出现喘咳，胸闷，心悸，气急，痰多，脘腹胀满。既往有慢性支气管炎、肺气肿、肺心病、冠心病史10年余。

［现症］喘咳，胸闷，心悸，气急，痰多，脘腹胀满，纳差，腰酸，畏寒肢冷，颜面及双下肢浮肿，口唇紫暗。舌暗红，苔白腻，脉沉细促。

问题

（1）综合以上诸症，患者辨为何证？应用何种治法？

［治疗过程］

初诊方药：陈皮12g，半夏10g，茯苓30g，炒莱菔子15g，焦山楂12g，焦神曲12g，连翘10g，红参10g，麦冬12g，五味子12g，桑白皮20g，杏仁12g，黄芩10g，川贝母12g，猪苓30g，泽泻20g。7剂，水煎服，日1剂，分2次服。

二诊：2月27日。患者喘咳、心悸明显减轻，腹胀消失，食欲大开，情绪舒畅，腰酸不显。查双下肢仍有浮肿。原方服15剂，并以赤小豆鲤鱼汤食疗，半月后患者浮肿消失，诸症均不明显。

问题

（2）初诊中选用的主方是什么？如何理解处方配伍？

（3）二诊加赤小豆鲤鱼汤的用意是什么？

病例5 郭某，男，47岁。2014年7月16日初诊。

［主诉］胸闷、气喘10年余，加重3年。

［病史］患者10年前因剧烈活动出现气喘，呈发作性，近3年进行性加重，平时自服百令胶囊、克之等药，效果欠佳，于是求助于中医。

［现症］轻微活动即感憋闷，气喘，纳欠佳，偶干呕，眠可，二便调。舌体大，苔白中后黄，舌下静脉怒张。

问题

（1）综合以上诸症，患者辨为何证？应用何种治法？

〔治疗过程〕

初诊方药：桑白皮 18g，杏仁 12g，黄芩 15g，丹参 20g，桔梗 15g，川贝母 12g，南沙参 20g，北沙参 20g，枳壳 15g，陈皮 15g，姜半夏 12g，竹茹 15g，炒莱菔子 12g，茯苓 20g，炒苏子 15g，焦山楂 15g，焦建曲 15g，连翘 12g，罗汉果 1 个，制款冬花 15g，炙紫菀 15g，地龙 20g，太子参 20g，蛤蚧 0.5 条，甘草 10g，生姜 3 片，大枣 5 枚。10 剂，日 1 剂，水煎服，取汁 600mL，分 3 次服下。

二诊：8 月 11 日。患者诉服药后胸闷、气喘减轻，仍有咳嗽，咳有白痰。舌红，苔中黄厚腻，脉沉弦滑。守上方，加麦冬 15g，五味子 15g，蛤蚧 1 个。20 剂，水煎服，日 1 剂，早晚分服。

> 问题
>
> （2）初诊中选用的主方是什么？如何理解处方配伍？
>
> （3）二诊药物调整的用意是什么？

【问题解析】

病例 1

（1）本医案辨证为脾肺气虚，痰浊不化，上犯于肺，肺失宣降；治法为调理脾胃，化痰平喘。

（2）方选保和丸加黄芪、白术、人参以益气健脾和胃，杜绝痰湿之源；急则治其标，酌加葶苈子、车前子、泽泻、猪苓以泻肺利水平喘，才能维护肺的正常宣发与肃降；加用淫羊藿、巴戟天，取金水相生之义也。全方共奏益气健脾化痰、泻肺利水平喘之效。

（3）二诊时因患者疾病日久气血郁滞，心脉瘀阻，应用桃仁、当归、丹参等以调畅气血，活血化瘀，旨在调畅气血，肺才能正常宣发与肃降，脾胃才能正常升清降浊，心主血脉才能功能正常。

病例 2

（1）辨证为痰热阻肺，水湿内停；治法为培土生金，泻肺平喘。

（2）方药选自拟培土生金汤加减。方中保和丸滋养化源，土旺则金生；易桑叶为桑白皮以泻肺化痰，加黄芩主清肺热，杏仁宣肺止咳，川贝母清热化痰，当归养血活血。李老认为肺脾肾气虚是本，水液代谢失调、痰湿内停、肺失宣肃是标，整体属本虚标实；对此调理脾胃既可治标又可治本。

病例 3

（1）结合舌脉症，患者诊断为喘证，辨证为脾肺气虚，痰浊不化，上犯于肺，肺失宣降；治法为调理脾胃，化痰平喘。

（2）方药选桑杏汤合保和丸加减。本方用黄芪、白术、茯苓、人参、陈皮、半夏、炒莱菔子、焦建曲、焦山楂、连翘、焦麦芽、炒鸡内金等健脾益肺治本，复以桑白皮、炒杏仁、黄芩、川贝母、葶苈子、车前子、泽泻等泻肺利水治标。

（3）患者二诊时喘促症状明显好转，病期为缓解期以治本为主，故停用桑白皮、炒杏仁、黄芩等清热止咳之品，加用黄芪、白术、人参加强补益肺脾肾之功；病程日久瘀血内生，加桃仁、丹参活血通络。

病例 4

（1）中医辨证为气虚痰瘀型喘证。患者既往心、肺系统疾病病史多年，五脏精气俱虚，阴血不足，阳气衰微，因虚而致痰浊瘀血停滞，水湿泛滥，上盛下亏，虚实相间，错综复杂。治法为益气健脾，化痰止咳。

（2）保和丸化裁方（培土生金汤）合生脉饮加减。其中培土生金汤健脾，补肾化痰；生脉饮益气养阴。李老统筹全局，抓住病机的关键，从脾胃入手，脾运则能输布阳气，运化精微，灌溉四旁，化痰祛瘀，疏利水湿；俾气血煦濡，五脏得养，方能扭转颓势，权衡以平。

（3）二诊时患者喘促症状明显减轻，仍有浮肿，加用赤小豆鲤鱼汤食疗以健脾益肾、利尿消肿。鲤鱼有独擅利水之功。李老临证对水肿较甚、肝肾功能无明显异常患者，嘱每日用鲤鱼 500g 左右（1 条），加赤小豆 60g，黄芪 30g，加水煮食，不放盐，有明显的利水消肿作用。

病例 5

（1）本案系肺肾亏虚，痰热阻肺之喘证；治之以补肺益肾、清热化痰之法。

（2）择方定喘汤合保和丸加减。保和丸健脾化痰，消痰浊产生之源；定喘汤宣肺降气，清热化痰；太子参、蛤蚧补肾纳气。全方共奏补肺益肾、清热化痰之功。

（3）二诊时患者胸闷、气喘减轻，仍有咳嗽、咳痰。蛤蚧味咸、性平，归肾肺经，有益肾补肺、定喘止咳之功，故加重蛤蚧用量，加用麦冬、五味子以滋肺阴。诸药配伍，共奏补肺益肾、清热化痰之效。

【学习小结】

李鲤教授认为，喘证以老年心、肺、脾、肾俱病为多见，肾元亏于下，痰浊壅阻于上，脾胃运化失职于中，虚实相间，病机复杂；治疗宜从脾胃入手，以保和丸化裁方（培土生金汤）合生脉饮加减。培土生金汤由保和丸加桑白皮、杏仁、黄芩、川贝母、当归组成，痰热伤津，口干，舌红少津者，加沙参、麦冬、天花粉；热伤血络，咯血较著者，加牡丹皮、黑栀子、白茅根、三七；水邪上凌心肺，喘悸，胸闷不得卧者，加葶苈子、泽泻、猪苓、车前子、北五加皮。李老统筹全局，抓住病机关键，从脾胃入手，脾运则能输布阳气，运化精微，灌溉四旁，化痰祛瘀，疏利水湿；俾气血煦濡，五脏得养，方能扭转颓势，权衡以平。

【课后拓展】

1. 如何理解喘证"上实下虚"？

2. 查阅文献了解关于本病西医学研究进展。

3. 通过对本病的学习，写出学习心悟。

4. 参考阅读：张正标. 李鲤教授培土生金法治疗慢性肺心病经验［J］. 中医研究，2010，23（4）：63-64.

第三节　鼻　渊

鼻渊是鼻流浊涕、如泉下注、量多不止为特征的常见鼻科疾病，古代又名"脑漏""脑崩""脑泄"。鼻渊分急、慢性两种：急性鼻渊是发生于鼻窦的以发病急、鼻流浊涕、鼻塞、头痛为主症的一种鼻病，可见发病较急，鼻塞、脓涕多，头痛，鼻腔肌膜红肿、中鼻甲肿胀，西医学中的急性化脓性鼻窦炎属此范畴；慢性鼻渊是以鼻流浊涕、鼻塞，或伴头痛，经久不愈为主症的一种慢性鼻病，本病可出现鼻流浊涕、鼻塞经久不愈，头痛，鼻肌膜肿胀、中鼻甲肥大，西医学中的慢性鼻窦炎属此范畴。

【辨治思路】

李鲤教授认为鼻与肺、脾关系非常密切，生理上相互联系，病理上相互影响。肺气清利，则肺之气上注清窍，鼻得清阳充养则窍道顺畅。鼻与脾的关系亦非常密切，生理上"鼻知香臭"可醒脾胃，促进脾胃的运化受纳，使人纳食增加，倘"鼻不知香臭"，则人不欲饮食，胃纳不佳，脾运不健。故治疗鼻渊当以肺、脾两脏为主。临床常用保和丸合五味消毒饮加减治疗鼻渊。保和丸健脾和中、消食化痰以绝痰源，醒脾胃以助纳化；配合五味消毒饮清热解毒消肿；加青皮、郁金、柴胡、桔梗以行气解郁，郁金又可活血解毒、通络散结。

【典型医案】

病例 1　梁某，女，32 岁。2013 年 10 月 24 日初诊。

[主诉]鼻塞、流黄涕 1 月余。

[病史]患者 1 个月前出现鼻塞、流黄涕，未处理。

[现症]鼻塞，流黄涕，右颞侧头闷痛，筛窦部位皮肤紧，有收缩感，咽干，咽痒不适，纳差，眠可，二便调。舌红，苔薄黄，脉沉弦。

问题

（1）综合以上诸症，患者辨为何证？应用何种治法？

［治疗过程］

初诊方药：茯苓 30g，炒莱菔子 10g，焦山楂 15g，陈皮 10g，半夏 10g，焦神曲 12g，金银花 20g，蒲公英 20g，紫花地丁 20g，连翘 12g，黄芩 15g，栀子 10g，柴胡 10g，桔梗 12g，青皮 20g，郁金 20g，甘草 6g，生姜 3 片，大枣 5 枚。15 剂，水煎服，日 1 剂，分 2 次服。

二诊：11 月 10 日。服上方后患者鼻塞缓解，咽干减轻，偶有咽痒，咽部有异物感（但能咳出痰），右颞侧头部疼痛消失，筛窦部位皮肤发紧感消失，目眦分泌物多，口臭。舌尖红，舌体大，苔白后黄，脉沉弦。守上方，加紫苏 10g，竹茹 12g，茺蔚子 15g，薄荷 10g（后下）。15 剂，水煎服，日 1 剂，分 2 次服。

问题

（2）初诊中选用的主方是什么？如何理解处方配伍？

（3）二诊药物加用紫苏、竹茹、茺蔚子、薄荷的用意是什么？

病例 2　王某，女，23 岁。2013 年 4 月 24 日初诊。

［主诉］鼻塞、流黄浊涕 1 月余。

［病史］患者 1 个月前感冒后出现鼻塞、流黄浊涕，曾服用抗生素等药物治疗，至今未愈。

［现症］鼻塞，流黄涕，鼻不闻香臭，右颞侧头微痛，前额发紧，咽干，咽痒不适。舌体大，舌红，苔黄微腻，脉沉弦。

问题

（1）综合以上诸症，患者辨为何证？应用何种治法？

［治疗过程］

初诊方药：陈皮 10g，半夏 10g，茯苓 30g，炒莱菔子 10g，焦山楂 15g，焦神曲 12g，金银花 20g（后下），蒲公英 20g，紫花地丁 20g，栀子 10g，柴胡 10g，桔梗 12g，甘草 6g，生姜 3 片，大枣 5 枚。15 剂，水煎服，日 1 剂，分 2 次服。

二诊：5 月 29 日。服上方后患者鼻塞缓解，黄浊涕明显减少，鼻部嗅觉略有改善，右颞侧发紧消失，咽干减轻，双目分泌物多，偶有咽痒、咳痰、口臭。舌尖红，舌体大，苔微黄，脉沉弦。守上方，加紫苏 10g，竹茹 12g，菊花 15g（后下），薄荷 10g（后下）。15 剂，水煎服，日 1 剂，分 2 次服。

三诊：6 月 15 日。服上药后，患者诸症基本消失，精神改善。

> 问题
> （2）初诊中选用的主方是什么？如何理解处方配伍？
> （3）二诊药物加用紫苏、竹茹、菊花、薄荷的用意是什么？

【问题解析】

病例 1

（1）中医诊断为鼻渊，辨证为肺胃蕴热证。患者鼻塞、流黄涕、咽干、咽痒不适、纳差、舌质红、苔薄黄均是肺胃蕴热之象。治法为和中化痰，清热泻火，行气化瘀。

（2）方药选保和丸合五味消毒饮加减。方用保和丸健脾和中、消食化痰以绝痰源，醒脾胃以助纳化；配合黄芩、栀子、金银花、蒲公英、紫花地丁以清热解毒消肿；加青皮、郁金、柴胡、桔梗以行气解郁，郁金又可活血解毒、通络散结。

（3）二诊诸症好转，唯有咽喉似有物附着，乃痰气交阻于咽喉所致。加紫苏取半夏厚朴汤之义，行气散结，降逆化痰，以资善后；加竹茹、茺蔚子、薄荷以行气化痰，清热通窍。诸药共用，相辅相成，和中消食化痰，清热解毒利气，使脾胃健、热毒清，故能使疾病向愈。

病例 2

（1）中医诊断为鼻渊，辨证为湿热蕴结证。患者感受外邪，不得表解，入里化热，肺脾两虚，宣降失司，运化失常，导致湿热内蕴，上蒸鼻窍，而发鼻渊，故见鼻塞、流黄涕、鼻不闻香臭、右颞侧头微痛、前额发紧；咽干、咽痒不适为风热袭表，阴津耗伤所致；舌体大、舌红、苔黄微、脉沉弦是湿热内阻之证。

（2）方用保和丸健脾和中、消食化痰以绝痰源，醒脾胃以助纳化；合五味消毒饮、栀子以清热解毒、消肿散结；柴胡解表清热；黄芩配桔梗清泄肺热，宣肺化痰。

（3）二诊诸症好转，唯有咽喉似有物附着，双目分泌物多，口臭，为痰气交阻于咽喉所致，加紫苏、竹茹、菊花、薄荷以行气化痰，清热通窍。诸药共用，健脾宣肺，除湿清热，标本兼治。

【学习小结】

李老认为鼻渊与脾、肺关系密切，治疗当以脾、肺两脏为主，临床常用保和丸合五味消毒饮治疗，效果显著。

【课后拓展】

1. 如何理解"肺气通于鼻，肺和则鼻知香臭矣"？

2. 查阅文献了解关于本病西医学研究进展。

3. 通过对本病的学习，写出学习心悟。

4. 参考阅读：

（1）何华，李为民. 李鲤学术思想与临证经验［M］. 北京：人民军医出版社，2015.

（2）常学辉，张良芝，何华. 李鲤医案实录［M］. 郑州：河南科学技术出版社，2016.

第四节　肺　胀

肺胀是多种慢性肺系疾患反复发作，迁延不愈，导致肺气胀满，不能敛降的一种病证。临床表现为胸部膨满，憋闷如塞，喘息上气，咳嗽痰多，烦躁，心悸，面色晦暗，或唇甲紫绀，脘腹胀满，肢体浮肿等。本病相当于西医学的慢性支气管炎合并肺气肿、肺源性心脏病。

【辨治思路】

李鲤教授认为，肺胀的病变首先在肺，继则影响脾、肾，后期病及于心、肝。因肺主气，开窍于鼻，外合皮毛，主表卫外，故外邪从口鼻、皮毛入侵，每多首先犯肺，导致肺气宣降不利、升降失常而发为咳喘，久则肺虚，主气功能失常。若肺病及脾，子盗母气，脾失健运，则可导致肺脾两虚。肺为气之主，肾为气之根，肺伤及肾，肾气衰惫，摄纳无权，则气短不续，动则益甚。肺与心脉相通，肺气辅佐心脏运行血脉，肺虚治节失职，则血行涩滞，循环不利，血瘀肺脉，肺气更加壅塞，造成气虚血滞、血滞气郁、由肺及心的恶性后果，临床可见心悸、紫绀、水肿、舌质暗紫等。心阳根于命门真火，肾阳不振，进一步导致心肾阳衰，可呈现喘脱危候。临床常用培土生金汤以健脾和中，肃肺化痰；合葶苈大枣泻肺汤以泻肺逐饮平喘；加红参、五味子以温阳益气，化瘀通络；加猪苓、泽泻以利水；加桑白皮、川贝母以泻肺化痰，黄芩清泄肺热，杏仁宣肺止咳，当归养血活血以疏通肺络。李老强调肺胀患者应注意生活调摄，避风寒，清淡饮食，适度运动，勿劳累。

【典型医案】

病例 1　张某，男，78 岁。2013 年 10 月 25 日初诊。

［主诉］喘咳、胸闷 20 年，加重 5 天。

［病史］患者 20 年前因受寒后出现咳嗽、咳痰，未予重视，失治不愈，

迁延多年，时轻时重。5天前喘咳，胸部憋闷，痰多微黄，心悸气促，脘腹胀满，前来就诊。

［现症］咳嗽、咳痰，颜面及双下肢浮肿，畏寒肢冷，口唇发绀，纳眠差，二便可。舌质暗红，苔白腻，脉沉细数。听诊：两肺呼吸音减弱，两肺呈过清音，心浊音界变窄，肝浊音界下降。

问题

（1）综合以上诸症，患者辨为何证？应用何种治法？

［治疗过程］

初诊方药：茯苓30g，猪苓30g，桑白皮20g，葶苈子20g，泽泻20g，炒莱菔子15g，焦山楂15g，陈皮12g，川贝母12g，当归12g，五味子12g，半夏10g，焦神曲10g，杏仁10g，红参10g，甘草6g，大枣5枚。7剂，水煎服，日1剂，早晚分服。

二诊：11月1日。服上方后，患者喘咳、胸闷、心悸明显减轻，痰液减少，腹胀消失，食欲大开，仍有下肢浮肿，口唇发绀。舌质暗红，苔白腻，脉沉细稍数。原方继服15剂，水煎服，日1剂，早晚分服。辅以赤小豆30g，配鲤鱼1条炖服。

三诊：11月18日。患者面浮肢肿消失，喘咳缓解，余无不适。

问题

（2）初诊中选用的主方是什么？如何理解处方配伍？

（3）二诊药物加用赤小豆的用意是什么？

病例2　宋某，男，74岁。2014年7月21日初诊。

［主诉］咳嗽、胸闷、气喘1年余。

［病史］患者1年前体检时发现肺纤维化，平素胸闷、气喘，气短不足一息。查体：消瘦，杵状指。肺部CT示：双肺纹理增多，见多发网格影及片状高密度影，少许泡状肺纹理区；考虑肺部炎症，双肺间质性纤维化，双肺少许肺大泡。

[现症] 咳嗽，咳白色黏痰，活动后喘促加重，无胸痛、发热，口服激素症状可缓解，纳可，二便调。舌暗淡，苔中黄，花剥苔，脉沉缓。

> 问题
>
> （1）综合以上诸症，患者辨为何证？应用何种治法？

[治疗过程]

初诊方药：桑白皮20g，杏仁10g，黄芩15g，丹参20g，当归20g，桔梗15g，太子参20g，麦冬15g，五味子15g，川贝母12g，川楝子12g，延胡索15g，青皮20g，郁金20g，陈皮15g，半夏15g，竹茹15g，茯苓30g，炒莱菔子10g，焦山楂15g，焦建曲15g，连翘12g，瓜蒌20g，薤白15g，苏子15g，蛤蚧5只，甘草10g，生姜3片，大枣5枚。20剂，水煎服，日1剂，取汁600mL，分3次服下。

二诊：8月20日。患者服药后症状改善不明显，仍胸闷、气喘，咳嗽、咳痰，痰白泡沫，咽部自觉有异物，纳食增加，眠可，二便调。诊其舌质红，无苔，脉沉细弦。调整处方：桑白皮25g，杏仁12g，黄芩15g，丹参25g，当归20g，桔梗20g，太子参20g，麦冬18g，五味子18g，川贝母12g，青皮20g，郁金20g，百合30g，葶苈子15g，北沙参18g，瓜蒌20g，薤白20g，枳壳15g，厚朴15g，炒苏子15g，陈皮15g，半夏15g，竹茹15g，茯苓30g，炒莱菔子10g，焦山楂15g，焦建曲15g，连翘15g，蛤蚧1只，甘草10g，生姜3片，大枣5枚。30剂，水煎服，日1剂，水煎600mL，分3次温服。后随访，症状减轻。

> 问题
>
> （2）初诊中选用的主方是什么？如何理解处方配伍？
>
> （3）二诊药物调整的用意是什么？

【问题解析】

病例1

（1）本病应诊断为肺胀，上盛下虚证。治法为和中化痰，宣肺平喘，温阳利水。

（2）初诊选用的主方为培土生金汤合葶苈大枣泻肺汤加减。用培土生金汤以健脾和中，肃肺化痰；合葶苈大枣泻肺汤以泻肺逐饮平喘；加红参、五味子以温阳益气，化瘀通络；加猪苓、泽泻以利水；加桑白皮、川贝母以泻肺化痰，黄芩清泄肺热，杏仁宣肺止咳，当归养血活血以疏通肺络。

（3）二诊时患者症状明显减轻，守方，并辅以赤小豆鲤鱼汤食疗补脾益肾、消肿。本案辨证准确，有法有方，机圆法活，用药精当，故能收桴鼓之效。

病例2

（1）本病应诊断为宗气亏虚，痰热夹瘀，肺阴亏虚证。治法为益气健脾定喘，滋阴清热化痰。

（2）本病选用的主方为生脉饮合培土生金汤加减。培土生金汤由保和丸加桑白皮、杏仁、黄芩、川贝母、当归组成。蛤蚧味咸、性平，归肾、肺经，有益肾补肺、定喘止咳之功。诸药配伍，药证合拍，故收效理想。

（3）二诊效果欠佳，在原方的基础上，加大药物用量，继续以益气健脾定喘、滋阴清热化痰为主。

【学习小结】

李老认为，肺胀的病机为心、肺、脾、肾俱病，肾元亏于下，痰浊壅于上，脾运失于中，五脏精气俱虚，阳气衰微，阴血不足，因虚而致痰浊、瘀血停滞，水湿泛滥。针对此虚实相间、错综复杂之案例，李老宗周慎斋"诸病不愈，必寻到脾胃之中，方无一失"之义，统筹全局，抓住病机的关键，从脾胃入手，脾运则能输布阳气，运化精微，灌溉四旁，化痰祛瘀，疏利水湿；俾气血煦濡，五脏得养，方能扭转颓势，权衡以平。

【课后拓展】

1.查阅文献了解关于本病西医学研究进展。

2.通过对本病的学习，写出学习心悟。

3.参考阅读：

（1）何华，李为民.李鲤学术思想与临证经验［M］.北京：人民军医出版社，2015.

（2）常学辉，张良芝，何华.李鲤医案实录［M］.郑州：河南科学技术出版社，2016.

第四章　心系病证

第一节　心　悸

　　心悸是以自觉心中悸动，惊惕不安，甚则不能自主的一种疾病，临床一般多呈发作性，每因情绪波动或劳累过度而发作，且常伴胸闷、气短、失眠、健忘、眩晕、耳鸣等症。病情较轻者为惊悸，病情较重者为怔忡，可呈持续性。西医学中某些器质性或功能性疾病如冠心病、风湿性心脏病、高血压性心脏病、肺源性心脏病、各种心律失常，以及贫血、低钾血症、心脏神经官能症等以心悸为主症者，可参照本病证辨证论治。

【辨治思路】

　　李鲤教授认为，心悸的发生与人们所处的环境和生活方式密切相关。他认为心悸病性可分虚证、实证两大类。虚证多为气血阴阳亏虚，导致心气不足而心失所养。如《素问·平人气象论》云："……左乳之下，其动应衣，宗气泄也。"认为心悸的病机为宗气外泄。实证多为痰湿内阻或瘀阻血脉或复感外邪，致心血运行不畅或肺失清肃。临床多见虚实夹杂证。如唐容川《血证论·怔忡》曰："心中有痰者，痰入心中，阻其心气，是以心跳不安。"《素问·痹论》云："脉痹不已，复感于邪，内舍于心。""心痹者，脉不通，烦则

·109·

心下鼓。"情志致病因素方面，以惊扰心胆为主，如忽闻巨响，突见奇物或登高涉险，均可使心血亏虚，心失所养而见心悸怔忡。如《丹溪心法·惊悸怔忡》曰："人之所主者心，心之所养者血，心血一虚，神气不守，此惊悸之所肇端也。"《素问·举痛论》也指出："惊则心无所依，神无所归，虑无所定，故气乱矣。"

李老临证治疗心悸，重视脏腑之间的相互关系和气血失调、痰瘀阻滞在心悸中的致病机理，治疗上强调从心、脾（胃）论治，以寓补于消法为要点，重视心肾之间的相互关系，即水火既济和心阳源于肾阳等学说，采用补后天以养先天、温肾阳以补心阳等治法，同时也擅用中医病因学的整体观理念，注重"生物－心理－社会医学模式"，治心用药重视调肝和胃、调畅情志，使肝气畅达、脾健胃和，气机升降如常，阴平阳秘，则病渐康复。李老将中医辨证与西医辨病相结合，根据每种心律失常的病理基础、辨证分型及药物配伍特点进行组方，取得了满意疗效。胸阳不振，痰浊壅痹者，加瓜蒌、薤白以助化痰浊、温阳开痹之力；依据治气须治血及治血须治气之中医理论，心气虚者依据病情加太子参或红参或高丽参，血瘀者加丹参或三七；纳差者，加炒麦芽、炒谷芽、炒鸡内金以健胃消食；脘满者，加青皮、川厚朴、木香、枳壳，以疏肝理气，调和脾胃。李老认为，凡气虚血亏、心阳式微、心胆受惊等兼痰湿阻滞及心脉瘀阻所致的心律失常，均可从心脾（胃）入手，寓补于消，除壅滞，开化源，如此不补气而气渐生，不补血而血渐长，不补心而心得奉，实为治病求本、标本兼治之法。李老治疗心悸辨病辨证相结合，同时结合中药现代药理研究进行治疗，具有调整气血阴阳、恢复脏腑功能、提高疗效、缩短疗程、预防复发、改善患者生活质量、能取得较好的远期疗效等作用。

【典型医案】

病例 1 岳某，女，62 岁。2013 年 11 月 20 日初诊。

[主诉]阵发性心慌、胸闷 5 年余，加重半月。

[病史]患者 5 年前无明显诱因出现阵发性心慌、胸闷，遇劳累或早饭后

易诱发，间断服用中西医药物（具体不详），偶有发作。半月前劳累后再发并加重，伴头晕，乏力倦怠。既往有高脂血症病史。

［现症］心慌、胸闷，头晕，面色㿠白，纳差，眠欠佳。舌暗红，舌体胖大，边有齿痕，苔白腻，脉沉细结代。

> 问题
>
> （1）患者遇劳或饭后易诱发，乏力倦怠，其原因是什么？
>
> （2）患者纳差，舌体胖大，边有齿痕，苔白腻，脉沉细结代，此为何证？
>
> （3）患者为何会出现头晕、面色㿠白、眠欠佳等症？
>
> （4）综合舌脉症，患者辨为何证？何为诸症之根？应用何种治法？

［治疗过程］

初诊方药：茯苓 30g，龙骨 30g，牡蛎 30g，太子参 20g，丹参 20g，甘松 20g，麦冬 15g，炒莱菔子 15g，焦山楂 15g，当归 15g，陈皮 10g，半夏 10g，连翘 10g，焦神曲 10g，五味子 10g，甘草 6g。14 剂，水煎服，日 1 剂，早晚分服。嘱患者畅情志，饮食有节，勿劳累。

二诊：12 月 4 日。服上方后患者阵发性心慌、胸闷发作次数较前减少，程度减轻，睡眠改善，纳食稍增。原方太子参、丹参用量加至 30g，当归加至 20g。30 剂，水煎服，日 1 剂，早晚分服。

三诊：2014 年 1 月 3 日。服二诊方 1 个月后，患者近 1 周心慌、胸闷未再发作，头晕、乏力明显减轻，面色㿠白，纳眠可。舌质暗红，舌体稍大，边有齿痕，苔白，脉沉细。复查心电图示早搏消失，心肌缺血性改变较前改善。继服二诊方巩固治疗 1 周。随访 3 个月未复发。

> 问题
>
> （5）初诊中选用的主方是什么？如何理解处方配伍？
>
> （6）二诊加大太子参、丹参、当归用量的用意是什么？

病例 2　王某，女，32 岁。2014 年 11 月 8 日初诊。

［主诉］心慌 1 月余。

［病史］患者 1 个月前无明显诱因出现心慌，劳累后加重。多处诊治效果欠佳。

［现症］心慌，劳累后加重，呼吸困难，语声低微，咽部有痰，恶风畏寒，胃脘部不适，不欲饮食，多食甘则吐，口渴，喜饮水，经期腰部发空感，易感冒，咳嗽，夜间足心发热，大便灼热。舌暗，边有齿痕，苔白腻，脉沉细数。

问题

（1）患者心慌，劳累后加重，呼吸困难，语声低微，其病机是什么？

（2）患者怕冷怕风，易感冒，咳嗽，胃脘部不适，不欲饮食，食甘多则吐，其病机是什么？

（3）患者咽部有痰，口渴，喜饮水，夜间足心发热，大便灼热，舌暗，苔白腻，其病机是什么？

（4）综合以上诸症，本案辨为何证？应用何种治法？

［治疗过程］

初诊方药：陈皮 12g，半夏 10g，茯苓 30g，炒莱菔子 10g，焦山楂 15g，焦建曲 15g，连翘 10g，柏子仁 20g，酸枣仁 20g，远志 10g，石菖蒲 20g，生龙骨 20g，生牡蛎 20g，当归 15g，炒白芍 20g，丹参 20g，甘草 6g，生姜 3 片，大枣 5 枚（擘）。7 剂，水煎服，日 1 剂，早晚分服。同时口服消痰通络丸（河南省中医院院内制剂，每瓶 60g）10 瓶，每日 3 次，每次 6g。

二诊：11 月 14 日。患者心慌稍好转，仍乏力，口渴口干，饮水后缓解，呼气有热感，易疲劳，怕冷怕风，大便黏，时有不成形。处方：陈皮 15g，半夏 12g，茯苓 30g，炒莱菔子 10g，焦山楂 15g，焦建曲 15g，连翘 12g，太子参 20g，麦冬 15g，五味子 15g，制远志 10g，石菖蒲 15g，当归 15g，白芍 20g，川芎 12g，黄芪 20g，白术 15g，郁金 20g，枳壳 10g，川厚朴 15g，木香 15g，青皮 20g，甘草 10g。7 剂，水煎服，日 1 剂，早晚分服。

三诊：12 月 13 日。服药后患者心慌症状改善，仍有腰部及后脚跟空落感，稍活动即觉乏力，自觉口中出热气感，大小便亦有热感，小便黄，易上火，平素怕冷，月经量少，腰酸，偶有血块。舌质红，边有齿痕，苔白，脉弦滑。守上方，加金银花 20g，蒲公英 20g，黄柏 10g，太子参 15g，麦冬 15g，五味子 15g。7 剂，水煎服，日 1 剂，早晚分服。

问题

（5）初诊中选用的主方是什么？如何理解处方配伍？

（6）二、三诊中方药调整的原因是什么？

病例 3 张某，女，68 岁。2013 年 12 月 21 日初诊。

［主诉］间断性心慌半年，加重伴头晕 1 月余。

［病史］患者半年前劳累后出现心慌，气短，不能平静，全身倦怠乏力，持续约 10 分钟，休息后缓解，未重视及正规诊治。1 个月前劳累后再次出现心慌，伴有头晕，无视物旋转、恶心呕吐。口服酒石酸美托洛尔片 12.5mg，2 次 / 日，效差。

［现症］神志清，精神差，心慌，头晕，全身倦怠乏力，纳食少，大便干，2～3 日一行，小便调。舌质淡，苔薄白，脉细弱。

问题

（1）患者全身倦怠乏力，饮食少，其病机是什么？

（2）患者心慌、头晕，大便干，脉细弱，此为何证？

（3）综合以上诸症，本案辨为何证？应用何种治法？此证可选择何方治疗？

［治疗过程］

初诊方药：陈皮 12g，茯苓 30g，炒莱菔子 12g，焦建曲 15g，炒山楂 15g，焦麦芽 20g，连翘 10g，生黄芪 20g，太子参 20g，麦冬 15g，五味子 15g，炒白芍 15g，川芎 12g，当归 20g，枸杞子 20g，甘草 10，生姜 3 片，大枣 5 枚。15 剂，水煎服，日 1 剂，早晚分服。

二诊：2014 年 1 月 8 日。患者心悸、头晕较前明显减轻，纳食较前增多，大便每日 1 次，质不干。舌质淡，苔薄白，脉细弱。处方：原方继服 15 剂，水煎服，日 1 剂，早晚分服。

三诊：1 月 23 日。患者心悸、头晕较前明显减轻，近几日不欲进食，大便每日 1 次，质不干。舌质淡，苔白腻，脉细弱。处方：守上方，加砂仁 12g。15 剂，水煎服，日 1 剂，早晚分服。

问题

（4）初诊中选用的主方是什么？如何理解处方配伍？

（5）三诊中加砂仁为何意？

【问题解析】

病例 1

（1）患者年过六旬，身体素虚，脾气不足，劳累易耗气，饭后脾需运化，脾气更虚，故患者遇劳或饭后易诱发，乏力倦怠。

（2）患者纳差，舌体胖大，边有齿痕，苔白腻，脉沉细结代，此为脾虚湿盛。

（3）患者头晕、胸闷、面色㿠白、失眠，此乃血虚、痰瘀阻络之证。患者脾虚运化无力，聚湿成痰，且气血化源不足，终致心神失养，发为心悸；痰瘀内阻，清阳不升，胸阳失展，则头晕、胸闷；心神失养，心神不宁，则失眠。

（4）本案乃心气不足，痰瘀互阻之证。病之根本在于脾，脾气虚弱则运化无力，表现为纳差、乏力倦怠；脾虚湿盛，聚湿成痰，痰瘀内阻，清阳不升，胸阳失展，则头晕、心悸、胸闷。李老认为，此时痰浊之来源，可以是脾失健运、水津不布而成，侵及心脏；也可以由心气亏虚，无力宣散痰湿，痰浊痹阻心脉而心悸。故治以益气养心、和中化痰、祛瘀通络之法。

（5）初诊中以保和丸合生脉饮为基础，加用当归、龙骨、牡蛎、生姜、大枣而成，此乃李老自拟方和中宁心汤。保和丸健脾胃、消痰积、资化源，生脉散补气益阴，宗气充足后继有源，则心、肺、肾之气均得补益；当归养血活血；龙骨、牡蛎潜镇安神；丹参养血活血；李老善用甘松配伍，因其"芳香，能开脾郁，少加入脾胃药中，甚醒脾气"（《本草纲目》），故加用甘松以开郁醒脾、镇静安神。化源足，痰瘀祛，正气复，心神得养，则心悸、怔忡自除。诸药配伍，共达益气养心、和中化痰、祛瘀通络之效。

（6）二诊，心悸改善，故守原方，加太子参、丹参用量至30g，当归量至20g，以增益气养血活血之功效。

病例 2

（1）患者心慌，劳累后加重，呼吸费力，语声低微，为心气虚的典型表现。

（2）此为肺脾气虚之象。患者脾气虚则运化失司，表现为不欲饮食，食甘多则吐；肺气虚则卫外不固，抵抗力较差，怕风，咳嗽，易感冒。《薛生白医案》载："脾为元气之本，赖谷气以生。肺为气化之源，而寄养于脾也。"

（3）此为痰瘀夹热之象。脾气虚弱，聚湿生痰，日久则痰湿生热，灼伤阴液则口渴，喜饮，大便灼热；舌暗为瘀血之象。

（4）本案为心气不足、痰瘀夹热证。"肺为主气之枢，脾为生气之源"，水谷精微之气与肺之清气可以生成宗气并积于胸中，宗气走息道助肺呼吸，而贯心脉助心行血。患者平素脾肺气虚，亦使心气不足，故治疗当以和中益气化痰、养心清热祛瘀之法。

（5）初诊中选方以保和丸合安神定志丸加减。方中运用保和丸加减以清热化痰，运脾化湿；以柏子仁、酸枣仁、当归、白芍、丹参等药养血安神；以龙骨、牡蛎、菖蒲、远志安神定志。

（6）二诊加生脉饮益气生津养心；枳壳、川厚朴、木香、青皮等理气化滞。三诊时患者自觉口中气热，二便不利，故加金银花、黄柏、蒲公英以增强清热利湿之功。

病例 3

（1）此为气虚之象。脾气虚表现为纳差，不欲饮食；气虚则全身倦怠乏力，劳则耗气，故患者多在活动后出现心慌、气短。

（2）大便干，脉细弱，此为阴液亏虚之证；患者又兼见心慌、头晕，此乃心血虚不能濡养之故；心血不足，不能上荣于脑，则见头晕；血气亏虚，则倦怠乏力。

（3）本案为心脾两虚证，故治疗上宜益气养血、营养心脾之法。本证可选归脾丸、生脉散、四君子汤合四物汤、十全大补汤等益气养血类方剂加减。

（4）初诊择保和丸合生脉散加减（和中宁心丸）。李老在保和丸的基础上，加用生脉散（人参、麦冬、五味子）、当归、龙骨、牡蛎、生姜、大枣，用以治疗心悸、怔忡等疾患。保和丸之意在于健脾和胃，消化吸收各种精微；生脉散补气益阴，使肺气有根，以推动血液运行，宗气充足后继有源，心气、肺气、肾气均得补益；当归养血活血；化源充足，痰瘀去，则正气复。加用四物汤中的炒白芍、川芎、当归以养血，而去掉了熟地黄，因其性质黏腻，有碍消化；加黄芪、枸杞子以益气养阴。

（5）患者服药后症状改善，此为辨证准确，但补虚不易急功，故二诊、三诊多守方，三诊中加用砂仁以取其醒脾开胃之效，一则健脾，二则防滋补之药有碍消化。

【学习小结】

李鲤教授认为，凡气虚血亏、心阳式微、心胆受惊等兼痰湿阻滞及心脉瘀阻所致的心悸，均可从心脾（胃）入手，以保和丸化裁，寓补于消，除壅滞，开化源，如此不补气而气渐生，不补血而血渐长，不补心而心得奉，实为治病求本、标本兼治之法。李老治疗心悸辨病辨证相结合，同时结合中药现代药理研究进行治疗，具有调整气血阴阳、恢复脏腑功能、提高疗效、缩短疗程、预防复发、改善患者生活质量、能取得较好的远期疗效等作用。

【课后拓展】

1. 查阅《伤寒杂病论》中有关"心下悸"的论述，学习心悸与心下悸的区别。

2. 查阅文献了解关于本病西医学研究进展。

3. 通过对本病的学习，写出学习心悟。

4.参考阅读：何华，李为民.李鲤教授从心脾（胃）论治心律失常的经验
［J］.中国中医药现代远程教育，2015，13（7）：21-23.

第二节　胸　痹

胸痹是指以胸部闷痛，甚则胸痛彻背，喘息不得卧为主要表现的一种疾病，轻者感觉胸闷，呼吸欠畅，重者则有胸痛，严重者心痛彻背，背痛彻心。本病相当于西医学所指的冠状动脉粥样硬化性心脏病（心绞痛、心肌梗死）。

【辨治思路】

李鲤教授认为，胸痹的主要病机为心脉痹阻，病位在心，涉及肝、脾、肾、肺等脏。心、肝、脾、肾、肺气血阴阳不足，心脉失养，不荣则痛；气滞、血瘀、寒凝、痰湿等痹阻心脉，不通则痛。胸痹的病机转化可因实致虚，亦可因虚致实。李老认为，胸痹应辨病情轻重：疼痛持续时间短暂，瞬息即逝者多轻；持续时间长，反复发作者多重；若持续数小时甚至数日不休者，常为重症或危候。疼痛遇劳而发，休息或服药后能缓解者为顺证；服药后难以缓解者常为危候。

李老临床重视脾胃学说，自拟保和丸化裁系列方培土益母汤治疗胸痹，疗效显著。有兼症者当以此化裁，多获良效。如心气不足，胸痛遇劳加剧者，加西洋参、炙甘草、黄芪等；阳虚，遇寒痛甚者，加制附子、淫羊藿等；胸闷明显者，加厚朴、枳实等。李老施治着重健运脾胃，在祛痰的同时，适时应用健脾益气法，以消生痰之源，痰化气行，则血亦行；瓜蒌薤白半夏汤来源于《金匮要略》，有行气解郁、通阳散结、祛痰宽胸的功效。另外，李老对胸痹患者，常嘱清淡饮食，避风寒，勿劳累，避免疾病复发。

【典型医案】

病例1　陈某，男，57岁。2013年10月2日初诊。

［主诉］阵发性心前区闷痛 1 月余。

［病史］患者 1 个月前开始出现心前区闷痛，呈阵发性，持续 3～5 分钟缓解，遇阴雨天易诱发，伴形体肥胖，痰多，气短，纳呆乏力，疼痛发作时含化速效救心丸可缓解。有高血压病史 6 年，长期服用施慧达，血压控制可。

［现症］心前区闷痛，呈阵发性，持续 3～5 分钟缓解，遇阴雨天易诱发，伴形体肥胖，痰多，气短，纳呆乏力。舌质暗，舌体胖大，苔厚腻，脉滑。

> 问题
>
> （1）患者纳呆乏力、舌体胖大、苔厚腻，其病机是什么？患者舌质暗有何意义？
>
> （2）滑脉主何病？本案患者脉滑是何证之象？患者胸痛为何在阴雨天加重？
>
> （3）综合以上诸症，患者辨为何证？应用何种治法？

［治疗过程］

初诊方药：陈皮 12g，半夏 10g，茯苓 30g，炒莱菔子 15g，焦山楂 12g，焦神曲 12g，薤白 12g，全瓜蒌 30g，桂枝 6g，丹参 30g，川芎 12g，白术 15g，枳实 10g，竹茹 12g。7 剂，水煎服，日 1 剂，取汁 600mL，分 3 次服。

二诊：10 月 9 日。服药 7 剂后，患者心前区闷痛发作次数明显减少，纳食增加，仍有进食后腹胀，多梦易醒。苔腻稍厚。守上方，加厚朴 15g，炒枣仁 30g。7 剂，水煎服，日 1 剂，水煎取汁 600mL，分 3 次服。

三诊：10 月 16 日。患者心前区闷痛未再发作，精神体力转佳，工作如常。守二诊方，配成散剂常服，巩固疗效。

> 问题
>
> （4）初诊处方选用的主方是什么？如何理解处方配伍？
>
> （5）二诊中为何加用厚朴、枣仁？

病案 2 雍某，女，46 岁。2014 年 9 月 1 日初诊。

［主诉］心慌胸闷、气短3年，加重2个月。

［病史］患者3年前无明显诱因出现心慌胸闷，呈发作性，约半月1次，劳累时明显，未予重视。近2个月来呈进行性加重，渐至数日1次。今特到我院门诊求治。

［现症］胸闷持续存在，稍活动即感心慌、气短，偶有胸痛，右侧手指、脚趾麻木，形体偏瘦，面黄无华，纳眠尚可，二便调，月经两月未至。舌质暗红，苔少而干，脉沉缓。

问题

（1）患者活动后症状加重的原因是什么？

（2）患者形体偏瘦、面色无华、舌质暗红、苔少而干，其原因是什么？如何理解？

（3）患者右侧手指、脚趾麻木，如何理解？

（4）综合以上诸症，患者辨为何证？应用何种治法？

［治疗过程］

初诊方药：陈皮12g，半夏12g，竹茹15g，茯苓30g，焦山楂15g，焦建曲15g，连翘12g，太子参20g，麦冬15g，五味子15g，青皮20g，郁金20g，丹参20g，檀香10g（后下），枳壳15g，鸡血藤20g，桑枝30g，葛根20g，天竺黄10g，甘草10g，生姜3片，大枣5枚。10剂，水煎服，日1剂，早晚分服。配合中成药参琥胶囊（河南省中医院院内制剂）口服。

二诊：9月12日。患者胸闷、心慌、气短减轻，手指、足趾麻木减轻，白带色黄、有异味，纳可，近日睡眠欠佳，二便调，面色较前红润。舌质暗红，苔少而干，脉沉细缓。守上方，加茜草20g，芡实20g，黄柏12g，车前子20g（另包），炒白术15g，磁石10g。10剂，水煎服，日1剂，早晚分服。

问题

（5）初诊处方选用的主方是什么？如何理解处方配伍？

（6）如何理解二诊中药物化裁？

病例 3 刘某，男，63 岁。2013 年 10 月 22 日初诊。

［主诉］阵发性心前区憋闷疼痛 3 天。

［病史］患者 3 天前与家人生气后出现阵发性心前区憋闷疼痛不适，伴心慌、咽下至腹脐上灼热疼痛，胁肋部胀满不适，纳差，眠可，二便调。含服速效救心丸后可缓解疼痛。

［现症］阵发性心前区憋闷疼痛不适，心慌，咽下至腹脐上灼热疼痛，胁肋部胀满不适，纳差，眠可，二便调。舌质暗红，舌尖红，苔黄，右脉沉滑，左脉沉弦滑。

> 问题
>
> （1）患者与家人生气后出现胁肋部胀满不适，其原因是什么？
>
> （2）舌质暗红，舌尖红，苔黄，右脉沉滑，左脉沉弦滑，此为何证？
>
> （3）综合以上诸症，本案辨为何证？应用何种治法？

［治疗过程］

初诊方药：太子参 20g，麦冬 15g，五味子 15g，丹参 20g，当归 15g，川芎 12g，茯苓 20g，全瓜蒌 20g，薤白 20g，炒莱菔子 10g，陈皮 12g，焦山楂 15g，连翘 10g，青皮 20g，郁金 20g，焦神曲 12g，半夏 10g，甘草 6g，生姜 3 片，大枣 5 枚。7 剂，水煎服，日 1 剂，早晚分服。嘱忌食肥甘厚味，畅情志，勿劳累。

二诊：11 月 3 日。服上方后，患者心前区憋闷疼痛不适、心慌好转，咽下至腹脐部灼热疼痛感消失。舌质淡红，苔薄白腻，脉沉弦滑。守上方，加砂仁 10g，厚朴 12g。7 剂，水煎服，日 1 剂，早晚分服。

三诊：11 月 24 日。服药后患者基本痊愈，心慌消失。舌质深红，苔白黄厚腻，脉沉弦滑。求巩固，二诊方 7 剂，水煎服，日 1 剂，早晚分服。

> 问题
>
> （4）初诊处方选用的主方是什么？如何理解处方配伍？
>
> （5）二诊方中为何加用砂仁、厚朴？

病例 4　张某，男，63 岁。2014 年 6 月 25 日初诊。

［主诉］发作性胸部刺痛 1 月余。

［病史］患者 1 个月前无明显诱因出现发作性胸部刺痛，住院治疗好转后出院，仍时有心悸不适，劳累时加重，偶有胸闷气短。

［现症］发作性胸痛，心慌胸闷、气短，劳累后加重，乏力，纳可，眠差，大便常干结，小便正常。舌淡暗，边有齿痕，苔白，微黄，脉沉取无力。

> 问题
>
> （1）患者胸闷、气短，劳后加重，乏力，此为何证？
>
> （2）患者胸部刺痛，舌淡暗，此为何证？
>
> （3）综合以上诸症，本案辨为何证？应用何种治法？

［治疗过程］

初诊方药：陈皮 15g，半夏 12g，茯苓 30g，炒莱菔子 12g，连翘 10g，川楝子 12g，焦山楂 15g，焦建曲 15g，延胡索 10g，青皮 20g，郁金 20g，丹参 20g，川芎 12g，黄芪 20g，太子参 20g，鸡内金 20g，焦麦芽 20g，当归 12g，白芍 20g，甘草 10g。10 剂，水煎服，日 1 剂，早晚分服。

二诊：7 月 4 日。服药后，患者胸部刺痛有所缓解，疼痛不明显，睡眠较前好转，能够入睡，偶有自汗。现睡眠时间较短，每晚 4～5 小时，纳食可，大便次数稍多，质软，小便正常。守上方，加生龙牡各 20g。15 剂，水煎服，日 1 剂，早晚分服。

以二诊方随症加减治疗 2 个月，患者已觉心胸畅快，服药期间未有发作。嘱畅情志，慎起居，清淡饮食。

> 问题
>
> （4）初诊处方选用的主方是什么？如何理解处方配伍？
>
> （5）二诊中为何加用龙骨、牡蛎？

病例 5　张某，女，71 岁。2014 年 4 月 7 日初诊。

［主诉］发作性心前区疼痛 1 年。

［病史］1年前患者走路时出现心前区疼痛，呈压榨性，疼痛持续约5分钟后缓解，胸闷、气短，之后上述症状又反复发作5次，每次发作形式及持续时间与之前相似，多在活动时发作，含服速效救心丸后迅速缓解。既往高血压病史5年。

［现症］发作性心前区疼痛，活动后尤甚，精神差，肢体困重，痰多，大便溏，小便正常。舌质暗，舌体大，苔白，脉弦滑。

> 问题
>
> （1）肢体困重，痰多，大便溏，此为何证？
>
> （2）舌体大，苔白，脉弦滑，此为何证？
>
> （3）综合以上诸症，本案辨为何证？应用何种治法？

［治疗过程］

初诊方药：瓜蒌15g，薤白20g，半夏12g，淫羊藿15g，丹参30g，陈皮12g，竹茹15g，茯苓30g，炒莱菔子12g，焦建曲15g，炒山楂15g，焦麦芽20g，连翘10g，炒鸡内金20g，甘草10g，生姜3片，大枣5枚。7剂，水煎服，日1剂，早晚分服。

二诊：4月14日。患者胸闷、气短等症减轻，纳食较前增多，大便偏稀，2～3次/日。舌质暗，舌体大，苔白，脉弦滑。原方去炒莱菔子。10剂，水煎服，日1剂，早晚分服。

三诊：4月25日。患者胸闷、气短等症减轻，纳食较前增多，大便每日1次，成形。舌暗，舌体大，苔白，脉弦滑。处方：守二诊方，继服10剂，水煎服，日1剂，早晚分服。

> 问题
>
> （4）初诊处方选用的主方是什么？如何理解处方配伍？
>
> （5）二诊中为何去炒莱菔子？

【问题解析】

病例 1

（1）患者纳呆乏力，舌体胖大，苔厚腻，此为脾虚湿盛，日久则聚湿生痰；患者体型肥胖，胖人多痰。舌质暗为血瘀之象，痰浊阻络所致。

（2）滑脉多见于痰湿、食积和实热等病证，亦是青壮年的常脉、妇女的孕脉。本案患者滑脉为痰湿之故。阴雨天与痰浊均属阴，二阴合邪，故胸部闷痛，遇阴雨天易诱发。

（3）本案为痰浊痹阻证。痰浊痹阻经脉，"不通则痛"，发为胸痹，而痰浊之根在于患者脾胃虚弱，运化无力而湿盛，日久聚湿生痰，故脾胃虚弱为其致病之根本；治疗上当以健脾化痰为主，兼以宽胸散结之法，当为奏效。

（4）初诊为保和丸合瓜蒌薤白半夏汤（培土益母汤）化裁。培土益母汤为李老自拟方，以保和丸加丹参、川芎、薤白、全瓜蒌、桂枝组成，即保和丸合瓜蒌薤白半夏汤，再加丹参、川芎、桂枝。保和丸健脾化痰，李老施治着重健运脾胃，在祛痰的同时，适时应用健脾益气法，以消生痰之源，痰化气行，则血亦行；瓜蒌薤白半夏汤来源于《金匮要略》，有行气解郁、通阳散结、祛痰宽胸的功效。

（5）二诊时患者症状明显减轻，进食后腹胀，加用厚朴以宽中行气；多梦易醒，加炒枣仁以养心安神。

病例 2

（1）患者活动后症状加重，因为劳则耗气，患者自身气虚，劳累后气更虚，症状加重。

（2）此为血虚之象，血液由水谷精微所化生，含有人体所需的丰富营养物质，血在脉中循行，内至五脏六腑，外达皮肉筋骨，不断地对全身各脏腑组织器官起着濡养和滋润作用，以维持各脏腑组织器官发挥生理功能，保证人体生命活动的正常进行。若血量亏少，濡养功能减弱，则可能表现为面色萎黄，肌肉瘦削，肌肤干涩，毛发不荣。所以，患者形体偏瘦、面色无华。血虚则在脉中运行不畅，发为瘀血，故舌苔暗红。

（3）血虚、血瘀则无力濡养四肢，故患者手指、脚趾发麻。

（4）本案为气血两虚兼血瘀证，治疗当以健脾益气养血、活血祛瘀通络为主。

（5）择方以保和丸合生脉散加减。脾胃为后天之本，为气血生化之源，脾胃健则气血足。保和丸消食化滞，理气和胃；生脉饮益气养阴；佐以理气活血通络之品青皮、郁金、丹参、檀香、枳壳、鸡血藤。则诸药配伍，共达健脾理气、活血通络之效。

（6）二诊时症状减轻，故守方，患者出现白带黄、异味，此为湿浊下注，加用黄柏、车前子、炒白术以清热利湿，加用磁石以镇静安神。

病例 3

（1）患者与家人生气后易导致肝郁气滞，气机阻滞不通，不通则痛，故出现胁肋部胀满不适。

（2）舌质暗红，舌尖红，苔黄，右脉沉滑，左脉沉弦滑，此为痰浊痹阻兼有血瘀之象。

（3）结合舌脉症，患者诊断为气郁血瘀、痰浊闭阻。李老认为心属火，脾属土，据五行生克乘侮规律，火生土，土为心之子，心为土之母，脾气健旺，气血充足，使心有所主，故健脾可以养心。脾胃虚弱，运化无力，水湿内生，聚湿生痰，痰浊盘踞，胸阳失展，气机痹阻，痹阻心脉而致胸痹。舌尖红，苔黄，舌质暗红，右脉沉滑，左脉沉弦滑，为脾虚痰盛，蕴而化热之证；舌质暗红为痰浊阻络所致。治法：健运脾胃，温阳宣痹，活血化瘀。

（4）李鲤保和丸化裁方（培土益母汤）合生脉饮加减。培土益母汤由丹参、川芎、茯苓、全瓜蒌、薤白、炒莱菔子、陈皮、焦山楂、连翘、焦神曲、半夏、淫羊藿组成。方以保和丸调理脾胃而消痰；加全瓜蒌、薤白化痰通阳开痹；丹参、川芎化瘀通络；又加青皮、郁金以行气化瘀，清心解郁。

（5）二诊患者舌质淡红，苔薄白腻，脉沉弦滑，说明湿邪仍盛，故加厚朴、砂仁温化中焦，寒湿化，阴霾除，中焦畅，心阳通，则诸症自除。

病例 4

（1）此为气虚之证。气虚不足以息，则胸闷气短，动者耗气更甚，故动者加重。

（2）此为血瘀之象。瘀血为患，气血运行受阻，不通则痛，故有刺痛，部位固定；脉络瘀阻，气血运行不畅，则舌淡暗。

（3）结合舌脉症，患者诊断为气虚无力、痰瘀阻络型胸痹。治法：化瘀消痰，益气扶正。

（4）保和丸合当归芍药散加减。用保和丸祛痰健脾；用当归、丹参、郁金化瘀通脉，川楝子、青皮调畅气机，黄芪、太子参益气养血，延胡索、川芎活血止痛。李老施治注重顾护脾胃，多用保和丸消痰、去滞、和胃，强调调护后天脾胃，以助气血生化，推陈致新。临床用之，屡获良效。

（5）二诊患者症状缓解，偶有自汗，夜寐差，加用生龙牡，既能收敛止汗，又有镇静安神之效。

病例 5

（1）此为脾气虚弱、痰湿内盛之证。脾气虚弱则大便稀溏，脾气运化无力则痰湿内盛，表现为肢体困重、痰多。

（2）舌体大，苔白，脉弦滑，此为痰湿之象。

（3）结合舌脉症，患者诊断为痰浊壅塞证。治宜通阳泄浊、豁痰开结为法。

（4）瓜蒌薤白半夏汤合保和丸加减。方中瓜蒌、薤白温阳开痹，丹参活血化瘀，淫羊藿补肾温阳，保和丸开化源而消痰。李老又将该方命名为培土益母汤，用于治疗胸痹（包括缺血性心脏病）等心脏疾患。若心气虚，胸痛遇劳加剧者，加红参、炙甘草、黄芪；阳虚，遇寒痛甚者，加制附子、桂枝；血瘀甚，加三七参、地鳖虫。

（5）患者大便偏稀，2～3 次 / 日，而莱菔子为种子类药物，有滑肠作用，故去之。

【学习小结】

李鲤教授认为，胸痹的主要病机为心脉痹阻，病位在心，涉及肝、脾、肾、肺等脏。临床上善用自拟保和丸化裁系列方培土益母汤治疗胸痹，疗效显著。另外，对于胸痹患者，李老常嘱其清淡饮食，避风寒，勿劳累，避免疾病复发。

【课后拓展】

1. 理解《金匮要略》中"瓜蒌薤白半夏汤"的方义。

2. 查阅文献了解关于本病西医学研究进展。

3. 通过对本病的学习，写出学习心悟。

4. 参考阅读：

（1）何华，李为民．李鲤学术思想与临证经验［M］．北京：人民军医出版社，2015.

（2）常学辉，张良芝，何华．李鲤医案实录［M］．郑州：河南科学技术出版社，2016.

第五章 脾胃系病证

第一节 胃 痛

胃痛，又称胃脘痛，是以上腹胃脘部近心窝处疼痛为主症的疾病。本病相当于西医学中的急性胃炎、慢性胃炎、胃溃疡、十二指肠溃疡、功能性消化不良、胃黏膜脱垂等病以上腹部疼痛为主要症状者。

【辨治思路】

李鲤教授认为，当今和平年代，人民生活安稳，饮食肥甘厚味较前明显增多，行业竞争激烈，生活节奏较快，焦虑郁怒时生，交通工具改善使活动减少，故痰浊、水湿、积滞增多。六腑以通为用，胆、胃同属六腑，以通降下行为顺。胃属中焦，喜润恶燥，但胃湿内盛，则胃阳被遏，升降失司；湿热内蕴，则胃内络脉被伤，湿热之邪伤及胃络，故见疼痛烦满。胃气以降为顺，嗜食辛辣或饮酒厚味，或过食生冷瓜果，致胃失和降，升降失调，气机壅滞。

李老临床上治疗胃痛主张运用和胃法，寓补于消，渐消缓散体内瘀积的多种积滞，善用保和丸化裁治疗多种脾胃系疾患。正如当代著名中医学家焦树德教授对保和丸的评价："此方妙在加入连翘一味，该药微苦性凉，具有升浮宣散、清热散结之力，在大队消食导滞、和中降气之品中加入连翘，不但能清郁热、散滞结，而且用其升浮宣透之力，以防消降太过，使全方有升有降，有消有散，有温有凉，有化有导，呈现出一派活泼生机。再者本品善理肝气，既能疏散肝气之郁，又能苦平肝气之盛。在脾胃积滞，中运不健之机，加入平肝疏郁之品，更能防肝来乘。"因此李老运用保和丸化裁治疗急慢性胃炎、萎缩性胃炎、溃疡病、胆汁反流性胃炎等胃系疾病，均取得显著疗效。他还告诫我们使用该方时要本着异中有同、同中有异的原则，随症加减；但要谨守病机，认准脉证，辨证准确，方可得心应手。

李老认为，胃痛的药物治疗固属重要，但养生、情志、饮食等调摄亦不能忽视。因此，平素应加强活动，增强体质，以适应寒暖之变。调节情志，恬淡虚无，以适应七情之扰；尤应饮食有节，定时定量，多方配合，以调畅气机，健运脾胃，方能预防复发。

【典型医案】

案例1 赵某，女，41岁。2013年10月12日初诊。

[主诉] 胃脘部疼痛反复发作2年，再发加重1周。

[病史] 患者2年前无明显诱因出现发作性胃脘部疼痛，1周前因嗜食辛辣食物疼痛再发并加重，服用泮托拉唑等保护胃药物后效果欠佳。

[现症] 发作性胃脘部疼痛，胃脘胀满，嘈杂反酸，口干苦，不欲饮，纳差，二便尚调。舌质红，苔黄厚，脉沉弦滑。

问题

（1）患者舌红，苔黄厚，脉沉弦滑，所主何证？

（2）患者为何会出现口干不欲饮？

（3）综合以上诸症，本案辨为何证？应用何种治法？

[治疗过程]

初诊方药：陈皮10g，半夏12g，茯苓30g，炒莱菔子15g，焦山楂10g，焦神曲15g，连翘10g，川楝子12g，醋延胡索15g，川贝母12g，海螵蛸30g，煅瓦楞子30g，厚朴15g，枳壳12g，甘草6g，生姜3片，大枣5枚

（擘）。14 剂，水煎服，日 1 剂，早晚分服。嘱其忌食辛辣刺激及肥甘厚味，饥饱适宜，勿劳累，畅情志。

二诊：10 月 26 日。患者胃脘胀满疼痛、反酸有所减轻，仍口干苦，纳差。舌质红，苔黄厚，脉沉弦滑。原方中加黄连 6g，吴茱萸 10g，炒麦芽 20g，炒鸡内金 20g。14 剂，水煎服，日 1 剂，早晚分服。

三诊：11 月 10 日。患者胃脘疼痛偶有发作，嘈杂反酸、口干苦明显减轻，纳食增加。舌偏红，苔厚微黄，脉沉弦滑。效不更方，守二诊方治疗 2 周，诸症消失，病告痊愈。

问题

（4）初诊处方选用的主方是什么？如何理解处方配伍？

（5）二诊中加用黄连、吴茱萸、炒麦芽、炒鸡内金，有何意义？

案例 2 王某，男，48 岁。2013 年 10 月 25 日初诊。

［主诉］胃脘部胀痛 8 月余。

［病史］8 个月前患者无明显诱因出现胃脘部胀痛，夜间疼痛为甚，喜按，进食后觉胃中舒服。平素偶有头晕、头昏沉。患者近 2 年来体重逐渐下降。

［现症］胃脘部胀痛，夜间疼痛为甚，喜按，进食后觉胃中舒服，不欲饮食，咽喉疼痛，双腿酸胀，大便不成形，小便可。舌质深红，苔黄厚腻，脉沉弦。

问题

（1）患者胃脘部胀痛，此为何证？

（2）患者舌质深红，苔黄厚腻，此为何证？

（3）综合以上诸症，患者辨为何证？应用何种治法？

［治疗过程］

初诊方药：黄连 10g，陈皮 12g，半夏 10g，茯苓 30g，焦山楂 15g，焦神曲 12g，连翘 10g，川厚朴 10g，当归 15g，炒枳壳 12g，制香附 10g，木香 10g，焦大白 10g，炒鸡内金 10g，白芍 20g，炒莱菔子 10g，甘草 10g，生姜

3片，大枣5枚（擘）。7剂，水煎服，日1剂，早晚分服。嘱其忌食辛辣刺激及肥甘厚味，饥饱适宜，勿劳累，畅情志。

二诊：11月5日。患者胃脘胀痛明显减轻，排气较多，大便不成形，仍头部昏沉，近日觉喉间有热气上冲。舌质深红，苔黄厚，脉弦滑。在原方基础上加太子参20g，远志10g，石菖蒲20g。7剂，水煎服，日1剂，早晚分服。

三诊：11月15日。患者胃脘胀痛消失，排气较多，纳食增加，大便仍时有不成形，头部昏沉减轻，喉间热气上冲感消失。舌质深红，苔黄白相间略厚，脉沉弦。守二诊方，加白术15g。10剂，继续巩固疗效。

> 问题
>
> （4）初诊处方选用的主方是什么？如何理解处方配伍？
>
> （5）二诊为何加用太子参、远志、石菖蒲？
>
> （6）三诊中加用白术有何意义？

病例3 韩某，男，51岁。2011年5月4日初诊。

［主诉］胃脘隐隐灼痛不适3月余。

［病史］患者3个月前因生意应酬及饮酒偏多，饥饱失宜，饮食不节，后渐发脘腹痞闷不舒，空腹后胃脘隐隐灼痛加重。平素饥不欲食，纳少。

［现症］空腹后胃脘隐隐灼痛加重，饥不欲食，脘腹痞闷不舒，纳少，口苦、口干咽燥，口渴不喜饮水，身困乏力，眠差，入睡困难，大便干、小便黄。舌尖红，舌暗红，舌苔少、干燥乏津，脉沉细弦。

> 问题
>
> （1）患者饥不欲食，纳差，其原因是什么？
>
> （2）口苦，口干咽燥，口渴不喜饮水，身困乏力，此为何证？
>
> （3）患者舌苔少、干燥乏津，其原因是什么？
>
> （4）综合以上诸症，患者辨为何证？应用何种治法？

［治疗过程］

初诊方药：太子参15g，沙参10g，石斛15g，天冬15g，陈皮10g，竹茹

10g，茯苓 20g，莱菔子 15g，山楂 15g，建曲 12g，连翘 12g，枳壳 15g，白花蛇舌草 30g，甘草 10g。7 剂，水煎服，每日 1 剂，早晚分服。

二诊：5 月 11 日。患者胃脘隐痛灼热缓解，脘腹痞闷减轻，纳食增加，小便调，眠增。舌暗红，舌苔少津，脉沉细弦。效不更方，守上方，加丹参 20g。15 剂，水煎服，每日 1 剂，早晚分服。

三诊：5 月 26 日。患者胃脘隐痛灼热偶发，体力增加，已有饥饿感。舌淡红，苔转润，脉沉弦。仍守本方，太子参用至 20g，石斛用至 20g，加当归 15g，枸杞子 15g。用本方调理 1 月余，复查胃镜示：慢性浅表性胃炎；病理诊断：腺体肠上皮化生（－）。嘱其服用保和丸，以巩固疗效。

问题

（5）初诊中处方选用的主方是什么？如何理解处方配伍？

（6）如何理解二、三诊中用药调整？

病例 4　毛某，男，70 岁。2013 年 10 月 5 日初诊。

［主诉］发作性胃脘部胀痛 2 月余。

［病史］患者 2 个月前饱餐后出现发作性胃脘部胀痛，伴有呃逆、嗳气，咽部无阻噎感，空腹无烧心，纳稍差，食多则胃脘部不适，乏力，入睡难，大便不成形，日行 5～6 次，小便正常。既往有慢性浅表性胃炎病史 10 年余。

［现症］发作性胃脘部胀痛，呃逆，嗳气，纳稍差，食多则胃脘部不适，乏力，入睡难，大便不成形，日行 5～6 次，小便正常。舌质红，苔黄稍厚腻，脉沉弦滑有力。

问题

（1）患者为何出现纳差，食多则胃脘部不适，乏力，大便不成形，日行 5～6 次？

（2）患者呃逆、嗳气，此为何证？舌红，苔黄稍厚腻，此为何证？

（3）综合以上诸症，本案辨为何证？应用何种治法？

［治疗过程］

初诊方药：陈皮 10g，半夏 10g，茯苓 20g，炒莱菔子 10g，焦山楂 15g，焦神曲 12g，连翘 10g，炒枳壳 12g，川厚朴 10g，广木香 10g，当归 15g，炒白芍 15g，葛根 15g，川黄连 6g，黄芩 15，甘草 10g，赤石脂 20g，禹余粮 20g，炒白术 15g，生姜 3 片，大枣 5 枚（擘）。10 剂，水煎服，日 1 剂，分 2 次服。嘱其忌食辛辣刺激及肥甘厚味，饥饱适宜，勿劳累，畅情志。

二诊：10 月 15 日。服上方后患者胃脘不再疼痛，大便基本成形，余症减轻，仍觉身上软而无力。舌淡红，苔薄黄，脉弦。原方中加太子参 20g，麦冬 10g，五味子 15g。7 剂，水煎服，日 1 剂，早晚分服。

> 问题
>
> （4）初诊处方选用的主方是什么？如何理解处方配伍？
>
> （5）二诊中为何加用太子参、麦冬、五味子？

案例 5　周某，男，38 岁。2014 年 9 月 1 日初诊。

［主诉］胃痛 2 月余。

［病史］患者 2 个月前无明显诱因出现胃脘部疼痛，饥饿时加重，食后减轻，胃脘堵塞感，时轻时重，未予治疗。既往乙肝、抑郁症、浅表性胃炎病史，服用有抗抑郁药物。

［现症］胃脘部疼痛，堵塞感，嗳气则痛舒，纳差，头晕，头痛，喜长叹息，大便排出不通畅，2～3 次/日，小便可。舌暗红，舌体厚，苔白，脉沉弦。

> 问题
>
> （1）患者乙肝、抑郁症病史多年，应首先考虑哪个脏腑的疾病？
>
> （2）患者喜长叹息，胃脘部疼痛，堵塞感，嗳气则痛舒，其原因是什么？
>
> （3）患者纳差，大便排出不畅，2～3 次/日，其原因是什么？

（4）综合以上诸症，本案辨为何证？应用何种治法？此证可选择何方配伍治疗？

[治疗过程]

初诊方药：陈皮 15g，半夏 12g，竹茹 15g，茯苓 30g，炒莱菔子 12g，焦山楂 20g，焦建曲 15g，连翘 12g，青皮 20g，郁金 20g，厚朴 15g，枳壳 15g，木香 15g，炒鸡内金 20g，焦麦芽 20g，丹参 20g，赤芍 15g，三七粉 6g（冲服），海螵蛸 20g，川贝母 10g，瓦楞子 20g，太子参 15g，麦冬 15g，五味子 15g，甘草 10g。15 剂，水煎服，日 1 剂，早晚分服。

二诊：9 月 16 日。服上药后，患者胃脘部堵塞感基本消失，胃痛偶发，时胀满，饮食增加，大便通畅。守原方，7 剂，水煎服，日 1 剂，早晚分服。嘱避风寒，畅情志。

问题

（5）初诊处方选用的主方是什么？如何理解处方配伍？

病例 6 郭某，男，37 岁。2014 年 1 月 27 日初诊。

[主诉]胃脘部疼痛 2 年余。

[病史]患者 2 年前开始出现胃脘部疼痛，纳食前后均疼痛，无反酸烧心，偶有呃逆，纳、眠差，小便黄，大便干结如羊屎，日 1 次，多吃蔬菜后大便干结稍微改善。

[现症]胃脘部疼痛，纳食前后均疼痛，无反酸烧心，偶有呃逆，纳、眠差，小便黄，大便干结如羊屎。舌体胖厚大，舌暗红，苔黄腻，舌下脉络瘀点，脉沉弦细。

问题

（1）患者大便干结如羊屎，考虑可能因何引起？患者黄腻苔，所主何病？患者舌暗红，舌下脉络瘀点，其原因是什么？

（2）综合以上诸症，患者辨为何证？应用何种治法？

［治疗过程］

初诊方药：陈皮 15g，半夏 12g，竹茹 15g，炒莱菔子 15g，焦山楂 15g，焦建曲 15g，茯苓 30g，连翘 15g，川楝子 12g，醋延胡索 15g，川黄连 10g，砂仁 10g，生薏苡仁 30g，海螵蛸 20g，煅瓦楞子 20g，川贝母 10g，鸡内金 10g，炒麦芽 20g，稻芽 20g，枳壳 10g，川厚朴 10g，木香 10g，当归 15g，白及 10g，甘草 10g，生姜 3 片，大枣 5 枚。8 剂，水煎服，日 1 剂，取汁 600mL，分 3 次服下。

二诊：2 月 7 日。患者胃脘部疼痛减轻，隐痛，呃逆，纳食一般，眠浅易醒，小便黄数，大便正常。苔厚减轻，仍黄中微腻，右脉沉弦滑有力，左脉沉弦滑。守上方，半夏用至 15g，广木香用至 12g，白及用至 12g，海螵蛸用至 22g，加紫苏 15g。10 剂，日 1 剂，水煎 600mL，分 3 次温服。

问题
（3）初诊处方选用的主方是什么？如何理解处方配伍？
（4）二诊用药调整的用意是什么？

【问题解析】

病案 1

（1）患者舌红、苔黄厚、脉沉弦滑，此为湿热之象。

（2）患者舌红，体内有热，热邪耗伤阴液，故口干渴；而患者苔厚、脉滑，此为痰湿之象，虽有热邪伤阴，但阴液耗伤不是太过，故患者并不欲饮水。

（3）患者胃脘胀满、嘈杂反酸、口干苦、不欲饮、纳差等症状，加之舌质红、苔黄厚、脉沉弦滑，可辨证为湿热中阻，脾胃失运之胃痛。主要是由于饮食不节，嗜食辛辣，损伤脾胃，运化失职，致湿热中阻，胃络受伤，胃气失和，而发为本病。湿热中阻，脾胃失运，升降失常，则胃脘胀满，纳差，口干苦，不欲饮；舌质红，苔黄厚，脉沉弦滑为湿热内阻之证。故治宜健运脾胃、清热化湿之法。

（4）初诊拟和中敛疡止痛汤，是李老自拟方，由保和丸加川楝子、醋延胡索、川贝母、海螵蛸、瓦楞子、甘草组成。方中二陈汤和中祛湿，连翘味苦微寒，以清热解毒，消肿疗疡；瓦楞子、乌贝散制酸，收敛止血；金铃子散清热利湿，理气止痛；加厚朴、枳壳宽中理气。全方共奏清热祛湿、敛疡止痛之功。

（5）二诊患者证乃湿热中阻、运化失职所致，加黄连、吴茱萸以辛开苦降，清泄郁热；加炒麦芽、炒鸡内金以健胃消食。

病案 2

（1）患者胃脘部胀痛，考虑为各种因素导致胃肠气滞，气滞不通，不通则痛。

（2）患者苔黄，此为有热，苔亦厚腻，此为湿邪困脾，故为湿热之证。

（3）综合以上诸症，患者辨证为湿热内蕴，胃肠气滞。患者胃脘部胀痛，并于夜间较重，是胃肠气滞的表现；舌质深红，苔黄厚腻，脉沉弦，头部昏沉感，为湿热内阻，上蒙清窍之证。脾胃为水谷精微化生之源，气滞于脾胃，导致脾胃运化失常，水谷精微不能滋养四肢，筋骨肌肉得不到濡养，则体重逐渐下降；气滞于胃肠，不通则痛，出现胃脘部胀痛症状。故治疗当以清热利湿、消食导滞、理气止痛为主。

（4）和中消胀汤加减。和中消胀汤系李鲤教授保和丸加减之系列经验方，由保和丸加川厚朴、炒枳壳、木香、焦槟榔、炒鸡内金等组成。方中以保和丸健脾胃，化痰湿，消积滞，调理脾胃功能，促使水谷精微运化正常，同时药效也得以充分吸收，以发挥更好的疗效；川厚朴、木香、炒枳壳宽中理气；焦槟榔、炒鸡内金消食导滞；大枣、炙甘草健脾和中。全方可使化源充足、正气得复、精血得生、瘀结得除，而疼痛自可消失。

（5）二诊患者服上方后胃脘胀痛明显减轻，但大便仍不成形，考虑患者方药对症，病情渐好，可守原方慢慢调理；头部昏沉无明显改善，为痰湿上扰所致，稍加远志祛痰开窍，石菖蒲化湿开胃、开窍豁痰、醒神益智；近日觉喉间有热气上冲，为胃阴虚表现，加太子参益气生津。

（6）三诊诸症好转，唯大便仍时有不成形，加白术以健脾和胃，燥湿和中。

病例 3

（1）此为胃阴亏虚证。胃阴不足，虚火内扰，则有饥饿感；阴虚失润，胃之腐熟功能减退，故不欲食。另外，蛔虫内扰，亦可见饥不欲食的症状。

（2）患者口苦、咽干口燥、口渴不喜饮水，且身困乏力，此为肝胃郁热证。

（3）患者舌苔少、干燥乏津，此为阴液亏虚之象。患者湿热内蕴，耗伤阴液。

（4）结合舌脉症，患者诊断为肝胃郁热，气阴两虚，中焦失和。胃主受纳腐熟水谷，喜润而恶燥，其气以下行为顺。若胃病久延不愈，平素嗜食辛辣之物，并饮酒伤肝，久则肝胃郁热，每致胃阴耗损，虚热内生。胃阴不足，络脉失养，则胃脘隐隐灼痛不适；李老认为，胃阴不足导致胃窦近幽门处黏膜纠集、粗糙，影响水谷之受纳腐熟，则饥而不欲食；胃阴亏虚，津液不足，上不能滋润口腔则口干，下不能濡润大肠则便结；胃失濡润，气机上逆，则见干呕、呃逆。故治以益气养阴，清泄郁热，和中健脾。

（5）初诊处方以保和丸合沙参麦冬汤化裁。太子参、沙参、天冬、麦冬、石斛益气养阴，生津润燥，顾护胃气，濡养胃之络膜；保和丸和中健脾助运，调和中焦；其中半夏易竹茹，和中清热养胃以助运化；重用枳壳疏理气滞，使幽门启闭复常；加用郁金疏肝利胆，以助运化；白花蛇舌草清热解毒、消痛散结，现代药理研究证明其能增强人体免疫力。全方共奏益气养阴、养血疏络、和中理脾之功，胃气旺盛则正复邪却。

（6）二诊佐以枸杞子、太子参以养肾气，因胃为多气多血之腑；用丹参、当归活血补血，以养胃之络膜。

病案 4

（1）患者脾胃虚弱，脾虚运化无力，胃虚受纳失常，则见纳差，食多，胃脘部不适；脾主四肢肌肉，脾气亏虚，则见乏力；脾虚湿邪留滞，肠道传导失司，则见大便不成形，日行 5～6 次。

（2）患者呃逆、嗳气，此为胃气上逆所致；舌红，苔黄稍厚腻，此为湿热内蕴证。

（3）结合舌脉症，患者诊断为中焦失和、升降失职、湿热内蕴、气滞血瘀证。患者有慢性胃炎病史，由于饮食不节，导致中焦脾胃运化失司，气机升降失职，湿热内蕴，损伤胃络，渐成溃疡。湿热内蕴，熏蒸脉络，进而导致血瘀气滞，胃络不畅则出现胃脘疼痛；胃气不降，上逆则出现呃逆、嗳气症状；舌红，苔黄稍厚腻，脉沉弦滑有力，均为湿热内蕴的证候。治疗给予健脾和胃、清热化湿、消胀止痛之法。

（4）方选和中消胀汤合葛根芩连汤、赤石脂禹余粮汤。和中消胀汤为李老自拟方，由保和丸加炒枳壳、川厚朴、木香、焦槟榔、炒鸡内金组成，清热利湿，消食导滞，理气止痛。葛根芩连汤中葛根为君，甘辛而凉，入脾胃经，既能解表退热，又能升发脾胃清阳之气而治下利；以苦寒之黄连、黄芩为臣，清热燥湿，厚肠止利；甘草甘缓和中，调和诸药，为本方佐使。四药合用，外疏内清，表里同治，使表解里和，热利自愈。赤石脂禹余粮汤涩肠固脱止利。诸方药合用，湿祛热除，气机调畅，胃络畅通，胃得其养，瘀血除则疼痛自除，气机畅则胀自消。

（5）二诊时脾胃健运，湿热渐除，为病情转好佳兆。然患者心之气阴尚未恢复，故加生脉饮（太子参、麦冬、五味子）补益气阴。

病案 5

（1）患者乙肝、抑郁症病史多年，当首先考虑肝脏病变。

（2）患者喜长叹息，胃脘部疼痛，堵塞感，嗳气则痛舒，此为肝气郁结之象。

（3）患者纳差，大便排出不畅，2～3次/日，此为脾胃虚弱之象。

（4）综合以上诸症，本案辨证为肝胃气滞证。患者乙肝、抑郁症病史多年，平素喜长叹息，胃脘部疼痛，堵塞感，嗳气则痛舒，此为肝气郁结的表现，肝郁势必克脾犯胃，致气机阻滞、胃失和降而为痛；肝气克脾则纳差，大便不爽；肝气久郁，既可出现化火伤阴，又能导致瘀血内结，故患者表现为舌暗红，舌体厚，苔白，脉沉弦。治疗上当以理气止痛、除胀和胃为法。

（5）拟和中消胀汤合乌贝散加减。加用焦麦芽、青皮、郁金，共奏健脾和胃、顺气消胀、活血化瘀之功，胃脘部堵塞感自除；乌贝散、煅瓦楞子收敛制酸止痛；丹参、赤芍、三七粉养血活血化瘀，在舒畅气机的基础上，活血通络，制酸止痛。诸药合用，脾胃得健，气滞得通，中焦斡旋职能复常，则诸症自除。

病案 6

（1）大便燥结，干如羊屎，排除困难，多因热盛伤津，或阴血亏虚，肠失濡润，传化不行所致。苔黄腻主里有湿热，或痰热内蕴，或食积化热。舌暗红，舌下脉络瘀点，此为瘀血的表现。

（2）患者小便黄，大便干结如羊屎，舌体胖厚大，舌质暗红，苔黄腻，舌下脉络瘀点，脉沉弦细；此为痰湿内蕴，郁久生热之证。故应和中化痰，清热解郁。

（3）治疗以保和丸合金铃子散化裁。保和丸健脾运胃，绝生痰之源；鸡内金、炒麦芽、稻芽健脾消食和胃，脾胃和则痰无以生；砂仁、生薏苡仁健脾化湿；川楝子、醋延胡索相须为用，出自于《太平圣惠方》的金铃子散，李老临床常用于治疗肝病胸腹胁肋疼痛属热证者，疗效较好，与枳壳、川厚朴、木香合用以疏肝泄热，理气止痛；当归活血化瘀，亦可起润肠通便之效；海螵蛸、煅瓦楞子、川贝母、白及收敛止血，制酸止痛，以保护胃黏膜；稍用连翘、川黄连清郁热，李老认为治疗此郁热之胃痛万不可过用苦寒药，且要适可而止，否则寒凉太过势必伤及脾胃，弊大于利；生姜、大枣顾护胃气，甘草调和诸药。诸药合用，共奏和中化痰、清热解郁、化瘀止痛之效。

（4）二诊患者胃痛减轻，疼痛拒按，加大广木香用量以行气止痛；呃逆，加紫苏行气降逆止呃。

【学习小结】

李鲤教授临床上主张运用和胃法，寓补于消，渐消缓散体内瘀积的多种积滞，善用保和丸化裁治疗多种脾胃系疾患。针对脾胃积滞、中运不健之胃痛，加入平肝疏郁之品，更能防肝乘脾土之弊。李老运用保和丸化裁治疗急性胃炎、慢性胃炎、萎缩性胃炎、溃疡病、胆汁反流性胃炎等胃系疾病，取得显著疗效。同时李老强调，使用该方时本着异中有同、同中有异的原则，随症加减，但要谨守病机，认准脉证，辨证准确，方可得心应手。

【课后拓展】

1. 查阅资料，学习"通降法"在脾胃病证中的应用。

2. 查阅文献了解关于本病西医学研究进展。

3. 通过对本病的学习，写出学习心悟。

4. 参考阅读：李为民，何华，李鲤.李鲤应用保和丸化裁治疗胃系疾病举隅［J］.中国中医基础医学杂志，2013，19（3）：339-340.

第二节　痞　满

痞满是指以自觉心下痞塞，胸膈胀满，触之无形，按之柔软，压之无痛为主要症状的疾病。按部位，痞满可分为胸痞、心下痞等。心下即胃脘部。痞满的临床表现与西医学的慢性胃炎（包括浅表性胃炎和萎缩性胃炎）、功能性消化不良、胃下垂等疾病相似，这些疾病若以脘腹满闷不舒为主症时，可参考痞满辨证论治。

【辨治思路】

李鲤教授指出，痞满是指心下痞塞，胸膈满闷，触之无形，按之不痛，望无胀大；且常伴有胸膈满闷；得食则胀，嗳气则舒；多为慢性起病，时轻时重，反复发作，缠绵难愈。痞满发病和加重常与饮食、情绪、起居、冷暖等诱因有关，为中焦气机阻滞，升降失和而成。如《素问·六元正纪大论》云："太阴所至为积饮否隔。"又如《素问病机气宜保命集》云："脾不能行气于脾胃，结而不散，则为痞。"治疗上方选和中消胀汤，由陈皮、半夏、茯苓、炒莱菔子、焦山楂、焦神曲、连翘、炒枳壳、川厚朴、广木香、焦槟榔、炒鸡内金组成。该方是李老运用保和丸加宽胸理气之品而成，属方剂消法的范畴。李老善用保和丸，运用灵活，效果显著，有"李保和"之称，从此处看来，实至名归。

【典型医案】

病例 1 石某，男，42 岁。2013 年 8 月 17 日初诊。

［主诉］胃脘满胀 1 月余。

［病史］患者近 1 个月来不明原因出现胃脘满胀不适，下午尤为明显，未处理。症状反复，为求进一步诊治，今日来门诊。

［现症］胃脘满胀不适，下午尤为明显，纳可，无烧心、反酸，时有心悸，半夜时身体自觉燥热，动则汗出，口干口苦，不欲饮，大便黏滞不爽，臭秽，眠可。舌暗红，苔薄黄，脉弦滑。

问题

（1）患者口干口苦，不欲饮，大便黏滞不爽，臭秽，其病机是什么？

（2）患者胃脘胀满，舌暗红，其病机是什么？

（3）综合以上诸症，本案应辨为何证？应用何种治法？

［治疗过程］

初诊方药：陈皮 12g，半夏 10g，茯苓 30g，炒莱菔子 10g，焦山楂 12g，焦神曲 12g，连翘 10g，炒枳壳 12g，川厚朴 12g，广木香 12g，焦槟榔 15g，砂仁 10g，炒鸡内金 20g，焦麦芽 20g，甘草 10g，生姜 3 片，大枣 5 枚（擘）。10 剂，水煎服，日 1 剂，早晚分服。

二诊：8 月 29 日。患者胃胀明显减轻，大便黏滞不爽减轻，半夜身体已不燥热，口干口苦减轻，余症如前。舌暗红，苔薄白，脉沉弦。原方中炒枳壳加至 15g，川厚朴至 15g，加桔梗 15g，郁金 20g。15 剂，水煎服，日 1 剂，早晚分服。

三诊：9 月 19 日。服二诊方后患者胃已不胀，诸症均减轻，大便黏滞不爽减轻。舌质红，苔薄黄，脉沉。守上方，加焦槟榔至 20g。5 剂，水煎服，日 1 剂，早晚分服。

问题

（4）初诊中处方选用的主方是什么？如何理解处方配伍？

（5）二诊加重枳壳、川厚朴用量，并加桔梗、郁金，其用意是什么？

案例2 赵某，女，45岁。2013年10月15日初诊。

［主诉］胃脘胀闷6年余。

［病史］患者6年来时常胃胀闷，进食后加重，咽部经常发痒，有异物感，手出汗，平素易头懵，背部时有蚁行感。在多处诊治，效果欠佳。

［现症］胃脘胀满，进食后加重，易出现情绪失控，易哭，烦躁，纳差，口干，咽痒，有异物感，睡眠差，大便干，排便不爽，小便正常。舌质暗红，苔白厚腻，舌下络脉迂曲，脉沉弦。

问题

（1）患者胃胀，进食后加重，纳差，此为何证？

（2）患者病史6年之久，平素易出现精神情绪失控，易哭，烦躁应考虑为何证？

（3）患者咽部经常发痒，有异物感，此属于中医何病？

（4）综合以上诸症，本案应辨为何证？应用何种治法？

［治疗过程］

初诊方药：陈皮12g，半夏10g，茯苓30g，炒莱菔子10g，焦山楂12g，焦神曲12g，连翘10g，炒杜仲20g，桑寄生20g，炒枳壳12g，川厚朴12g，广木香12g，焦槟榔15g，酸枣仁25g，川芎10g，茯神20g，夜交藤25g，甘草10g，生姜3片，大枣5枚（擘）。7剂，水煎服，日1剂，早晚分服。嘱其忌食辛辣刺激及肥甘厚味，饥饱适宜，勿劳累，畅情志。

二诊：10月22日。患者胃胀略减轻，手心出汗减轻，口干减轻。诊其舌体胖大，质淡红，苔薄黄，脉沉缓。原方中炒枳壳加至15g，夜交藤至30g。7剂，水煎服，日1剂，早晚分服。

三诊：10月30日。患者胃已不胀，余症均减轻。诊其舌质红，苔薄白，脉沉缓。守二诊方，加炒鸡内金20g，焦麦芽20g。5剂，水煎服，日1剂，早晚分服。

问题

（5）初诊处方选用的主方是什么？如何理解处方配伍？

（6）二诊为何增加夜交藤及枳壳的用量？

（7）三诊为何加用炒鸡内金、焦麦芽？

案例3 张某，男，40岁。2014年10月22日初诊。

[主诉] 胃脘部胀满不适1年。

[病史] 患者1年前无明显诱因出现胃脘部胀满不适，伴有烧心、反酸、呃逆，曾在当地县中医院服中药（具体不详）后缓解，停药后上述症状再次加重；继服兰索拉唑，效差。既往吸烟、饮酒史20年，已戒两年。胃镜检查示：Barrett食管，非萎缩性胃炎伴急性炎症，食管息肉。

[现症] 胃脘部胀满不适，烧心，反酸，面色萎黄，呃逆，纳眠可，小便黄，大便正常。舌淡红，苔黄厚腻，脉弦滑数。

问题

（1）患者面色萎黄，其原因是什么？

（2）患者胃脘部胀满不适，伴呃逆，其原因是什么？

（3）综合以上诸症，本案应辨为何证？应用何种治法？

[治疗过程]

初诊方药：10月22日。陈皮15g，半夏15g，竹茹15g，茯苓30g，炒莱菔子10g，焦山楂10g，焦建曲15g，连翘15g，川贝母10g，白及15g，海螵蛸20g，青皮20g，郁金20g，瓦楞子20g，枳壳15g，厚朴12g，木香12g，浮小麦30g，当归15g，生白芍20g，生姜3片，大枣5枚（擘），甘草10g。14剂，水煎服，日1剂，早晚分服。

二诊：11月7日。患者胃脘部胀满不适、烧心、反酸、呃逆好转，大便溏，平均 4～5 次 / 日，伴腹痛，泻后腹痛减轻，时发前胸刺痛，约持续数秒钟即自行缓解，无心慌、胸闷、气短等症，纳眠可，小便可。舌质淡红，苔黄厚，脉弦细。守上方加炒山药 30g，炒扁豆 30g，赤石脂 20g，木香用至 15g，白及至 20g，海螵蛸至 25g。14 剂，水煎服，日 1 剂，早晚分服。

三诊：11 月 21 日。患者胃脘部胀满不适、烧心、反酸明显减轻，大便仍溏，腹痛，前胸疼痛未再发作。舌淡红，苔黄厚，脉弦细。加用川楝子 12g，延胡索 15g，佩兰 20g，白蔻仁 10g。7 剂，水煎服，日 1 剂，早晚分服。

问题

（4）初诊处方选用的主方是什么？如何理解处方配伍？

（5）二诊中用药化裁的用意是什么？

（6）三诊中为何加用川楝子、延胡索、佩兰、白蔻仁？

病例 4　全某，男，58 岁。2015 年 12 月 4 日初诊。

［主诉］胃脘胀满反复发作 1 年余。

［病史］患者 1 年前无明显诱因出现胃脘胀满不适，反复发作，空腹及饱食后均易诱发，为求进一步诊治，今日来门诊。

［现症］胃脘胀满不适，反复发作，空腹及饱食后均易诱发，伴反酸、烧灼感，头枕部疼痛，纳可，眠差，入睡困难，大便稍干，小便调。舌质红，苔黄腻，左脉弦细，右脉滑数。

问题

（1）舌红，苔黄腻，左脉弦细，右脉滑数，此为何证？

（2）综合以上诸症，本案辨为何证？应用何种治法？

［治疗过程］

初诊方药：陈皮 10g，半夏 12g，竹茹 15g，茯苓 30g，炒莱菔子 10g，焦山楂 10g，焦神曲 15g，连翘 10g，酸枣仁 25g，川芎 12g，郁金 20g，丹参 25g，当归 20g，生地黄 15g，川黄连 15g，吴茱萸 4g，海螵蛸 20g，蜈蚣 2 条，葛根 20g，制远志 10g，石菖蒲 18g，生龙牡各 20g，甘草 6g，生姜 3 片，大枣 5 枚（擘）。14 剂，水煎服，日 1 剂，早晚分服。嘱其忌食辛辣刺激及肥甘厚味，饥饱适宜，勿劳累，畅情志。

二诊：12 月 18 日。患者胃脘胀满、反酸有所减轻，眠差，头晕，腰酸痛。舌暗红，苔黄厚，脉弦滑。处方：原方加天麻 20g，生杜仲 25g，桑寄生 25g，川贝母 25g。7 剂，水煎服，日 1 剂，早晚分服。

三诊：12 月 25 日。患者胃脘胀满偶有发作，嘈杂反酸明显减轻，纳食增加。舌暗红，苔厚黄，右脉沉紧，左脉沉缓。效不更方，守二诊方加减治疗 2 周，诸症消失，病告痊愈。

> 问题
>
> （3）初诊处方选用的主方是什么？如何理解处方配伍？
>
> （4）二诊中加用杜仲、桑寄生、天麻为何意？

【问题解析】

病例 1

（1）此为湿热郁结于胃肠，热邪伤津，则发为口渴，湿为阴邪，故渴而不欲饮，湿邪重浊趋下，故大便黏滞不爽。

（2）胃脘胀满，舌暗红，此乃气滞血瘀之象。

（3）结合舌脉症，患者诊断为痰湿气郁证。患者胃脘满胀，大便黏滞不爽，臭秽，舌质暗红，苔薄黄，脉弦滑，是湿热蕴结、脾失健运所致；湿邪黏滞，湿与热结，则大便臭秽；脾失健运，胃失受纳，胃降不及，则发为胃脘满胀；湿热郁积，熏蒸肌表，故而出现半夜身体燥热，动则汗出。治以消积化滞，燥湿清热，调理肠胃。

（4）方选和中消胀汤。和中消胀汤由陈皮、半夏、茯苓、炒莱菔子、焦山楂、焦神曲、连翘、炒枳壳、川厚朴、广木香、焦大白、炒鸡内金组成。该方是李老运用保和丸加宽胸理气之品而成，保和丸属方剂消法范畴，陈皮、半夏、茯苓、炒莱菔子、焦山楂、焦神曲、连翘等药为保和丸的组成部分。陈皮、半夏、茯苓为二陈汤的主要组成，具有健脾化痰之功；合连翘清肠胃之热，又能开肠胃之结；又有莱菔子化痰消积，山楂、神曲等健胃消食；在原方的基础上去补益的山药，加炒鸡内金消积导滞，合炒枳壳、川厚朴宽中下气，广木香、焦槟榔二药理气导滞；更换剂型，更增强了保和丸消积导滞的功效。

（5）二诊加入桔梗升提气机，与枳壳、厚朴、槟榔并用升降相因，以使中焦气机升降恢复正常。诸药并用，故能消食积、除胃胀、健脾胃、导积滞，起到推陈出新的作用。胃腑宜降宜通，方法得当，故能短期收效。

病例 2

（1）此为中焦失和之证。中焦脾胃为后天之本，气血生化之源，脾胃不和则气机逆乱，脾胃升降失常，发为痞满。

（2）中医学认为"怪病多由痰作祟"，精神情志病多与顽痰有关，此为病之标。胃不和则卧不安，患者长期胃胀，气机逆乱，肝木失于条达，脾胃运化失常，湿聚成痰，痰湿化热，蒙蔽心神，由标及本，标本相互影响。

（3）此为"梅核气"。主要因情志不畅，肝气郁结，循经上逆，结于咽喉或乘脾犯胃，运化失司，津液不得输布，凝结成痰，痰气结于咽喉引起。

（4）结合舌脉症，患者诊断为中焦失和，肝郁气滞证。本案所患系中焦失和，食积停滞，气机不畅而致胃脘胀满；脾气主升，胃气主降，胃气下降不及，则饮食入胃不能传送下行，上则为胀满，下则为便结，此为病之本。患者平素易头懵，睡眠差时易出现精神情绪失控，易哭，烦躁，甚至狂躁欲跳楼，有时怀疑有人跟踪着欲害自己等精神神志症状，中医学认为"怪病多由痰作祟"，精神情志病多与顽痰有关，此为病之标。胃不和则卧不安，患者长期胃胀，气机逆乱，肝木失于条达，脾胃运化失常，湿聚成痰，痰湿化热，蒙蔽心神。治宜消积化滞、燥湿清热、疏肝气调理胃肠之法。

（5）和中消胀汤合酸枣仁汤加减。本案以和中消胀汤消积化滞，燥湿清热，调理胃肠；以酸枣仁汤去知母养肝血，安心神。方中茯苓健脾渗湿；连翘味苦微寒，清胃热和胃气；炒莱菔子消食理气；炒枳壳、川厚朴、广木香理胃肠滞气，以复中焦气机之常；合用酸枣仁汤以养血安神，清热除烦；加用夜交藤等以增养心安神之功。诸药合用，积者得散，滞者得消，心神得养，气机调畅，则胀自消，眠自安。

（6）二诊患者诸症均有减轻，增用夜交藤及枳壳用量，既增强安神之力，又加强行气除胀之功。

（7）三诊患者症状皆减轻，舌质红，苔薄白，脉沉缓，方中加用炒鸡内金、焦麦芽增强脾胃运化吸收功能。

病例 3

（1）脾胃虚弱，气血不足，不能上荣于面，故见患者面色萎黄。

（2）肝气犯胃，气机不通，不通则痛，则见胃脘部胀满不适；患者呃逆，为肝、胃气机逆乱之象。

（3）综合以上诸症，本案辨证为肝气犯胃，湿热内结。治则：健脾和胃，疏肝理气，制酸止痛。

（4）和中消胀汤加减。此为李老自拟方，方中保和丸健脾助运，行气散滞；木香、枳壳理气开胃醒脾；川贝母、海螵蛸、白及、瓦楞子敛疡制酸止痛；枳壳重用可调节幽门启闭，使其恢复正常生理状态，乃是李老用药经验；青皮、郁金疏肝利胆。

（5）二诊患者烧心、反酸、呃逆好转，但出现大便溏泄，给予加用炒山药、炒扁豆以健脾化湿止泻，赤石脂涩肠止泻；并加重木香、白及、海螵蛸的用量，以增强理气、制酸作用。

（6）三诊患者烧心、反酸明显减轻，大便仍溏且有腹痛，故在二诊方的基础上加用川楝子、延胡索以行气止痛；加用佩兰、白蔻仁以芳香化湿止泻，理气消胀。

病例 4

（1）舌红、苔黄、脉数，此为有热；苔腻，脉滑，此为有湿热之邪。

（2）脾胃失运，湿热中阻证。乃由于饮食不节，嗜食辛辣，损伤脾胃，运化失职，致湿热中阻，胃络受伤，胃气失和，而发为本病。湿热中阻，脾胃失运，升降失常，则胃脘胀满，纳差；舌质红、苔黄厚、脉沉弦滑为湿热内阻之证。治法：健运脾胃，清热行气，消痞除满。

（3）拟和中敛疡止痛汤。和中敛疡止痛汤系李鲤教授保和丸加减之系列经验方，由保和丸加川楝子、醋延胡索、川贝母、海螵蛸、煅瓦楞子、甘草组成。方中以保和丸健脾胃，化痰湿，资化源，寓补于消；其中连翘味苦微寒，可清热解毒，消肿疗疮。海螵蛸收敛制酸。金铃子散泄热行气，活血止痛。加黄连、吴茱萸，此为左金丸，辛开苦降，清泄郁热。酸枣仁汤养血安神，清热除烦。诸药合用，湿祛热除，气机调畅，胃络畅通，则胀满自除。

（4）二诊时患者出现头晕，腰酸痛，此为肝肾亏虚之证。故原方中加生杜仲、桑寄生补益肝肾，强筋壮骨；加天麻祛风通络以清阳。

【学习小结】

李鲤教授认为，痞满是由表邪内陷、饮食不节、痰湿阻滞、情志失调、脾胃虚弱等导致脾胃功能失调，升降失司，胃气壅塞而致，以胸脘痞塞，满闷不舒，按之柔软，压之不痛，视之无胀大之形为主要临床特征的一种脾胃病证。病位在胃脘，与肝脾关系密切。病机有虚实之异，且多虚实并见。治疗原则是调理脾胃，理气消痞，并按虚实而治，勿犯虚虚实实之戒。治疗上方选和中消胀汤，运用保和丸加宽胸理气之品而成，属方剂消法的范畴。同时李老认为，对胃痞患者，要重视生活调摄，尤其是饮食与精神方面的调摄。饮食以少食多餐、营养丰富、清淡易消化为原则，不宜饮酒及过食生冷、辛辣食物，切忌粗硬饮食、暴饮暴食，或饥饱无常；应保持精神愉快，避免忧思恼怒及情绪紧张；注意劳逸结合，避免劳累，病情较重时需适当休息。

【课后拓展】

1.理解《伤寒论》中有关"痞"的条文。

2.查阅文献了解关于本病西医学研究进展。

3.通过对本病的学习，写出学习心悟。

4.参考阅读：李为民，何华，李鲤.李鲤应用保和丸化裁治疗胃系疾病举隅［J］.中国中医基础医学杂志，2013，19（3）：339-340.

第三节　呃　逆

呃逆即打嗝，指胃气上逆动膈，以气逆上冲，喉间呃呃连声，声短而频，难以自制为主要表现的疾病。呃逆相当于西医学中的单纯性膈肌痉挛，而其他疾病如胃肠神经官能症、胃炎、胃扩张、胸腹腔肿瘤、肝硬化晚期、脑血管病、尿毒症，以及胸腹手术后等所引起的膈肌痉挛之呃逆，均可参考本节辨证论治。

【辨治思路】

李鲤教授认为，呃逆多由情志失调、饮食失常、年老体弱、他病久病后引起，病机为胃气上逆，病位在膈。李老根据《丹溪心法·咳逆》所提出的"古谓之哕，近谓之呃，乃胃寒所生，寒气自逆而呃上……亦有热呃……其有他病发呃者""视其有余不足治之"的治疗原则，提出了"寓补于消"的观点，以保和丸为主加减。本病有虚实之分，实证多因寒邪、胃火、气郁、食滞，虚证多属中焦虚寒，或下元亏虚，或病后虚羸，致使胃气上逆，失于和降所致。李老谨守病机，辨证灵活，针对呃逆提出和中祛寒、降逆止呃，和中止呃、清火降逆，和中解郁、顺气降逆，和中补脾、温肾降逆，和中降逆、生津止呃法等治疗五法，值得我们深入挖掘，加以继承和发展。

【典型医案】

病例1　臧某，男，60岁。2013年5月13日初诊。

[主诉] 间断性呃逆5月余。

[病史] 患者5个月前因大口进食后诱发呃逆频频，胸膈痞满隐痛，未处理。平素易生气，嗜酒，形体瘦。

[现症] 呃逆频频，胸膈痞满隐痛，反酸烧心，口干咽燥，乏力，纳少，眠差，大便干，小便黄。舌质暗红，苔薄腻略黄，脉沉弦。

问题

（1）患者平素易生气，呃逆频频，此为何证？

（2）患者反酸烧心、纳差，其原因是什么？患者舌红，苔微黄腻，此为何证？

（3）综合以上诸症，患者辨为何证？应用何种治法？

［治疗过程］

初诊方药：沙参20g，丹参20g，川贝母10g，茯苓20g，郁金20g，砂仁10g，荷叶10g，枳壳12g，石斛20g，海螵蛸20g，陈皮10g，竹茹10g，半夏10g，莱菔子10g，山楂12g，建曲10g，连翘10g，甘草10g。7剂，水煎服，每日1剂。嘱其戒烟酒、辛辣厚味。

二诊：5月20日。患者呃逆减轻，胸膈痞满隐痛、反酸烧心、大便干缓解。舌红，舌苔薄黄，脉沉弦略滑。守上方，枳壳用至15g，加白芍20g。7剂，水煎服，日1剂，早晚分服。

三诊：5月27日。患者已无饭前、饭后呃逆频作，胸膈痞满消失，仍有胃反酸、烧心，纳眠可，二便调。舌质淡红，舌苔薄白微黄，脉沉弦。守二诊方，加青皮20g，煅瓦楞子20g。10剂，水煎服，日1剂，早晚分服。

四诊：6月7日。患者呃逆未再犯，反酸烧心感觉等症状消失，纳眠可，二便调。舌淡红，苔薄白，脉沉弦。嘱其经常服用保和丸以巩固疗效。

问题

（4）初诊处方选用的主方是什么？如何理解处方配伍？

（5）三诊加青皮、煅瓦楞子，其用意是什么？

病例2 张某，女，70岁。2014年10月20日初诊。

［主诉］呃逆、恶心呕吐1月余。

［病史］患者1个月前药物中毒，继而出现呃逆，恶心呕吐，两胁胀痛，脘腹不舒，全身乏力，纳呆，偶眠差，口淡，大小便尚可。经住院治疗后稍好转，但仍呃逆频作，恶心欲呕，遂来诊。

[现症] 呃逆，恶心欲呕，两胁胀痛，脘腹不舒，全身乏力，纳呆，偶眠差，大小便尚可，口淡。舌暗，苔黄腻，舌下静脉瘀点，右脉沉细弦，左脉沉细缓。

> 问题
>
> （1）患者药物中毒后出现呃逆、两胁胀痛，此为何证？
>
> （2）患者全身乏力、纳呆、口淡、苔黄腻，此为何证？
>
> （3）患者舌暗，舌下静脉瘀点，其原因是什么？
>
> （4）综合以上诸症，本案辨为何证？应用何种治法？

[治疗过程]

初诊方药：陈皮 15g，半夏 10g，茯苓 20g，炒莱菔子 12g，焦山楂 15g，焦建曲 15g，连翘 15g，川楝子 10g，醋延胡索 12g，川贝母 10g，海螵蛸 20g，煅瓦楞子 20g，广木香 10g，当归 15g，厚朴 12g，砂仁 10g，甘草 10g。7 剂，水煎服，日 1 剂，早晚分服。

二诊：10 月 27 日。服药后患者呃逆偶发，胃脘部胀满缓解，食后胃脘已不痛，眠浅，凌晨易醒，大便尚可，口中臭秽。舌尖红。守上方，易半夏为姜半夏 15g，加肉苁蓉 20g，黑芝麻 20g，郁金 20g，枳壳 15g。7 剂，水煎服，日 1 剂，早晚分服。

> 问题
>
> （5）初诊处方选用的主方是什么？如何理解处方配伍？
>
> （6）二诊中半夏改为姜半夏，其用意是什么？为什么加用肉苁蓉、黑芝麻、郁金、枳壳？

【问题解析】

病案 1

（1）易生气，呃逆频频，为肝气郁结，肝气犯胃，胃气上逆动膈之象。

（2）患者反酸烧心、纳差，为肝郁乘脾证。患者平素脾气暴躁，肝气郁滞，气机逆乱，肝郁乘脾，则影响脾气运化，表现为纳差、乏力；肝气犯胃则反酸、烧心；舌红，苔微黄腻为湿热之象。

（3）结合舌脉症，该患者辨证为肝郁乘脾，升降失司，胆气上犯。患者大口进食后诱发呃逆频频，胸膈痞满隐痛，反酸烧心，口干咽燥，乏力，观其形体瘦，纳少，眠差，大便干，小便黄。舌质暗红，苔薄腻略黄，脉沉弦滑。此乃肝郁乘脾，脾虚湿盛，湿蕴化热之象。治法：开郁散滞，和中化痰，润燥化瘀，佐以敛疡。

（4）方选保和丸合启膈散加减，以开郁散滞，和中化痰，润燥化瘀，化痰敛疡。保和丸健脾和中，化痰散结；启膈散出自《医学心悟》，功用润燥解郁，化痰降逆。方中沙参、石斛、竹茹、荷叶清胃滋燥；川贝母解郁化痰浊；郁金行气开郁，祛瘀散结，疏肝利胆；砂仁行气畅中，和胃止呕；枳壳行气，调节幽门启闭功能；丹参活血化瘀，以助散结；海螵蛸止酸敛疡。

（5）患者三诊时仍有反酸、烧心，加用青皮以行气开郁，疏肝利胆；加用煅瓦楞子合海螵蛸以加强止酸敛疡。

病案 2

（1）呃逆、两胁胀痛，为肝气郁结证。肝气郁结则两胁胀痛，气机上逆则呃逆。

（2）全身乏力、纳呆、口淡、苔黄腻为脾胃虚弱，湿邪内盛，蕴而化热，湿热之象。

（3）舌暗，舌下静脉瘀点为血瘀证。患者湿热内蕴，热邪耗伤阴液，阴血耗伤则血行不畅，发为瘀血。

（4）结合舌脉症，患者辨证为肝胃湿热，气机不畅证。治法：健脾和胃，疏肝降逆。

（5）保和丸合金铃子散化裁。保和丸健脾和胃为基，金铃子散（川楝子、醋延胡索）行气活血止痛，木香、厚朴行气降逆止呃，乌贝散（川贝母、海螵蛸）合瓦楞子制酸止痛，当归活血祛瘀。

（6）二诊时姜半夏降逆止呕作用更强，故换之；合郁金化痰以治眠浅、凌晨易醒，肉苁蓉、黑芝麻、郁金、枳壳行气化湿以疗湿热瘀阻中焦。

【学习小结】

李鲤教授认为，呃逆多由情志失调、饮食失常、年老体弱、他病久病后引起，病机为胃气上逆，病位在膈。对于呃逆的治疗，他依据"寓补于消"的观点以保和丸为主加减。李老谨守病机，辨证灵活，针对呃逆提出了和中祛寒、降逆止呃，和中止呃、清火降逆，和中解郁、顺气降逆，和中补脾、温肾降逆，和中降逆、生津止呃法等治疗五法。若由饮食不当所致者，当调其饮食，宜进清淡、易消化食物，忌食生冷、辛辣，避免饥饱失常；由外邪所致者，当注意起居有常，避免外邪侵袭；由情志不遂所致者，当畅其情志，避免过喜、暴怒的精神刺激；由久病体虚所致者，当扶正补虚，同时积极治疗原发病。

【课后拓展】

1. 理解《金匮要略·呕吐哕下利病脉证治》中有关"呃逆"的条文。

2. 查阅文献了解关于本病西医学研究进展。

3. 通过对本病的学习，写出学习心悟。

4. 参考阅读：吴秋影，常学辉. 李鲤教授治疗呃逆临床经验［J］. 中国中医药现代远程教育，2015，13（20）：25-26.

第四节　泄　泻

泄泻是指因感受外邪，或饮食所伤，或情志失调，或脾胃虚弱，或脾肾阳虚等原因引起的以排便次数增多，粪便稀溏，甚至泻出如水样为主症的疾病。泄泻可见于多种疾病，凡属消化器官发生功能或器质性病变导致的腹泻，如急性肠炎、炎症性肠炎、肠易激综合征、吸收不良综合征、肠道肿瘤、肠结核等，或其他脏器病变影响消化吸收功能以泄泻为主症者，均可参照本病进行辨证论治。

【辨治思路】

李鲤教授指出，泄泻是脾病湿盛为根本病机的一种常见脾胃病，一年四季均可发生，但以夏秋季节较多见。该患者起初由于过食生冷，损伤脾胃，脾胃虚弱，水湿内盛则致泄泻。日久损伤脾、肾阳气，导致阳虚泄泻。治疗上提倡《景岳全书·泄泻》所云"若饮食不节，起居不时，以致脾胃受伤，则水反为湿，谷反为滞，精华之气不能输化，乃至合污下降而泻痢作矣"。泄泻的治疗大法为运脾化湿。方选保和丸加减，或培土胜湿，或温补脾肾。同时患者须注意饮食控制，清淡饮食，避风寒，饮食以米粥为养，勿劳累。

【典型医案】

病例 1 王某，男，46 岁。2014 年 8 月 15 日初诊。

［主诉］腹泻 3 年余。

［病史］患者 3 年前过食生冷后出现腹泻，而后进食寒凉或饮酒后则腹泻，平素饮食后腹部隐痛，纳食欠佳，眠可，小便调，大便溏，每日 1～3 次。曾服用香砂六君丸及个体诊所之止泻散，效果不明显。

［现症］腹泻，大便溏，每日 1～3 次，腹痛，进食生冷后更甚，纳食欠佳，眠可，小便调。舌红，苔薄白，脉沉。

> 问题
> （1）患者过食生冷后为何会出现腹泻？
> （2）患者大便溏，1～3 次/日，饭后腹部隐痛，纳差，此为何证？
> （3）综合以上诸症，患者应辨为何证？应用何种治法？

［治疗过程］

初诊方药：陈皮 15g，半夏 15g，竹茹 15g，茯苓 30g，炒莱菔子 10g，焦山楂 15g，焦建曲 15g，连翘 12g，广木香 12g，枳壳 15g，鸡内金 20g，青皮 20g，郁金 20g，炒山药 20g，炒扁豆 20g，枳椇子 15g，葛根 20g，甘草 10g，生姜 3 片，大枣 5 枚。10 剂，水煎服，日 1 剂，取汁 600mL，分 3 次服下。

二诊：8 月 29 日。患者诉大便次数、便质正常，纳可，小便调。舌质红，苔薄白，脉沉缓。守上方，加炒白术 15g。14 剂，水煎服，日 1 剂，早晚分服。

问题

（4）初诊处方选用的主方是什么？如何理解处方配伍？

（5）二诊中为何加炒白术？

病例 2 陈某，男，33 岁。2013 年 6 月 12 日初诊。

[主诉] 腹泻半年余。

[病史] 患者半年前因工作劳累、压力过大出现腹泻，每日 3 ～ 5 次，大便质稀，无特殊气味，偶有腹胀，无腹痛。平素工作紧张，用脑较多，近半年多腹泻且时轻时重，未系统治疗。平素易感冒，恶寒怕冷，流清鼻涕。

[现症] 肠鸣腹泻，大便稀，3 ～ 5 行 / 日，腹部遇冷受凉或进食生冷后腹泻加重。苔白腻，脉沉缓无力。

问题

（1）肠鸣腹泻，腹部遇冷受凉或进食生冷后腹泻加重，此为何证？

（2）平素易感冒，恶寒怕冷，流清鼻涕，此为何证？

（3）综合以上诸症，患者应辨为何证？应用何种治法？

[治疗过程]

初诊方药：陈皮 12g，半夏 10g，茯苓 30g，炒莱菔子 12g，焦山楂 15g，焦神曲 12g，炒白术 15g，黄芪 20g，防风 10g，苍术 12g，制木瓜 15g，葛根 20g，太子参 20g，广木香 12g，甘草 10g，生姜 3 片，大枣 5 枚。7 剂，水煎服，日 1 剂，早晚分服。

二诊：6 月 20 日。服上方后患者腹泻减轻，日行 2 次，服药期间未见感冒。舌质淡红，苔白腻，脉沉缓。守上方，制木瓜用至 20g。15 剂，水煎服，日 1 剂，早晚分服。

三诊：7月10日。服二诊方后患者腹泻基本消失，余症均大为减轻。诊其舌质淡红，苔薄白腻。继守上方加减治疗半个月，患者大便调，未再感冒，恶寒怕冷症状减轻。

> 问题
>
> （4）初诊处方选用的主方是什么？如何理解处方配伍？
>
> （5）二诊方中为何加制木瓜？

【问题解析】

病例 1

（1）患者过食生冷，损伤脾阳，脾虚失运，水湿下注肠道，则发为泄泻。《景岳全书》中指出："若饮食不节，起居不时，以致脾胃受伤，则水反为湿，谷反为滞，精华之气不能输化，乃至合污下降而泻痢作矣。"

（2）此为脾气虚弱之象。脾虚则无力运化水湿，发为泄泻；无力运化水谷则发为纳呆。

（3）结合舌脉症，患者辨证为脾虚湿滞。治法：健脾理气，化湿止泻。

（4）择方保和丸加减。保和丸健脾和胃，利湿止泻；加用炒山药、炒扁豆、葛根加强补脾升阳止泻之效，广木香、枳壳、鸡内金、青皮、郁金行气止痛，枳椇子清热利湿。诸药合用，共奏健脾理气、化湿止泻、调理脾胃、培土胜湿之功。

（5）患者仍有大便稀，加用炒白术以增强健脾止泻之功。

病例 2

（1）患者脾阳亏虚，运化水湿失常，肠道传导失司，则见肠鸣腹泻，腹部遇冷受凉或进食生冷后阳气更虚，则腹泻加重。

（2）平素易感冒，恶寒怕冷，流清鼻涕，此为肺气虚弱，卫外不固。

（3）结合舌脉症，患者诊断为寒湿中阻。肠鸣泄泻，腹部遇冷或进食生冷后则泄泻加重，为脾胃虚弱，寒湿阻滞，肠道泌别清浊功能失调所致。脾胃虚弱，运化不足，水谷精微吸收匮乏，则可导致肺气虚弱，卫外不固，故见恶寒怕冷，易感冒。舌质淡红、苔白腻、脉沉缓无力，为气虚、寒湿内阻之证。治法：温化寒湿，益气健脾。

（4）方中以保和丸健脾和胃化湿，以复脾胃纳化之职；加用黄芪、太子参、白术、葛根以益气健脾，升清止泻；加用苍术、木瓜以燥湿健脾，消食止泻；加用木香以行气助脾胃纳化；合用玉屏风散以益气固表、散风胜湿，其中防风还能升清止泻。诸药合用，健脾补肺，驱寒除湿，标本兼治。

（5）二诊时改用制木瓜，其较生木瓜和胃化湿力强，用于湿伤脾胃，呕吐泄泻。

【学习小结】

李鲤教授指出，泄泻多为外感六淫之邪，饮食、情志所伤；治疗大法为运脾化湿。急性泄泻多以湿盛为主，重在化湿，佐以分利；再根据寒湿和湿热的不同，分别采用温化寒湿与清化湿热之法。方以保和丸为主化裁。夹有表邪者，佐以疏解；夹有暑邪者，佐以清暑；兼有伤食者，佐以消导。久泻以脾虚为主，当以健脾。因肝气乘脾者，宜抑肝扶脾；因肾阳虚衰者，宜温肾健脾；中气下陷者，宜升提；久泻不止者，宜固涩。若病情处于虚寒热兼加或相互转化时，当随症而施治。

【课后拓展】

1. 试述对"久泻不可利小便"的理解。

2. 试述治泻九法。

3. 通过对本病的学习，写出学习心悟。

4. 参考阅读：何华，李为民. 李鲤学术思想与临床经验［M］. 北京：人民军医出版社，2015.

第五节　痢　疾

痢疾是以大便次数增多，腹痛，里急后重，痢下赤白脓血为症状的一类疾病。本病相当于西医学中的细菌性痢疾、阿米巴痢疾、溃疡性结肠炎、放射性结肠炎、细菌性食物中毒等。

【辨治思路】

李鲤教授认为，痢疾的病因主要为外感湿热或疫毒之邪，加之饮食不节，七情内伤，脾胃虚弱，外感时邪阻滞肠腑，气血壅滞，肠膜血络损伤，化腐为脓血，大肠传化失职，故产生腹痛及便下脓血等症状。李老辨证治疗痢疾从颜色之赤、白辨寒热及伤气、伤血，从兼症辨寒热偏重。外感及内伤泻痢，以感受风寒暑湿之邪，为外之所因；以酒食积滞，房事不节，耗伤精血，为内之所因。在明确泻痢病证内外所因后，方能权衡病位深浅，用药轻重。治疗以运脾化湿为主，方选保和丸；根据湿邪兼夹热邪、寒邪、气血阴阳亏虚之不同，分别应用清热、散寒、补益治疗。同时，李老注重痢疾患者的调护，强调患者需衣服周密，避风寒，以免加重病情，或不利于病证向愈。

【典型医案】

病例

王某，男，39 岁。2013 年 8 月 13 日初诊。

[主诉] 间断性腹泻、便血 3 年余。

[病史] 患者 3 年来腹泻时作时止，腹痛即泄，里急后重，大便带血，呈红色，面黄无华，双腿酸困无力，左小腿夜晚时酸困，曾有抽筋现象，口干，纳可，眠差，腹痛腹泻起夜 3 ～ 4 次，白天腹泻 5 次，小便可。间断治疗，效果不佳。

[现症] 腹泻时作时止，腹痛即泄，里急后重，大便带血，呈红色，面黄

无华，双腿酸困无力，左小腿夜晚时酸困，曾有抽筋现象，口干，纳可，眠差，腹痛腹泻起夜 3～4 次，白天腹泻 5 次，小便可。舌质淡，苔白，脉沉弦细。

> **问题**
>
> （1）患者面黄无华，双腿酸困无力，此为何证？
>
> （2）患者左小腿夜晚时酸困，曾有抽筋现象，口干，此为何证？
>
> （3）综合以上诸症，患者应辨为何证？应用何种治法？

[治疗过程]

初诊方药：焦山楂 20g，半夏 10g，炒莱菔子 15g，连翘 20g，焦建曲 10g，陈皮 12g，当归 15g，白芍 20g，川芎 12g，太子参 20g，麦冬 15g，五味子 15g，煅瓦楞子 20g，白及 10g，川贝母 10g，海螵蛸 20g，黄芪 15g，赤石脂 20g，干姜 15g，粳米 30g，甘草 6g，生姜 3 片，大枣 5 枚。20 剂，水煎服，日 1 剂，早晚分服。

二诊：9 月 8 日。患者腹痛减轻，腹泻次数减少，便血减少，口干减轻，余症如前。舌质淡，苔白略腻，脉沉弦。继以原方加太子参至 25g，赤石脂至 25g。14 剂，水煎服，日 1 剂，早晚分服。

三诊：9 月 25 日。患者偶有腹痛腹泻，基本痊愈，口干症状完全消失，自诉身体较前有力。继续守上方巩固治疗。

> **问题**
>
> （4）初诊处方选用的主方是什么？如何理解处方配伍？
>
> （5）二诊中原方加重太子参、赤石脂用量，其用意是什么？

【问题解析】

病例

（1）此为气血亏虚之证。气虚则无力，血虚失润则面黄无华，双腿酸困无力。

（2）此为津液耗伤之证。津液耗伤，筋脉失养则抽筋、酸困；津液不能上达于口则口干。

（3）结合舌脉症，患者辨证为气血两虚，中焦失和，脾肾阳虚证。患者腹泻时好时坏，腹痛即泄，大便带血，呈红色，口干，面黄无华无血色，双腿酸困无力，眠差，常因腹痛腹泻起夜 3 ～ 4 次，白天腹泻 5 次。此系气血两虚，中焦失和，脾肾阳虚之溃疡性结肠炎，属中医学"痢疾"范畴。治法：益气养血，温补脾肾。

（4）保和丸合桃花汤、乌贝散加减。方选保和丸健脾助运，和中化湿；但下利较甚，保和丸健运有余，止泻不及。久泻气血亏虚，故选桃花汤温中涩肠固脱。方中赤石脂入下焦血分而固脱；干姜辛温，暖下焦气分而补虚；粳米甘温，佐石脂、干姜而润肠胃。生脉饮益气养阴生津，方中太子参性偏寒，善滋阴而不助火。四物汤去地黄，以养血活血而无伤脾之虞（地黄性寒，滋腻碍滞脾胃）。乌贝散（海螵蛸、贝母）敛疡之痛，加白及粉护膜止血，煅瓦楞子助海螵蛸收敛止酸，有止痛止血之功。辨证准确，选方精妙，用药得当，故能使经年顽疾月余而愈。

（5）二诊中原方加重太子参、赤石脂用量，以增益气生津、涩肠敛血之功。

【学习小结】

痢疾是以痢下赤白脓血，腹痛，里急后重为临床特征。主要病因是外感时邪疫毒，内伤饮食不洁。病位在肠，与脾胃关系密切。病理因素以湿热疫毒为主，病理性质分寒热虚实。基本病机为邪蕴肠腑，气血壅滞，传导失司，脂络受伤而成痢。病理性质：初期多为实证，因湿热或寒湿所致。下痢日久，可由实转虚或虚实夹杂。李老辨证治疗痢疾从颜色之赤、白辨寒热及伤气、伤血，从兼症辨寒热偏重。治疗以运脾化湿为主，方选保和丸为主方，根据湿邪兼夹热邪、寒邪、气血阴阳亏虚之不同，分别应用清热、散寒、补益治疗。

【课后拓展】

1. 试述对刘完素提出的痢疾治疗"调气则后重自除，行血则便脓自愈"思想的理解。

2. 查阅文献了解关于本病西医学研究进展。

3. 通过对本病的学习，写出学习心悟。

4. 参考文献：何华，李为民.李鲤学术思想与临床经验［M］.北京：人民军医出版社，2015.

第六节　便　秘

便秘是指粪便在肠内滞留过久，秘结不通，排便周期延长，或周期不长，但粪质干结，排出艰难，或粪质不硬，虽有便意，但便而不畅的病证。本病证相当于西医学中的功能性便秘，同时肠道激惹综合征、肠炎恢复期肠蠕动减弱引起的便秘，直肠及肛门疾患引起的便秘，药物性便秘，内分泌及代谢性疾病的便秘，以及肌力减退所致的排便困难等，可参考本节内容辨证论治。

【辨治思路】

李鲤教授认为，便秘与气血失和、阴阳失调有重要关系，一般分为虚秘与实秘。便秘的病机有实有虚，或虚中夹实，治疗宜调气养血，以畅为本；有寒有热，宜和其阴阳，复其圣度。

虚秘乃气血失和，宜调气养血，以畅为本。其治疗于气，当调理气机，虚者补之，滞者行之，以增加肠道推动之力；于血，当补血活血，使肠道得润，即增水行舟之法。以培土燮理汤加减治之，药物组成：陈皮、半夏、茯苓、莱菔子、焦山楂、焦建曲、连翘、党参、白术、桃仁、当归、肉苁蓉、制何首乌、大枣、炙甘草。该方取保和丸在于调整脾胃功能，使其充分消化吸收各类营养，也包括充分吸收药物本身，以使药物更好地发挥疗效。党参、白术补气健脾；桃仁、当归、肉苁蓉、制何首乌补血活血，润肠通便；大枣、炙甘草健脾和中。全方可使化源充足，正气得复，精血得生，瘀结得除，而秘结自可消失。

实秘因于阳虚阴盛、寒凝肠滞，因秘结日久亦必生热，即结聚之处，必生郁热。故单纯以温阳散寒通便，往往不能收到良效，应与软坚散结、清泄郁热、行气消导并行才佳。李老认为，由于秘结既是病理性产物，又是致病因素，因此在治疗热郁或寒凝之便秘时，扶阳散寒的同时不要忘记清其郁热，否则内生之郁热反更致秘结；对于热秘，在清热养阴润肠时不忘和畅气机。故调和阴阳寒热复其升降为一贯的治则。方以和中消胀汤加减，药物组成：茯苓、陈皮、半夏、焦山楂、焦建曲、莱菔子、连翘、炒枳壳、川厚朴、焦槟榔、鸡内金。该方取保和丸以调理中州，炒枳壳、川厚朴、木香理胃肠之气机，焦槟榔消食导滞，鸡内金更增磨谷运肠之力。该方看似平淡，治秘结不用一味攻伐，而重用理气和中之品，实为妙着。如偏阳虚寒凝者，加锁阳、肉桂、怀牛膝；如偏阴虚津亏者，加麻子仁、杏仁、黄精、熟地黄。

李鲤教授著有《临证保和心鉴》一书，善于应用和法治疗便秘。除强调从气血阴阳辨治之外，李师还注重生活调理与饮食治疗。除辨证用药外，不论何型均应每天定时如厕，饮食宜多吃粗粮、豆面、新鲜蔬菜等高纤维性食物及黑芝麻、核桃仁、蜂蜜等，炒菜适当多用芝麻油、猪油等，以达到更好的治疗便秘效果。

【典型医案】

病例 1 高某，女，22 岁。2013 年 8 月 10 日初诊。

［主诉］便秘 3 年余。

［病史］患者 3 年前开始出现大便干，排便困难，2 日一行，间断服用中西医通便药物（具体不详），效果不佳。

［现症］大便干，排便困难，易上火，冬天手脚冰凉，怕冷，纳可，小便可，月经色深红，量少。舌暗红，苔中后部黄腻，脉沉弦数。

问题

（1）冬天手脚冰凉，怕冷，其原因是什么？

（2）舌暗红，苔中后部黄腻，脉沉弦数，此为何证？

（3）综合以上诸症，本案辨为何证？应用何种治法？

［治疗过程］

初诊方药：茯苓 30g，焦山楂 20g，半夏 10g，炒莱菔子 15g，连翘 20g，焦建曲 10g，陈皮 12g，当归 15g，怀牛膝 25g，肉苁蓉 25g，黑芝麻 25g，升麻 10g，炒枳壳 10g，木香 10g，甘草 6g。14 剂，水煎服，日 1 剂，早晚分服。

二诊：8 月 24 日。患者诉排便顺畅，服药期间未再出现上火，余症如前。舌质暗，苔中后部黄略腻，脉沉弦。继以原方加柏子仁 20g，酸枣仁 20g。14 剂，水煎服，日 1 剂，早晚分服。

三诊：9 月 10 日。患者便秘症状消失，未再出现上火，月经量增多，怕冷症减轻。继续守上方巩固治疗。

问题

（4）初诊处方选用的主方是什么？如何理解处方配伍？

（5）二诊中加入柏子仁、酸枣仁的用意是什么？

病例 2 祝某，女，42 岁。2013 年 7 月 12 日初诊。

［主诉］大便排出不畅 10 年。

［病史］患者 10 年前生育后出现大便排出不畅，偶有干结，便时异常用力方可排出少许，且气喘不止、头晕、心悸，服促胃肠动力药或多种泻下药，时有效，时反加重，曾到多家医院查治（具体不详），效果不佳。

［现症］大便排出不畅，面色萎黄，消瘦，动作缓慢，口干口苦，纳差，眠可，小便可。舌淡，苔薄，脉细沉。

问题

（1）患者产后便秘的原因是什么？

（2）患者便后气喘不止、头晕、心悸，其原因是什么？

（3）综合以上诸症，患者辨为何证？应用何种治法？

［治疗过程］

初诊方药：陈皮 10g，半夏 10g，茯苓 20g，炒莱菔子 15g，焦山楂 15g，焦建曲 12g，连翘 10g，党参 15g，白术 12g，桃仁 10g，当归 15g，肉苁蓉 6g，制何首乌 15g，炙甘草 6g，大枣 5 枚。15 剂，水煎服，日 1 剂，早晚分服。

二诊：7 月 28 日。患者排便明显顺畅，无临厕努挣，面色亦较前红润。效不更方，继续服用 15 剂，排便基本正常。

问题

（4）初诊处方选用的主方是什么？如何理解处方配伍？

病例 3　王某，男，55 岁。2015 年 9 月 20 日初诊。

［主诉］大便秘结 4 年余。

［病史］患者平素性情急躁，4 年来大便干硬，如栗状，2 ～ 4 日一行，排出困难，伴腹胀，嗳气食少，形体消瘦。多处求治未果。

［现症］大便干硬，如栗状，排出困难，伴腹胀，嗳气食少，形体消瘦，小便调。舌红，苔薄白，脉弦细而滑。

问题

（1）大便干结如栗状，此为何证？

（2）患者平素性情急躁，腹胀，嗳气食少，其原因是什么？

（3）综合以上诸症，本案辨为何证？应用何种治法？此证可选择何方配伍治疗？

[治疗过程]

初诊方药：柴胡12g，炒白芍12g，枳实10g，陈皮10g，桔梗8g，全瓜蒌12g，郁李仁10g，火麻仁10g，炒莱菔子12g，鸡内金10g，桑椹25g，黑芝麻25g，木香5g，甘草6g。7剂，水煎服，日1剂，早晚分服。

二诊：9月28日。服上方后患者大便正常，排便顺利，日1次。然因饮食不当，出现胃满不适。舌脉同前。守上方，去郁李仁、火麻仁、桑椹、黑芝麻，加焦三仙12g。7剂，水煎服，日1剂，早晚分服。

三诊：10月8日。患者大便正常，排便顺畅，日1次，纳眠可。继服7剂，水煎服，日1剂，早晚分服。随访病愈。

> 问题
>
> （4）初诊处方选用的主方是什么？如何理解处方配伍？
>
> （5）二诊用药化裁的用意是什么？

【问题解析】

病例1

（1）冬天手脚冰凉、怕冷，为阳气虚弱之证。

（2）舌暗红，苔中后部黄腻，脉沉弦数，为湿热兼有瘀血之象。

（3）综合以上诸症，本案辨为湿热中阻，阳虚秘证。湿热中阻，损伤脾胃，胃降不及，大肠传化不及，加之肾阳虚弱，温化无权，而导致虚实夹杂之便秘。湿热蕴结，患者热势绵绵，易上火，生疖，苔黄厚腻。肾阳不足，阳虚则寒，出现冬天时双手脚冰凉、怕冷等症状。治法：清热除湿，助阳通便。

（4）保和丸合济川煎加减。保和丸健脾助运，消食导滞。方中连翘清热散结，故加大用量以开热结；炒莱菔子下气化痰、消食导滞以引气下行；茯苓健脾化湿，半夏健脾燥湿，使湿无所留。济川煎善于治疗阳虚便秘。方中肉苁蓉温肾益精，润燥滑肠；牛膝补肾强腰，其性下降；枳壳宽肠下气；少加升麻以升清阳，使清升而浊降；李老善用黑芝麻与肉苁蓉相配治疗便秘，因黑芝麻色黑入肾经，富含油脂，润肠力佳；当归养血和血，辛润通便。

（5）二诊加柏子仁、酸枣仁，以增润肠通便之力。

病例 2

（1）产后亡血伤津，肠道失润，故发为便秘。

（2）此乃气血亏虚之证。产后伤血耗气，大便用力则耗气更甚，气虚不足以用则气喘不止，气血不足以上荣则心悸、头晕。

（3）气虚血亏，肠道失润，升降失和。此患者大便排出不畅 10 年，当属久秘。便秘虽属大肠传导功能失常所致，但久秘必与气虚气滞血虚有关。因气虚气滞则大肠传送无力；血虚则津枯不能荣润肠道，无水行舟而秘结。治法：益气养血，调理中焦。

（4）方以培土燮理汤加减治之。方中党参、白术补气健脾；桃仁、当归、肉苁蓉、制何首乌补血活血，润肠通便；大枣、炙甘草健脾和中。全方可使化源充足，正气得复，精血得生，瘀结得除，而秘结自可消失。

病例 3

（1）多因热盛伤津，或者阴血亏虚，肠失濡润，传导失司所致。

（2）平素性情急躁，腹胀，嗳气食少，此为肝气郁结，气机逆乱犯胃所致。

（3）结合舌脉症，患者辨证为木郁犯脾，肠道失润证。患者平素性情急躁，易情志不遂，日久肝气郁结，横逆犯脾，脾不能为胃行其津液，肠道失于濡润，故发便秘。治法：调理肝脾，通便导滞。可选用四逆散、柴胡疏肝散、大柴胡汤等合用麻子仁丸类润下之剂。

（4）四逆散加味。方中柴胡疏肝解郁；白芍敛阴柔肝，使柴胡升散而无耗伤阴血之弊；枳实理气解郁，与柴胡一升一降，调畅气机，升清降浊；陈皮、木香理气健脾；炒莱菔子降气除胀；桔梗开宣肺气，肺与大肠相表里，肺气宣则大肠通畅便通；全瓜蒌、郁李仁、火麻仁、桑椹、黑芝麻润肠通便；甘草调和诸药。诸药合用，肝脾调和，肠润便通。

（5）二诊中患者排便正常，故去郁李仁、火麻仁、桑椹、黑芝麻，以防润肠太过而泄泻；患者因饮食不当，出现胃满不适，故加焦三仙以消食和胃。

【学习小结】

李鲤教授认为，便秘乃气血失和、阴阳失调所致，一般分为虚秘与实秘。便秘病机有实有虚，或虚中夹实。治疗上李老善于应用和法治疗便秘。他认为，由于秘结既是病理性产物，又是致病因素，因此在治疗热郁或寒凝之便秘时，扶阳散寒的同时不要忘记清其郁热，否则内生之郁热反更致秘结；对于热秘，在清热养阴润肠时不忘和畅气机。故调和阴阳寒热复其升降为一贯的治则。方以和中消胀汤加减，该方治秘结不用一味攻伐，而重用理气和中之品，实为妙着。如偏阳虚寒凝者，加锁阳、肉桂、怀牛膝；如偏阴虚津亏者，加麻子仁、杏仁、黄精、熟地黄。

【课后拓展】

（1）理解《伤寒论》阳明腑实证的条文。

（2）查阅文献了解关于本病西医学研究进展。

（3）通过对本病的学习，写出学习心悟。

（4）参考阅读：张中旭.李鲤教授应用和法治疗功能性便秘经验［J］.河南中医，2009，29（1）：28-29.

第六章　肝胆系病证

第一节　胁　痛

　　胁痛是指以一侧或两侧胁肋部疼痛为主要表现的疾病，是临床上比较多见的一种自觉症状。胁，指侧胸部，为腋以下至第十二肋骨部的总称。本病证相当于西医学的急慢性肝炎、胆囊炎、胆系结石、胆道蛔虫、肋间神经痛等疾病。

【辨治思路】

　　李鲤教授认为，中医学中的胁痛不同于西医学中所指的胁痛，而是相当于西医学的肝胆疾病和部分神经系统导致的疾病。李老认为这些肝胆疾病的发生，与人们所处的环境及生活状况密切相关。当今社会，人们的饮食多肥甘厚味油腻之物而易生痰湿浊邪，饮多酒浆而易生湿热，痰浊、湿热郁遏肝胆，疏泄不畅，发为胁痛；加之生活节奏加快，行业竞争日趋激烈，人们费心劳神，焦虑郁怒时生，导致肝肾阴虚，精血亏少，肝脉失于濡养，则胁部隐隐作痛。病变脏腑主要在于肝胆，又与脾胃及肾有关。胁痛病证有虚有实，而以实证多见。

　　李鲤教授在临证治疗上紧紧抓住中医学对肝胆病的共识病机——"湿热

毒瘀邪未尽，肝郁脾肾气血虚"，采用疏肝和中健脾治其本，培土荣木、和中利胆治其根之法。李老擅用和谐养肝方，自拟培土荣木汤、和中利胆汤，同时辨证使用其药对，有益气养血、疏肝理气、和中健脾、补肾化瘀解毒等功效。胆郁痰阻者，可加用和中利胆汤，方以保和丸、四逆散及金铃子散化裁而来，在调理脾胃升降运化的同时疏利胆腑，以解决胆囊炎、胆石症导致的右胁疼痛、口苦、厌油，以及胃脘满闷、纳差、疼痛等症状。肝病若胃实不受补者，可加用培土荣木法，即通过"寓补于消"的途径加用保和丸化裁，增强健脾助运之功，重点解决患者胁肋疼痛、脘满纳差、身困乏力或见肝功能异常等生化、影像学临床指标，从而使脾胃运化功能复常，肾气充足，肝木得荣，肝气即可逐渐恢复疏泄条达之性。此外，在扶正的同时选用清热解毒祛邪之药对，以期正复邪却。只有先后天之气充足，机体才能生机旺盛，能够与病邪相抗争，达到邪去病愈的目的。

【典型医案】

病例 1 赵某，女，55 岁。2013 年 10 月 11 日初诊。

［主诉］双侧胁肋部疼痛反复发作 1 年余。

［病史］患者既往胆囊炎病史，1 年来双侧胁肋部疼痛反复发作，呈胀痛，口苦，平素厌油腻，急躁易怒，容易牙疼。

［现症］双侧胁部胀痛，口苦，牙痛，欲饮食，但食后胃中胀满，腰部酸疼，急躁易怒，大便时干时稀，小便可。舌质红，舌体胖、边有齿痕，舌中后部苔黄厚腻，双脉沉弦滑。

> 问题
>
> （1）患者欲饮食，但食后胃中胀满，其病机是什么？
>
> （2）患者大便时干时稀，多为哪些脏病变？
>
> （3）患者近 1 年来胁部反复胀痛，口苦，其病机是什么？
>
> （4）患者舌质红，舌体胖、边有齿痕，舌中后部苔黄厚腻，反映了何种现象？

（5）结合患者的病史及现症，诊断为何种证型？应采取何种治法？

［治疗过程］

初诊方药：陈皮 10g，半夏 10g，茯苓 20g，炒莱菔子 10g，焦山楂 15g，焦神曲 12g，连翘 12g，川厚朴 10g，茵陈 20g，栀子 10g，黄芩 10g，当归 15g，白芍 15g，炒枳壳 10g，木香 10g，甘草 10g，生姜 3 片，大枣 5 枚（擘）。7 剂，水煎服，日 1 剂，分 2 次服。嘱其忌食辛辣刺激及肥甘厚味，饥饱适宜，勿劳累，畅情志。

二诊：10 月 20 日。患者两胁疼痛消失，纳食增多，胃胀减轻，腰部酸疼减轻，大便稀。舌质暗，苔黄腻，脉象弦数。守上方，加白术 15g。7 剂，水煎服，日 1 剂，分 2 次服。

问题

（6）如何理解初诊的主方配伍？

（7）二诊中为何又加白术？

病例 2　余某，男，30 岁。2014 年 11 月 17 日初诊。

［主诉］右胁部疼痛不适 2 个月。

［病史］患者 2 个月前出现右胁部疼痛不适，服中药后疼痛未见明显缓解。既往有乙肝病史 20 余年。

［现症］右胁部疼痛不适，时有后背疼痛，面色晦暗少华，肝区部位有压痛，喜按，持续 2～3 分钟缓解，怕冷。舌质红，边有齿痕，苔薄白，脉沉弦细。

问题

（1）患者既往有乙肝病史，从中医学来讲有何发病因素？

（2）该患者应辨为何种证型？应采取何种治则、治法？

[治疗过程]

初诊方药：陈皮 15g，半夏 15g，茯苓 30g，炒莱菔子 10g，焦山楂 15g，焦建曲 15g，连翘 12g，青皮 20g，郁金 20g，当归 15g，生白芍 20g，栀子 20g，川楝子 12g，延胡索 15g，丹参 20g，赤芍 20g，枳壳 15g，木香 15g，香附 15g，半枝莲 20g，土茯苓 20g，板蓝根 20g，白花蛇舌草 20g，灵芝 10g，太子参 15g，麦冬 15g，五味子 15g，甘草 10g。14 剂，水煎服，日 1 剂，分 2 次服。同时口服参琥胶囊（河南省中医院院内制剂，100 粒 / 瓶）3 瓶，口服，每次 6 粒，每日 3 次。

二诊：12 月 1 日。患者右胁部疼痛好转，后背疼痛消失，肝区无压痛，怕冷好转，面色较前明亮，精神状态改善，纳眠可，小便可，大便不成形，次数正常。舌质红，苔白，齿痕减退，脉沉弦。守上方 14 剂，水煎服，日 1 剂，分 2 次服。

三诊：12 月 14 日。服药后患者胁痛基本痊愈。舌质红，苔薄白。守上方，麦冬用至 20g，五味子用至 18g。8 剂，水煎服，日 1 剂，分 2 次服。

问题

（3）如何理解初诊的处方配伍？

（4）三诊加用麦冬、五味子用量的意义是什么？

病例 3 贾某，女，33 岁。2015 年 1 月 5 日。

[主诉] 右胁肋部疼痛半月。

[病史] 半月前患者生气后出现右侧胁肋部疼痛，痛处固定，生气后加重，伴嗳气、心烦等。舌质红，苔薄黄，脉弦滑。查体：墨菲征（＋）。既往慢性胆囊炎病史 1 年。

[现症] 右侧胁肋部疼痛，痛处固定，生气后加重，伴精神差，嗳气，心烦，纳食少，不欲进食，大便干，2～3 日一行。舌质红，苔薄黄，脉弦滑。查体：墨菲征（＋）。

问题

（1）患者生气后出现右侧胁肋部疼痛，痛处固定，生气后加重，伴嗳气、心烦、纳差、不欲进食，如何解释其病机？

（2）结合患者的症状及舌脉，辨证应为何证型？治法是什么？

［治疗过程］

初诊方药：柴胡 20g，枳实 15g，生白芍 15g，延胡索 20g，川楝子 12g，金钱草 30g，陈皮 10g，法半夏 10g，茯苓 20g，炒莱菔子 10g，焦山楂 15g，焦建曲 12g，连翘 10g，甘草 10g，大枣 5 枚，生姜 3 片。10 剂，水煎服，日 1 剂，分 2 次服。

二诊：1 月 14 日。服上方后患者胁肋部疼痛较前明显减轻，纳食较前增多，仍有心烦，时有嗳气，大便偏干。舌质红，苔薄黄，脉弦滑。守上方，加大黄 10g。10 剂，水煎服，日 1 剂，分 2 次服。

三诊：1 月 26 日。患者服上方后，诸症消失。原方 7 剂巩固。

问题

（4）如何理解初诊用药的方义？

（5）二诊加用大黄的用义是什么？

病例 4　陈某，男，14 岁。2014 年 11 月 3 日初诊。

［主诉］右胁肋部疼痛 2 周。

［病史］患者 2 周前突发右胁肋部疼痛，诊断为胆囊炎，给予输液治疗后好转。昨天中午进食油腻后右胁肋疼痛，持续两小时，服药后好转（具体不详）。既往无特殊病史，消化系统彩超检查示：未见明显异常。

［现症］右胁肋部疼痛，纳眠可，大小便正常。舌体大，苔白中后黄，舌尖红，脉沉弦细。消化系统彩超检查示：轻度脂肪肝，胆囊壁稍厚。

问题

（1）该患者辨证分型是什么？治法是什么？

［治疗过程］

初诊方药：当归 15g，生白芍 20g，川芎 12g，熟地黄 10g，陈皮 12g，半夏 12g，茯苓 30g，炒莱菔子 10g，焦山楂 15g，焦建曲 15g，连翘 12g，枳壳 15g，川厚朴 12g，广木香 12g，焦槟榔 15g，黄芩 15g，川楝子 12g，延胡索 15g，甘草 10g，生姜 3 片，大枣 5 枚（擘）。10 剂，水煎服，日 1 剂，分 2 次服。

二诊：11 月 21 日。患者右胁肋部疼痛稍减轻，鼻塞，昨晚流鼻血，鼻干，纳眠可，二便调。舌体胖大，舌质淡红，苔白，中后部略黄腻，脉沉弦细。守上方，加竹茹 15g，香附 12g，荷叶 12g，白及 10g，白茅根 20g，青皮 20g，郁金 20g，芦根 20g。14 剂，水煎服，日 1 剂，分 2 次服。

三诊：12 月 5 日。患者右胁肋部疼痛减轻，活动量大后仍有疼痛，服药后大便稀，余无不适。守二诊方，加紫苏 12g。10 剂，水煎服，日 1 剂，分 2 次服。

问题

（2）试分析初诊处方用药的方义。

（3）二诊调整方药的用意是什么？

（4）三诊加紫苏的用意是什么？

【问题解析】

病例 1

（1）欲饮食，说明胃收纳能力旺盛；食后胃中胀满，说明脾虚运化不利。综合而言，该病机为胃强脾弱。

（2）大便时干时稀，说明患者肝脾不调，具体为肝失疏泄、脾失健运。

（3）胀痛为肝胆气滞，口苦属肝胆湿热。湿热内阻，气机运行不畅，易出现胁痛、口苦症状。

（4）舌质红说明有热，舌体胖、边有齿痕说明脾虚湿邪内停，舌中后部苔黄厚腻说明湿热内停。总体说明中焦失和，湿热内蕴，熏蒸肝胆。

（5）患者的证型为湿热蕴脾，肝胆气滞证。可采用健运脾胃、清热化湿、疏肝利胆、活血通络之法。

（6）初诊方以和中利胆汤为主方。和中利胆汤是李老在保和丸的基础上化裁而成，由陈皮、半夏、茯苓、炒莱菔子、焦山楂、焦神曲、连翘、柴胡、白芍、炒枳实、金钱草、甘草、生姜、大枣等组成。方中保和丸健脾和中以资化源，用四逆散（柴胡、白芍、炒枳实、甘草）以疏肝理气解郁，加用茵陈蒿汤以清理肝胆湿热。由于患者大便时干时稀的病机是肝郁脾虚，故将茵陈蒿汤中大黄去掉，以防寒凉伤脾，合用黄芩、连翘清热利湿，当归、白芍活血化瘀止痛。诸药并用，共奏健运脾胃、清热化湿、疏肝利胆、活血通络之功。

（7）二诊患者大便仍稀，加用白术以健脾燥湿止泻。

病例 2

（1）对于乙肝病史，从中医学角度讲一般认为是因输血等感染病毒之邪、西药损肝药物之毒寄于肝脏，致使肝失疏泄，气机失调，痰浊、湿热、瘀血、毒邪内生，正气亏虚，而诱发肝病。

（2）患者有 20 多年乙肝病史，从中医学讲长期肝阴血亏虚，肝疏泄条达失司，导致脾胃消化功能减弱，故而出现面色晦暗少华、舌质红、边有齿痕、苔薄白、脉沉弦细等一派肝脾失调的症状。当属于正气不足，毒瘀扰肝证。治则：补虚泻实；治法：行气活血化瘀，清热利湿解毒。

（3）该方以保和丸为主化裁。方中保和丸健脾和胃；当归、丹参、郁金、栀子、赤白芍、半枝莲、土茯苓、板蓝根、白花蛇舌草等药活血利湿解毒；青皮、川楝子、延胡索、枳壳、木香、香附等理气止痛；灵芝、太子参、麦冬、五味子、甘草等益气养阴扶正。全方以行气活血化瘀、清热利湿解毒为主，益气养阴为辅，主次分明，故服药后诸症悉减，胁痛基本痊愈。

（4）患者舌质仍红，说明阴虚仍在，将麦冬、五味子用量加大以增强益气养阴固本之力。

病例 3

（1）患者既往有胆囊炎病史，胆与肝为表里，内藏胆汁，胆汁来源于肝之余气，可促进脾的运化。若肝胆郁滞，脾胃失运，则致脘满纳差；胆热郁久煎熬胆汁，炼久成石，阻滞经脉，致肝胆经气不利，则右胁疼痛；生气后加重肝胆气滞，不通则痛，而见疼痛加重；肝气郁结见嗳气、心烦。

（2）患者肝胆湿热郁滞，日久化热，故而见舌质红，苔薄黄，脉弦滑。结合舌脉症，该患者诊断为肝气不舒，郁而化热证。治以疏肝理气，清利肝胆为主。

（3）保和丸和中以资化源为君；四逆散透解郁热，疏肝理气为臣；金铃子散舒肝泄热，理气止痛为佐；金钱草清肝胆湿热。全方共奏和中疏肝利胆之功。

（4）患者仍有心烦、大便偏干、时有嗳气等症状，加用大黄泻下攻积、清热泻火，以改善上述症状。

病例 4

（1）患者右腹疼痛当属中医学"胁痛"的范畴。不能进食油腻食物，舌体大，苔白中后黄，舌尖红，脉沉弦细，属于湿热熏蒸肝胆，导致少阳枢机不利，脾胃运化失常。辨证为湿热蕴结，肝失疏泄，气机郁滞，络脉不和。治以疏肝和络，清热利湿，理气止痛。

（2）保和丸加减治疗。方中以当归、生白芍、川芎、熟地黄养血和络；以广木香、焦槟榔、枳壳、厚朴行气化滞；以黄芩、连翘清利肝胆湿热；以金铃子散（川楝子、延胡索）疏肝泄热，理气止痛。诸药并用，共收疏肝利胆、健运脾胃、清热利湿、养血和络之功。

（3）二诊患者服药后鼻干、流鼻血，遂在上方的基础上加用白茅根、芦根清热养阴，郁金、白及凉血止血。

（4）患者活动量大后有疼痛，表明仍有气滞，加紫苏理气和中、行气止痛。

【学习小结】

李鲤教授认为，肝胆疾病的发生与人们所处的环境及生活状况密切相关，在临证治疗上应紧紧抓住中医学对肝胆病的共识病机——"湿热毒瘀邪未尽，肝郁脾肾气血虚"，采用疏肝和中健脾治其本，培土荣木、和中利胆治其根之法。李老擅用和谐养肝方，自拟培土荣木汤、和中利胆汤，同时辨证使用其药对，有益气养血、疏肝理气、和中健脾、补肾化瘀解毒等功效。只有先后天之气充足，机体才能生机旺盛，与病邪相抗争，达到邪去病愈的目的。

【课后拓展】

1.掌握胁痛与脏腑、经络的关系。

2.查阅资料，了解胁痛的中医外治方法。

3.通过对本病的学习，写出学习心悟。

4.参考阅读：李为民，何华.李鲤运用和谐养肝方药对治疗肝病经验〔J〕.河南中医，2012，32（4）：438-440.

第二节　鼓　胀

鼓胀是指腹部胀大如鼓的一类病证，临床以腹大胀满，绷急如鼓，皮色苍黄，脉络显露为特征，故名鼓胀。本病相当于西医学的肝硬化腹水，包括病毒性肝炎、血吸虫病、胆汁性、营养不良性等多种原因导致的肝硬化腹水。

【辨治思路】

李鲤教授认为，鼓胀病因较复杂，主要有酒食不节、情志刺激、虫毒感染、病后续发四方面的因素。鼓胀的基本病机为肝、脾、肾受损，气滞、血结、水停腹中而发病。鼓胀的治疗在行气、活血、利水的基础上，必须配合扶正药物。

李老临床常以培土荣木汤治疗鼓胀。培土荣木汤由保和丸加当归、白芍、青皮、郁金组成，主治肝炎、胆囊炎、胆结石、肝硬化等疾患。一则健脾和胃，扶助正气；二则疏肝理气，养阴柔肝，肝脾同治，培土荣木；用党参、白术、茯苓、猪苓、泽泻、车前子、砂仁等药健脾利水，标本共治。治疗时还必须从脾胃着手，以开后天生化之源，随着脾胃功能的好转，肝脏的功能才能逐渐地恢复，完成由量变到质变的过程。胁肋胀痛明显者，加柴胡、枳壳、川楝子、延胡索、甘草等疏肝理气止痛；湿热蕴结，目黄身黄者，加茵陈、虎杖、赤小豆等清热利湿；胆结石者，加金钱草、黄芩、柴胡、枳壳等利胆排石；肝硬化腹水者，加白术、猪苓、泽泻、车前子等利水消肿。本病乃肝、脾、肾受损，气、血、水互结所致，邪实而正虚，故治疗在行气、活血、利水的基础上，须配合扶正药物。

李老常提到在《岳美中医话集》中，岳老告诉我们在治疗慢性病时，不仅"有方"，还要"有守"，意思是认准了疾病，把握住了疾病的病机，也制定了合理的方药，还必须有坚持下去的毅力。但鼓胀患者大多不能很好地配合，往往喜欢用快利之品把腹水治下去，求一时之快。医者也往往难于拒绝患者的请求，而造成滥用利尿攻下之品，以致病情恶化。李老在临证中指出，本病总属本虚标实错杂，治疗中当坚持攻补兼施，补虚不忘实，泻实不忘虚的原则。由于鼓胀病情易于反复，预后一般较差。所以治疗鼓胀病一定要以最大的耐心，治疗时"有方""有守"，才能达到满意的效果。

【典型医案】

病例 1 王某，男，43 岁。2012 年 12 月 17 日初诊。

［主诉］右胁疼痛 3 年，腹胀大而满 3 个月。

［病史］患者 3 年前出现右胁疼痛，未予重视；3 个月前又出现腹胀满，屡用利水诸法不效。

［现症］右胁胀痛，面浮肢肿，腹大如鼓，按之如囊裹水，脘腹痞满，尿少便溏。舌苔白腻，脉沉无力。B 超检查示：慢性肝炎、肝硬化腹水。

问题

（1）患者腹部胀满，为何运用利水法后不奏效？

（2）患者舌苔白腻、脉沉无力的病机是什么？

（3）依据患者的症状、体征及舌苔、脉象，辨证为何证型？

［治疗过程］

初诊方药：陈皮 12g，半夏 12g，茯苓 30g，炒莱菔子 15g，焦神曲 12g，白芍 12g，青皮 12g，郁金 15g，党参 15g，白术 15g，猪苓 30g，泽泻 15g，车前子 30g，砂仁 10g（后下）。15 剂，水煎服，日 1 剂，分 2 次服。

二诊：2013 年 1 月 2 日。患者胁痛消失，腹水明显消退。效不更方，守上方继续服用 15 剂。腹水消退，诸症随之而减。后减利水剂用量，以疏肝健脾之法，做丸剂善后。随访患者病情稳定。

问题

（4）如何理解初诊用药的方义？

病例 2　余某，女，31 岁。2011 年 6 月 4 日初诊。

［主诉］产后反复腹部胀大 9 年。

［病史］9 年前患者产后情绪不好，之后出现腹部胀大如鼓（孕 10 月状），皮色不变，腹胀时有肛门下坠感，严重时腹疼、不能坐起，一坐则肛门憋胀如临产一般，伴腰酸疼。之后每于生气后出现，下午及晚上腹胀明显，走路多会加重，受凉后肚子也胀。于平躺后腹胀自消，消后心情也舒畅。平素喜太息，时有头晕、胸闷、心慌，怕冷，紧张时出汗，有时四肢酸（如捆绑感）。9 年来未进行过劳动。在某中医院服中药半年乏效。

［现症］腹部胀满，腹胀时肛门下坠感，严重时腹疼、不能坐起，口干苦欲饮但饮水不多，纳可，眠欠佳，二便调。舌质淡红，苔薄白，底略迂曲，舌质嫩，双脉弦滑，左弦明显。辅助检查：腹部叩诊呈鼓音。

> 问题
>
> （1）患者病因起于产后情绪不好，且每于生气、劳累后加重，胀大明显时"肛门坠胀如临产"，胸闷，平素喜太息，腹胀消失后心情也舒畅。上述症状的病机是什么？
>
> （2）该患者辨证为何种证型？其治法是什么？

[治疗过程]

初诊方药：柴胡10g，枳壳10g，香附12g，青皮15g，陈皮15g，吴茱萸4g，白芷6g，佩兰15g，佛手15g，香橼15g，白蒺藜15g，砂仁10g（后下），白蔻仁10g（后下），厚朴20g，大腹皮15g，神曲15g，桂枝6g，延胡索15g，五灵脂10g。7剂，水煎服，日1剂，分2次服。

二诊：6月11日。患者自诉服第1剂药后服即觉不胀，表情愉快，去饭店打工也没事。6月8号来月经，色可，无血块，下午腹略胀，但腹不大，小腹略疼。纳眠可，二便调，口略干不欲饮，胃时有隐疼，略胸闷。舌底迂曲，舌淡红，苔薄白，脉左缓右略弦。处方：柴胡10g，枳壳10g，香附12g，青皮15g，陈皮15g，赤芍15g，乌药5g，木香6g，桃仁10g，红花10g，白芍10g，怀牛膝15g，白蔻仁10g（后下），厚朴15g，佛手10g，白蒺藜10g，玫瑰花10g，五灵脂10g，延胡索15g，吴茱萸3g，炙甘草6g。7剂，水煎服，日1剂，分2次服。

三诊：6月24日。服上药后患者腹未胀大。近两天胃胀，饥饿时明显，纳眠可，二便调。面色红润。舌象正常，脉左缓右略弦。处方：砂仁3g（后下），木香6g，青皮6g，陈皮10g，香附12g，高良姜10g，石斛10g，佛手15g，香橼15g，炒麦芽15g，炒谷芽15g，炙甘草6g。12剂，水煎服，日1剂，分2次服。嘱其服完上药后服逍遥丸合香砂六君子丸善后。

电话随访（8月4日）：患者腹未胀大，生活状况良好。

问题

（3）如何理解初诊处方的方义？

（4）二诊方药调整的用意是什么？

（5）三诊之前上述症状经治疗后均明显好转，出现其他不适症状，当辨为何种证型？其治法是什么？

【问题解析】

病例 1

（1）单独应用利水药物只是减轻患者腹水量，是治其标改善症状之举。但腹水消退之后，因肝、脾、肾正气未复，气滞血络不畅，腹水仍有可能再起。此时仍须健脾疏肝，培补正气，善后调理。

（2）患者病史较长，肝、脾、肾功能皆受损，脾失健运，聚湿生痰，故而舌苔白腻；病久及肾，肾阴亏虚，出现脉沉无力。

（3）根据舌脉症，考虑患者辨证为脾虚肝郁，水湿内停证。

（4）保和丸化裁方（培土荣木汤）：由保和丸加当归、白芍、青皮、郁金组成。李老以培土荣木汤治疗该病，一则健脾和胃，扶助正气；二则疏肝理气，养阴柔肝，肝脾同治，培土荣木；用党参、白术、茯苓、猪苓、泽泻、车前子、砂仁等药健脾利水，标本共治。

病例 2

（1）患者的病起因于产后情绪不好，肝气郁结，气滞不疏，则见生气、劳累后加重，胸闷，喜太息，腹胀消失后心情也舒畅，故病机是肝郁气滞。

（2）患者长期心情不好，肝郁气滞，气机滞涩，日久由气及血，络脉瘀阻，故而舌底略迂曲，双脉弦滑，左弦明显；肝脾受损，生化乏源，不能营养机体，故而舌质嫩。患者辨证为肝气郁滞，脾阳不足生湿，有生风之象。治法：暖肝脾，理气息风，除湿通腑。

（3）初诊方中柴胡、枳壳、香附、青皮理气疏肝解肝郁，陈皮、白芷、佩兰、佛手、香橼等辛温之药理气兼化湿，砂仁、白蔻仁温脾燥湿和胃，神曲温胃散寒，另以气分的息风药白蒺藜息风，厚朴、大腹皮宽中下气理腹部气机，延胡索、五灵脂理气止痛。

（4）二诊时患者腹胀较前明显减轻，小腹略疼，胃时有隐疼，略胸闷，舌底迂曲，故减去利水药物。患者患病主要原因在于肝气郁结，气机滞涩，络脉瘀阻，不通则痛；故加强疏肝解郁，理气止痛，活血化瘀止痛。

（5）辨证为脾阳不足，胃气郁滞。治法为温中健脾理气。

【学习小结】

李鲤教授认为鼓胀病因较复杂，主要有酒食不节、情志刺激、虫毒感染、病后续发四方面的因素。鼓胀的基本病机是肝、脾、肾受损，气滞、血结、水停腹中而发病。在治疗时必须从脾胃着手，以开后天生化之源，随着脾胃功能好转，肝脏功能才能逐渐地恢复，完成由量变到质变的过程。本病乃肝、脾、肾受损，气、血、水互结所致，邪实而正虚，故治疗在行气、活血、利水的基础上，须配合扶正药物。"见肝之病，知肝传脾，当先实脾。"李老以培土荣木汤治疗该病，一则健脾和胃，扶助正气；二则疏肝理气，养阴柔肝，肝脾同治，培土荣木；用党参、白术、茯苓、猪苓、泽泻、车前子、砂仁等药健脾利水，标本共治，用药切中病机，故能克顽疾，获殊效。他认为本病总属本虚标实错杂，治疗中当坚持攻补兼施，补虚不忘实，泻实不忘虚的原则。由于鼓胀病情易于反复，预后一般较差。因此治疗该病一定要以最大的耐心，治疗时"有方""有守"，才能达到满意的效果。

【课后拓展】

1. 掌握《内经》中有关鼓胀病因病机的条文。

2. 总结历代医家治疗鼓胀的经验。

3. 查阅学习西医学对鼓胀的认识、研究进展及治疗方案。

4. 通过对本病的学习，写出学习心悟。

5. 参考阅读：潘茂才.朱丹溪论治鼓胀病的学术思想特色研究［J］.甘肃中医学院学报，2015，32（5）：14-17.

第七章　肾系病证

第一节　水　肿

水肿是体内水液潴留，泛滥肌肤，表现以头面、眼睑、四肢、腹背，甚至全身浮肿为特征的一类疾病。本病相当于西医学的肾性水肿、心性水肿、肝性水肿、营养不良性水肿、功能性水肿、内分泌失调引起的水肿等。

【辨治思路】

李鲤教授认为，水肿的病因主要有风邪、水湿、疮毒、瘀血，导致肺失通调，脾失转输，肾失开阖，三焦气化不利形成水肿。李老根据五行学说土克水之原理，用"寓补于消"之法，改善脾胃运化吸收之功能，从而治疗脾虚湿泛而出现的水肿。

李鲤教授借鉴《景岳全书·肿胀》"凡水肿等证，乃肺脾肾三脏相干之病。盖水为至阴，故其本在肾；水化于气，故其标在肺；水惟畏土，故其制在脾"之义，自拟方取名为培土制水汤（由保和丸加黄芪、白术、猪苓、泽泻、车前子组成）。李老认为：肾主水，司二便；脾属土，主营养物质的消化吸收、水液的运化。若脾胃被痰湿阻滞而运化力差，肾失主水之职而水液泛滥，当培土而制水，使脾胃复得其健运则水肿自可消退。用消法者，是针对痰湿阻滞、消化力差而设，与脾虚不运的补中益气、益气健脾迥然不同，不可不辨。

治疗水肿病，一般认为"腰以上肿，当发其汗；腰以下肿，当利其小便"，使潴留在体内的水液从小便和汗液因势利导向外排泄而消其肿，是谓之治疗大法。李老则认为治疗此类病证，不可一味利水消肿，而应辨证施治，注重调理肺脾肾及各脏腑的功能，方能肿消病愈。临证时，李老常三焦并治，先以宣肺，次以温肾，终以健脾，肺气得以通调，脾气得以转输，肾气得以开合，使三焦气化正常，阳气复，正气盛，邪气退而病愈。

【典型医案】

病例 1 乔某，男，40 岁。2013 年 5 月 17 日初诊。

[主诉] 全身浮肿 10 个月。

[病史] 10 个月前患者于发热、咽痛后始出现全身高度浮肿，查 24 小时尿蛋白定量 6.56g，诊断为慢性肾小球肾炎肾病型。曾在外院用大量西药治疗近 9 个月，未能见效。

[现症] 全身浮肿，腰以下为甚，按之凹陷不易恢复，脘腹胀闷，纳减，乏力，面色无华，神疲少尿。舌淡暗，苔白腻，脉滑。

> 问题
>
> （1）患者发热、咽痛后出现全身浮肿的原因是什么？
>
> （2）患者脘腹胀闷，纳减乏力，面色无华，神疲少尿的原因是什么？
>
> （3）结合患者病史、症状及舌脉，可辨为何种证型？其治法是什么？

[治疗过程]

初诊方药：陈皮 12g，半夏 12g，茯苓 30g，炒莱菔子 15g，焦神曲 12g，黄芪 30g，党参 15g，白术 15g，猪苓 30g，泽泻 15g，车前子 30g，砂仁 10g（后下），肉桂 6g。20 剂，水煎服，日 1 剂，分 2 次服。

二诊：6 月 7 日。服药 3 周后，患者水肿减退，纳食渐增，但见舌质偏暗。守上方，加益母草 30g，丹参 20g，路路通 15g。以上方调治半年，症状消失，尿检正常。

> 问题
>
> （4）如何理解主方的配伍意义？
>
> （5）二诊加用益母草、丹参、路路通的意义是什么？

病例 2 韩某，女，27 岁。2013 年 9 月 2 日初诊。

〔主诉〕眼睑、面部口唇浮肿 2 个月。

〔病史〕患者 2 个月前不明原因出现乏力，畏寒，纳少，月经量多，同时出现眼睑、面部口唇肿胀，上眼睑有下垂感，痰多，腹胀，便秘，记忆力减退。西医诊断为"甲状腺功能减退症"。

〔现症〕眼睑、面部口唇肿胀，上眼睑有下垂感，记忆力减退，畏寒，乏力，纳少，痰多，腹胀，便秘。舌质淡胖，苔白腻，脉沉细兼滑。

> 问题
>
> （1）患者舌质淡胖，苔白腻，脉沉细兼滑的病机是什么？
>
> （2）结合患者的症状、体征及舌脉，应辨为何种证型？其治法是什么？

〔治疗过程〕

初诊方药：焦山楂 12g，神曲 12g，炒莱菔子 15g，陈皮 10g，半夏 10g，茯苓 20g，连翘 12g，丹参 20g，当归 10g，巴戟天 15g，淫羊藿 15g，枸杞子 20g，太子参 15g，车前子 20g（包）。14 剂，水煎服，日 1 剂，分 2 次服。

二诊：9 月 16 日。患者眼睑、面部口唇肿胀消退，纳可，二便调，但乏力、痰多。加黄芪 12g，半夏加至 15g，连翘加至 15g。14 剂，水煎服，日 1 剂，分 2 次服。

三诊：9 月 30 日。患者痰减、畏寒。上方中巴戟天加至 20g，淫羊藿加至 20g。14 剂，水煎服，日 1 剂，分 2 次服。

四诊：10 月 14 日。查 TSH 25μu/mL，FT_3、FT_4 均正常。守前方加川贝母 10g。12 剂，水煎服，日 1 剂，分 2 次服。

五诊：10 月 25 日。患者诸症基本消退。随症加炒鸡内金、焦麦芽等，服用 2 个月，复查 TSH 2.5μu/mL，MRI 示垂体大小正常。患者要求继续巩固治疗，遂以上方为主，再予 16 剂，病情平稳，诸症未见反复。

问题

（3）试分析初诊方义。

（4）二诊加大黄芪、半夏药量的意义是什么？

（5）三诊加大巴戟天、淫羊藿药量的目的是什么？

病例 3 姜某，女，60 岁。2013 年 12 月 27 日初诊。

[主诉] 双眼睑水肿 2 年，双下肢水肿 1 月余。

[病史] 患者 2 年前无明显诱因出现双眼睑水肿，1 个月前双下肢出现轻度浮肿。

[现症] 双眼睑、双下肢出现水肿，双眼干涩，腰背部酸困，枕部发紧，头懵，眠差，多梦，纳可，口干，口苦，口臭，小便淋沥不尽，大便尚可。舌质紫暗，苔黄厚腻，脉沉细。

问题

（1）结合患者的症状、体征及舌脉，辨为何证型？治法是什么？

[治疗过程]

初诊方药：生地黄 15g，当归 10g，川芎 15g，芍药 10g，金银花 20g，蒲公英 20g，紫花地丁 20g，泽泻 20g，猪苓 20g，白术 15g，桂枝 6g，怀牛膝 15g，白茅根 15g，鸡内金 20g，焦麦芽 20g，三七粉 6g（冲服），甘草 10g，生姜 3 片，大枣 5 枚。15 剂，水煎服，日 1 剂，分 2 次服。

二诊：2014 年 1 月 12 日。患者水肿已明显消退，小便正常，余无不适。舌质淡红，苔薄黄。以上方随症加减治疗 2 个月，患者告愈。随访 2 年未见复发。

问题

（2）初诊处方中选用的主方是什么？如何理解处方的配伍？

病例4　邵某，男，15岁。2013年10月17日初诊。

[主诉]双下肢肿半年余。

[病史]患者既往有"局灶增生性IgA肾病"病史。半年前下肢水肿，曾服云南白药、雷公藤多苷片、阿法骨化醇软胶囊、双嘧达莫片、醋酸泼尼松片、维生素C片、葡醛内酯片，效果不佳。

[现症]双下肢水肿，按之凹陷，纳可，眠可，大便日行1次，小便3～4次/日，上肢左臂皮肤、腹部皮肤呈赤色脂肪裂纹。舌质淡暗，舌边有齿痕，苔白稍腻，脉沉弦。

> 问题
> （1）该患者辨证分型是什么？

[治疗过程]

初诊方药：黄芪30g，猪苓30g，泽泻30g，白术15g，车前子20g（包煎），炮穿山甲10g（粉碎，另包冲服），炒鸡内金20g，焦麦芽20g，陈皮10g，半夏10g，茯苓30g，炒莱菔子12g，焦山楂15g，焦建曲12g，连翘15g，甘草10g，当归20g。20剂，水煎服，日1剂，分2次服。

二诊：11月7日。服上药（注：西药继续服用，现强的松已减至8片/日，每片5mg）后，患者双下肢肿胀消失，近2天伴全身肌肉痛，关节不痛，动则汗出，纳可，眠安，二便调。舌质红，齿痕舌，苔白略厚腻，脉沉弦。守上方，黄芪用至40g，猪苓用至40g，白术用至18g，当归用至20g，加丹参20g。20剂，水煎服，日1剂，分2次服。

三诊：11月29日。患者下肢未再出现肿胀，大便2次/日，小便量多，肌肉痛消失，汗出过多症状改善，纳可，眠安，偶有胸闷痛。察其舌质红，苔黄腻，脉沉细数。守二诊方，黄芪用至50g，猪苓用至45g，白术用至20g，当归用至22g，丹参用至25g。20剂，水煎服，日1剂，分2次服。

四诊：12月20日。患者下肢未再出现肿胀，大便稀、日行2次，小便量多，纳可，眠安，未再出现胸闷痛，走路时涌泉穴处疼痛。察其舌质暗红，苔白腻，脉沉细弦。测血压110/80mmHg。2013年12月29日检查示：ALT

48.6U/L↑；尿常规：维生素 C 0.6mmol/L；尿蛋白（+++），3.0g/L；潜血（+++），200cells/uL；WBC 15cells/uL。在三诊的基础上加用郁金 20g、三七粉 6g（冲服）、血余炭 10g。40 剂，水煎服，日 1 剂，分 2 次服。

> 问题
>
> （2）初诊处方选用的主方是什么？如何理解处方配伍？
>
> （3）二诊加用丹参及增大黄芪、猪苓、白术、当归的用量意义是什么？
>
> （4）四诊加用郁金、三七粉、血余炭的意义是什么？

病例 5 石某，男，42 岁。2013 年 12 月 4 日初诊。

［主诉］双下肢水肿 20 余天。

［病史］20 余天前患者无明显诱因出现双下肢水肿，未处理。

［现症］双下肢水肿，皮肤发干掉皮，纳眠可，面色发暗，小便量少色黄，大便调。舌质淡，舌尖红，苔薄黄，脉沉弦。尿隐血阳性，尿蛋白（++）。

> 问题
>
> （1）该患者辨证分型是什么？治法是什么？

［治疗过程］

初诊方药：桂枝 6g，猪苓 20g，茯苓 35g，生白术 15g，泽泻 20g，瞿麦 20g，血余炭 6g，萹蓄 20g，黄芩 15g，生栀子 10g，黄柏 10g，车前子 20g，枸杞子 20g，山萸肉 20g，草薢 20g，忍冬藤 20g，徐长卿 20g，白茅根 20g，三七粉 6g（兑服），赤芍 20g，生地黄 10g，竹叶 15g，甘草 10g，生姜 3 片，大枣 5 枚。10 剂，水煎服，日 1 剂，分 2 次服。

二诊：12 月 16 日。服药后患者双下肢水肿减轻，皮肤状态好转，复查尿常规正常。守原方 10 剂，水煎服，日 1 剂，分 2 次服。嘱忌酒，低盐饮食。

以上方随症加减治疗 2 个月，患者水肿已无，面色转华。随访 1 年未见复发。

问题

（2）初诊处方选用的主方是什么？如何理解处方配伍？

【问题解析】

病例 1

（1）患者感受外邪后出现发热、咽痛为发病诱因，风邪犯肺，肺气失于宣畅，不能通调水道，风水相搏，则发为全身水肿。

（2）患者病史较长，久病则及脾肾。脾失健运，则出现脘腹胀闷，纳减乏力，神疲乏力；水谷精微无力化生，则面色无华；肾失蒸化，开阖不利，水液泛溢肌肤，故而少尿。

（3）根据患者脘腹胀闷，纳减乏力，面色无华，神疲少尿，舌质淡，苔白滑，脉沉弱，辨证为脾阳虚损，土不制水证之水肿。脾阳虚损，体内水液运化代谢失常，水液蓄积皮下发为水肿。治法为温阳健脾，利水消肿。

（4）培土制水汤为主方。该方由保和丸加黄芪、白术、猪苓、泽泻、车前子组成。保和丸健运中焦；茯苓加大其量可淡渗利水，与白术、泽泻、猪苓合名为四苓散，健脾利水，其性甚平；车前子为利水专药；黄芪、党参益气健脾；鸡内金一可消食，二可开结利水。

（5）患者水肿减轻，另因水蓄可病血，血结亦病水，故李老又在原方的基础上加用丹参、益母草等活血通络药物，以祛瘀利水，水瘀同治，加路路通以利水除湿，故有桴鼓之效。

病例 2

（1）患者病史偏长，脾肾功能均受损，脾肾阳虚，脾阳不振，运化失司，聚湿生痰，故而出现舌质淡胖，苔白腻，脉沉细兼滑。

（2）根据舌脉症，辨证为脾肾阳虚，痰瘀内阻。治法以补脾益肾、祛痰逐瘀为主。

（3）初诊方投保和丸健脾和胃，配合丹参、当归意在活血，"去宛陈莝"；泽泻、猪苓、车前子淡渗利水，巴戟天、枸杞子、淫羊藿补益脾肾，太子参补益脾肺之气。本方实遵"其本在肾""其制在脾""其标在肺"之旨，故疗效显著。

（4）二诊患者水肿消退，但仍乏力、痰多，说明气虚痰湿较甚，加黄芪益气健脾，利水消肿；半夏增量，以加强燥湿化痰作用。

（5）三诊时患者痰量减少、畏寒，治其本在脾肾阳虚，故加用巴戟天、淫羊藿补肾阳固本。

病例3

（1）患者水肿日久见瘀血现象，结合舌脉症辨证为瘀血内停，水液不行。治法为化瘀通络，通阳利水。

（2）处方以当归芍药散为主加减。方中三七、当归、川芎、牛膝活血通经，使血行水亦行；桂枝温通经脉，通阳利水；金银花、蒲公英清热解毒散结；白术补气健脾利水。诸药合用，使瘀血得行，水肿得消。

病例4

（1）根据舌脉症，患者诊断为痰湿内阻而致胃失和降，脾运不及。

（2）培土制水汤，由保和丸合四苓散加减而成，全方由黄芪、猪苓、泽泻、白术、车前子、炒鸡内金、陈皮、半夏、茯苓、炒莱菔子、焦山楂、焦建曲、连翘、甘草组成。四苓散是由茯苓、猪苓、泽泻、白术组成，该方来源于《丹溪心法》卷二，功善健脾利水渗湿。方中茯苓加大其量，可增强淡渗利水之功，主要用于水湿内停之小便不利、泄泻、水肿、尿血；方中保和丸可健脾消痰，化湿除滞；加车前子为利水专药；加用鸡内金，一可消食，二可开结利水；加当归以养血活血，加丹参以活血化瘀。

（3）二诊时患者水肿消退，全身肌肉痛，动则汗出；舌质红，齿痕舌，苔白略厚腻，脉沉弦。说明治疗对症，加用丹参活血化瘀行水；增加当归用量，以增强凉血活血化瘀功效；猪苓、白术增量是加强健脾利水功效。

（4）四诊患者复查尿常规显示：尿中有漏出蛋白，尿中有血，所以加用三七粉、血余炭活血化瘀止血。患者走路脚底痛，加用郁金以行气化瘀、活血止痛。

病例 5

（1）患者双下肢水肿，当属中医学"水肿"范畴，根据舌脉症辨证为湿热下迫，热伤络脉。治法为清热利湿，活血化瘀。

（2）方中茯苓、猪苓甘淡，入肺而通膀胱，泽泻干咸，入肾与膀胱，三者共奏利水渗湿之效；白术健脾燥湿，桂枝外解太阳表邪，内助膀胱气化；萹蓄、瞿麦、车前子、萆薢、竹叶为清热利水通淋之常用品；黄芩、黄柏、栀子仁清泄三焦，通利水道，以增强君、臣药清热利水通淋之功；枸杞子、山茱萸、生地黄补益肝肾，清热生津，养血滋阴；久病入络，徐长卿、忍冬藤除湿通络；患者面色发暗，为血瘀内阻之象，药用白茅根、三七粉、赤芍以活血化瘀、清热利尿。诸药合用，清热利湿、活血化瘀之效立显。

【学习小结】

通过以上病案可以看出，水肿病多属于脾虚湿泛而出现的水肿。李鲤教授根据五行学说土克水之原理，用"寓补于消"之法，改善脾胃运化吸收之功能，从而治疗脾虚湿泛而出现的水肿。李老借鉴《景岳全书·肿胀》"凡水肿等证，乃肺脾肾三脏相干之病。盖水为至阴，故其本在肾；水化于气，故其标在肺；水惟畏土，故其制在脾"之义，自拟方取名为培土制水汤（由保和丸加黄芪、白术、猪苓、泽泻、车前子组成）。李老认为：肾主水，司二便；脾属土，主营养物质的消化吸收，水液的运化。若脾胃被痰湿阻滞而运化力差，肾失主水之职而水液泛滥，当培土而制水，使脾胃复得其健运，则水肿自可消退。

【课后拓展】

1. 查阅《内经》，掌握有关水肿治疗的条文。

2. 查阅西医学对水肿的认识、研究进展及治疗方案。

3. 通过对本病的学习，写出学习心悟。

4. 参考阅读：张宁. 董建华教授论治肾性水肿［J］. 新中医,1992,24(12):16-17.

第二节　淋　证

淋证是指小便频数短涩，淋沥刺痛，小腹拘急引痛为主症的疾病。本病相当于西医学的急慢性尿路感染、泌尿系结核、尿路结石、急慢性前列腺炎、乳糜尿及尿道综合征等疾病。

【辨治思路】

李鲤教授认为，临床中患者正气不足与湿热瘀毒蕴结下焦是导致淋证发病的关键，淋证发病往往本虚与标实共见，各有侧重，其病位在下焦，以肾、膀胱为主。李老认为，湿、热、瘀三者相互影响、相互作用、相互化生致使疾病发生、发展，其贯穿于淋证的整个病程。需强调的是，在淋证的发生发展过程中，正气虚损是不可忽视的，其中尤以肾虚为主，此即"正气存内，邪不可干；邪之所凑，其气必虚"之意。

李鲤教授临证治疗中首辨本虚标实。一方面，标实祛邪为重，重用利尿通淋之品，清利并用，同时不忘凉血活血、化瘀和络；另一方面，本虚扶正为先，维护肾气，益肾固本，同时不忘顾护脾胃；此外，还要注重综合治疗。李老特别提出，在淋证急性发作期，通利之剂需重用，但不可过用，肾为至阴之脏，利尿过度，力量过猛，尤易耗伤津液伤及人体正气。李老治疗中重视辨证用药，标本兼顾，虚实并调，故疗效颇佳。

【典型医案】

病例 1　贺某，男，22 岁。2014 年 11 月 14 日初诊。

［主诉］尿频、尿急 1 年。

［病史］患者 1 年来无明显诱因出现尿急、尿频，曾在某医院诊断为"前列腺炎"。既往有吸烟饮酒史。

［现症］尿频，尿急，头晕，头懵，阴囊潮湿，性功能障碍，咽部不适，

吐痰多。舌质淡红，苔白，脉弦细。

> **问题**
>
> （1）结合舌脉症，该患者辨证分型是什么？

［治疗过程］

初诊方药：陈皮 15g，半夏 15g，茯苓 30g，炒莱菔子 10g，焦建曲 15g，连翘 15g，生地黄 15g，木通 10g，竹叶 12g，滑石 20g，瞿麦 15g，石韦 20g，白茅根 20g，土茯苓 20g，甘草 10g，徐长卿 20g，车前子 15g，五味子 15g，五倍子 3g，黄柏 15g，生姜 3 片，大枣 5 枚（擘）。7 剂，水煎服，日 1 剂，早晚分服。嘱患者戒烟酒。

二诊：11 月 21 日。服药后患者尿频、尿急轻微好转，阴囊部潮湿好转，口干，咽中有异物感，怕冷，四肢冰凉，纳眠可，大便正常。舌质红，苔白黄腻，脉弦滑。守上方，加忍冬藤 30g，山萸肉 20g，川断 20g，生薏苡仁 30g，黄柏 15g，怀牛膝 20g，焦麦芽 20g。10 剂，水煎服，日 1 剂，早晚分服。

三诊：12 月 3 日。患者服药后尿频、尿急及阴囊部潮湿明显好转，复查尿常规已正常。守原方 7 剂巩固。

> **问题**
>
> （2）初诊处方选用的主方是什么？如何理解主方配伍？
>
> （3）二诊为何加用忍冬藤、山萸肉、川断、生薏苡仁、黄柏、怀牛膝、焦麦芽？

病例 2　刘某，男，31 岁。2014 年 4 月 30 日初诊。

［主诉］小便黄、灼热 3 天。

［病史］患者近 3 天来小便偏黄，自觉有灼热感，无疼痛。平素形体偏胖，体重 115kg，平时日常生活即感觉气喘。

［现症］小便偏黄，自觉有灼热感，无疼痛。纳可，眠差，多梦，大便正常。舌质暗红，舌体厚，苔白滑，脉沉细。尿常规示：隐血（+++），酮体

（±），蛋白（+++）。

问题

（1）结合患者症状及舌脉辨证是什么？其治法是什么？

［治疗过程］

初诊方药：生地黄 15g，川木通 10g，竹叶 15g，白茅根 30g，瞿麦 30g，萹蓄 25g，茜草 20g，猪苓 20g，泽泻 20g，血余炭 10g，车前子 20g，陈皮 15g，半夏 10g，竹茹 15g，茯苓 30g，炒莱菔子 10g，焦山楂 15g，焦建曲 15g，连翘 12g，甘草梢 10g，生姜 3 片，大枣 5 枚（擘）。7 剂，水煎服，日 1 剂，早晚分服。

二诊：5 月 14 日。服药后患者诸症缓解。舌质红，苔黄腻，脉沉弦。守上方，加旱莲草 30g，女贞子 20g。15 剂，水煎服，日 1 剂，早晚分服。

三诊：5 月 29 日。患者小便已正常，仍有运动时喘，睡眠时间增加。舌苔薄黄，脉沉弦。守上方，加栀子 15g。7 剂，水煎服，日 1 剂，早晚分服。后患者复查尿常规，隐血、酮体已正常，唯蛋白（+++）依旧。

问题

（2）初诊处方选用的主方是什么？如何理解处方配伍？

（3）二诊为何加用旱莲草、女贞子？

病例 3 赵某，女，52 岁。2013 年 9 月 17 日初诊。

［主诉］小便频数、淋沥涩痛、少腹拘急胀痛 7 天余。

［病史］患者近 7 天来出现小便频数，淋沥涩痛，伴阵发性少腹拘急胀痛，痛处拒按，并连及尿道口灼热、刺痛，少腹疼痛时则欲排小便，少腹部发硬。曾做腹部 CT、泌尿系彩超、尿常规等检查，未见异常。

［现症］小便频数，淋沥涩痛，伴阵发性少腹拘急胀痛，痛处拒按，并连及尿道口灼热、刺痛，少腹疼痛时则欲排小便，少腹部发硬，失眠。舌质红，苔少，脉细弦。

> 问题
>
> （1）结合舌脉症，该患者辨证病机是什么？

［治疗过程］

初诊方药：生地黄 15g，竹叶 15g，川木通 10g，甘草 10g，陈皮 12g，半夏 12g，茯苓 30g，炒莱菔子 12g，焦山楂 15g，焦建曲 12g，连翘 12g，生白芍 40g，川楝子 15g，醋延胡索 15g，广木香 12g。7 剂，水煎服，日 1 剂，早晚分服。

二诊：9 月 25 日。服上方后，患者少腹拘急胀痛减轻，小腹部已变软，仍感尿道口刀绞样疼痛，疼痛时欲解小便，舌质红，苔薄黄，脉细弦。守上方，加当归 20g，盐黄柏 20g，萆薢 20g，生薏苡仁 25g，白茅根 30g，瞿麦 20g，竹叶用至 20g。7 剂，水煎服，日 1 剂，早晚分服。服上方后，诸症消失，病告愈。

> 问题
>
> （2）患者初诊处方选用主方是什么？如何理解处方配伍？
>
> （3）二诊加用当归、盐黄柏、萆薢、生薏苡仁、白茅根、瞿麦的意义是什么？

【问题解析】

病例 1

（1）患者既往有吸烟饮酒史，平素嗜酒太过，脾胃运化失常，酿湿生痰，痰上泛清窍故而出现头晕、头蒙、咽部不适、吐痰多等症状；积湿生热，下注膀胱，出现阴囊潮湿。结合舌脉症，患者辨证为湿热夹热毒下注证；治法为清热利湿，化瘀解毒。

（2）初诊处方以保和丸合导赤散、八正散加减。方中木通、竹叶、滑石、瞿麦、石韦、土茯苓等药清热利湿通淋，以陈皮、半夏、茯苓、炒莱菔子、焦建曲等健脾化痰，又佐以五倍子、徐长卿、黄柏等药清热燥湿治疗阴囊潮湿。

（3）二诊时患者症状好转，考虑标本兼治，淋证多以肾虚为本，膀胱湿热为标，加山萸肉、川断、怀牛膝等药补肾以固本，使肾阳得补，湿热得利，痰湿得化。加用黄柏、忍冬藤、薏苡仁以加强清热利湿之力；加用焦麦芽以健脾消食固护脾胃。

病例 2

（1）结合舌脉症，该患者诊断为痰热夹瘀，湿热下注证；治法为清热泻火，利水通淋，化痰消瘀。

（2）八正散合保和丸加减。方用瞿麦利水通淋、清热凉血，木通利水降火；辅以萹蓄、车前子清热利湿、利窍通淋，以竹叶清热泻火、引热下行；甘草梢和药缓急，止尿道涩痛。此外尿常规示隐血（+++），故加白茅根以凉血止血、清热利尿，茜草凉血活血、祛瘀、通经；血余炭等三药合用有化痰消瘀之妙，以消小便之阴血。择方以八正散为主，以达清热泻火、利水通淋之法，再兼用保和丸消食导滞、健脾祛痰以祛痰之根源，稍加化痰消瘀之品。诸药合用，共奏清热祛痰、利水通淋、化痰消瘀之效。

（3）患者体型偏胖，二诊时稍劳后便气喘加重，且尿常规异常，故加女贞子、旱莲草组成二至丸，以补益肝肾，滋阴止血。

病例 3

（1）湿热下注，蕴结于膀胱，水道不利，故而出现小便频数，淋沥涩痛；湿热郁遏，气机不畅则尿道口灼热、刺痛，少腹疼痛时则欲排小便，少腹部发硬。

（2）导赤散合保和丸、芍药甘草汤、金铃子散加减。方中生地黄甘寒而润，入心、肾经，凉血滋阴以清热；木通苦寒，入心与小肠经，下导小肠之热。两药相配，滋阴制火而不恋邪，利水通淋而不伤阴。竹叶甘淡，清热除烦，淡渗利窍，导热下行。生甘草清热解毒，尚可直达茎中而止痛，并能调和诸药，还可防木通、生地黄之寒凉伤胃，且可配白芍缓急止痛。合保和丸健脾助运，清热利湿，调畅气机，避免苦寒药损伤脾胃之弊。加金铃子散、木香以增理气止痛作用，李老认为金铃子散可疏肝泄热行气血，治疗胸腹胁肋热痛均有良效。

（3）二诊患者少腹拘急胀痛减轻，仍感尿道口刀绞样疼痛，疼痛时欲解小便，舌质红，苔薄黄，脉细弦。说明治疗对症，目前病机以湿热郁遏为主，故加用当归、盐黄柏、萆薢、生薏苡仁、白茅根、瞿麦以加强凉血活血、清热利湿通淋作用。

【学习小结】

通过以上淋证医案可以看出，淋证患者的正气不足与湿热瘀毒蕴结下焦是导致发病的关键，淋证发病往往本虚与标实共见，各有侧重，其病位在下焦，以肾、膀胱为主。需要强调的是，在淋证的发生发展过程中，正气虚损不可忽视，其中尤以肾虚为主。李鲤教授临证治疗中重视辨证用药，标本兼顾，虚实并调，故疗效颇佳。

【课后拓展】

1. 掌握淋证证型分类及各型的治疗。

2. 查阅文献了解关于本病西医学研究进展。

3. 通过对本病的学习，写出学习心悟。

4. 参考阅读：蒋熙，朱婉华 . 朱良春老中医治疗淋证拾粹［J］. 吉林中医药，1992，（1）：7-8.

第八章　肢体经络病证

第一节　痹　证

痹证是由于风、寒、湿、热等邪气闭阻经络，影响气血运行，导致肢体筋骨、关节、肌肉等处发生疼痛、重着、酸楚、麻木，或关节屈伸不利、僵硬、肿大、变形等症状的一种疾病。轻者病在四肢关节肌肉，重者可内舍于脏。本病相当于西医学中的风湿性关节炎、类风湿关节炎、反应性关节炎、肌纤维炎、强直性脊柱炎、痛风、增生性骨关节炎等。

【辨治思路】

李鲤教授认为，痹证与外感风、寒、湿热之邪和人体正气不足有关。风、寒、湿等邪，在人体卫气虚弱时容易侵入人体而致病。汗出当风、坐卧湿地、涉水冒雨等，均可使风寒湿等邪气侵入机体经络，留于关节，导致经脉气血闭阻不通，不通则痛。痹者，闭也，不通为闭，闭塞不通为痹。根据感受邪气的相对轻重，常分为行痹（风痹）、痛痹（寒痹）、着痹（湿痹）。

李老认为，痹证属痰湿者亦较常见，化痰除湿是治疗本病的关键，而痰湿之源头在脾胃。治疗上以祛风散寒、除湿通络为治疗大法，日久加用补益肝肾、活血通络之品。

【典型医案】

病例 1 刘某，女，42 岁。2013 年 11 月 1 日初诊。

［主诉］左中指第一指关节肿痛 3 周余。

［病史］3 周前患者无明显诱因出现左中指第一指关节肿痛。

［现症］左中指第一指关节处疼痛，活动受限，晨起双手水肿，纳眠可，大便不规律，2～3 日一行，月经量少、色可。舌淡，苔薄白稍黄，舌体胖大，有齿痕，脉沉弦。

问题

（1）患者关节疼痛，双手水肿，活动受限，病机是什么？

（2）患者舌淡，苔薄白稍黄，舌体胖大，有齿痕，反映了什么病机？

（3）患者大便不规律，2～3 日一行，结合舌脉分析，病因是什么？

（4）结合患者的主诉及现症，应诊断为什么证型？应采取什么治法？

［治疗过程］

初诊方药：陈皮 10g，半夏 10g，茯苓 20g，炒莱菔子 10g，焦山楂 10g，焦建曲 12g，连翘 10g，秦艽 20g，防风 10g，防己 10g，木瓜 15g，杜仲 20g，桑寄生 20g，川断 20g，当归 15g，川芎 10g，甘草 10g。7 剂，水煎服，日 1 剂，早晚分服。嘱其适劳逸，畅情志，忌肥甘厚味。

二诊：11 月 8 日。服上药后患者症状无明显改变。在原方的基础上加白术 15g。7 剂，水煎服，日 1 剂，早晚分服。

三诊：11 月 15 日。服二诊方后患者疼痛症状稍好转，舌淡红，苔黄白厚腻，脉沉弦。守二诊方，诸药剂量改为防风 12g，陈皮 12g，半夏 12g，木瓜 20g，加玄参 30g，鸡血藤 20g。7 剂，水煎服，日 1 剂，早晚分服。

四诊：11 月 22 日。服三诊方后患者左手中指第一指关节处局部症状减轻，舌体胖大有齿痕，脉沉滑。守三诊方，茯苓加至 30g，加生姜 3 片，大枣 5 枚。7 剂，水煎服，日 1 剂，早晚分服。

五诊：11 月 29 日。服四诊方后患者左手中指关节处局部症状减轻。守四诊方，加赤芍 15g。7 剂，水煎服，日 1 剂，早晚分服。

六诊：12 月 6 日。患者手脚发凉，余症未见，舌体胖大减轻，苔白中间黄。守五诊方，加黄芪 15g，党参 15g。7 剂，水煎服，日 1 剂，早晚分服。配合参琥胶囊（河南省中医院院内制剂，100 粒 / 瓶），6 瓶，用法：每次 6 粒，每天 3 次，口服。

七诊：12 月 13 日。患者左手中指第一指关节处骨质增生明显减轻，舌质红，苔薄黄。守六诊方，防风加至 15g，党参、黄芪、赤芍各加至 20g。7 剂，水煎服，日 1 剂，早晚分服。

问题

（5）如何理解初诊处方的配伍？

（6）二诊为何加白术？

（7）三诊为何增加防风、陈皮、半夏、木瓜等用量？增加玄参、鸡血藤的目的是什么？

（8）四诊中茯苓的药量为何要加至 30g？

（9）五诊为何加赤芍？

（10）六诊为何加黄芪、党参？

（11）七诊为何加防风、黄芪、党参、赤芍的药量？

病例 2 袁某，女，38 岁。2014 年 11 月 14 日初诊。

[主诉] 关节冷痛 1 年余。

[病史] 患者 1 年前无明显诱因出现关节冷痛，遇凉后加重。多处就诊效果欠佳。

[现症] 肩关节、腕关节冷痛不适，遇凉后加重，自述面色、唇色较以前暗，咽干，鼻干，面色无华、发暗，体型偏瘦，纳眠可，大便不成形，3 ~ 4 次 / 天，小便正常。舌暗红，有瘀斑，边有齿痕，苔白。

问题

（1）患者哪些表现属于"瘀血"所致？

（2）患者哪些表现属于"寒邪"所致？

（3）患者大便不成形，3～4次/天，试述导致这种现象的病机。

（4）结合患者的主诉、现症及舌脉，应诊断为何种证型？应采取什么治法？

［治疗过程］

初诊方药：陈皮15g，半夏15g，茯苓30g，炒莱菔子10g，焦山楂15g，焦建曲15g，连翘12g，巴戟天20g，威灵仙20g，穿山龙20g，杜仲20g，桑寄生20g，川断20g，当归15g，川芎12g，丹参25g，鸡血藤30g，广木香15g，炒山药20g，甘草10g。15剂，水煎服，日1剂，早晚分服。同时口服参琥胶囊（河南省中医院院内制剂，100粒/瓶）3瓶，用法：每次6粒，每天3次，口服。

二诊：12月8日。患者关节冷痛好转，活动量大时仍疼痛明显，遇凉后疼痛加重，大便次数较前减少，平均2次/日。守上方加秦艽20g，葛根20g，穿山龙用至25g，当归用至20g。20剂，水煎服，日1剂，早晚分服。同时口服参琥胶囊（河南省中医院院内制剂，100粒/瓶）3瓶，用法：每次6粒，每天3次，口服。

问题

（5）如何理解初诊处方的配伍？

（6）二诊中加用秦艽、葛根的目的是什么？

病例3 张某，女，58岁。2014年6月16日初诊。

［主诉］关节胀痛不舒4年余。

［病史］患者近4年来腕关节、肘关节、髋关节时常胀痛不舒，伴冰凉透骨感，阴天时酸沉。

［现症］腕关节、肘关节、髋关节时常胀痛不舒，伴冰凉透骨感，腰膝酸软，神疲乏力，视物昏花，偶有自汗，纳呆，眠差，大便偏稀，小便稍频。舌质淡红，苔黄，脉沉细弱。

问题

（1）患者的症状主要是何脏腑病变所致？

（2）患者腕关节、肘关节、髋关节时常胀痛不舒，伴冰凉透骨感，阴天时酸沉，属何种邪气所致？

（3）试述患者大便偏稀这种现象的病机。

（4）结合患者的主诉及现症，应诊断为何种证型？应采取什么治法？

［治疗过程］

初诊方药：独活 10g，桑寄生 20g，秦艽 15g，防风 10g，细辛 3g，当归 15g，赤芍 15g，鸡血藤 15g，桃仁 10g，红花 15g，丹参 20g 杜仲 20g，川断 20g，蜈蚣 2 条，桑枝 30g，生薏苡仁 20g，寻骨风 15g，穿山龙 20g，青风藤 20g，郁金 20g，竹茹 10g，甘草 10g，生姜 3 片，大枣 5 枚。20 剂，水煎服，日 1 剂，早晚分服。

二诊：7 月 23 日。患者关节疼痛减轻，髋关节冰凉透骨感减轻，心中畅快，有轻松感，纳眠可，二便调。舌质淡，苔黄腻，脉沉细弱。守上方，当归用至 20g，赤芍用至 20g，鸡血藤用至 20g，丹参用至 25g，竹茹用至 15g。15 剂，水煎服，日 1 剂，早晚分服。

三诊：8 月 18 日。服药后，患者右腕关节疼痛消失，双髋关节、肘关节时有酸沉。现胸骨后不适，纳眠可，二便调。舌质红，苔薄白，脉细弱。守二诊方，加川芎 12g，穿山龙用至 30g。15 剂，水煎服，日 1 剂，早晚分服。

四诊：9 月 5 日。服药后，患者周身关节疼痛已止，纳眠可，小便调，大便溏，日 3～4 次。舌淡红，苔白稍厚，脉细弱。效不更方。再进三诊方 7 剂，以资巩固。

问题

（5）如何理解初诊处方的配伍？

（6）二诊增加当归、赤芍、鸡血藤、丹参、竹茹的用量意义是什么？

（7）三诊加用川芎的意义是什么？

（8）治疗痹证加用虫类药的目的是什么？

病例 4 鲁某，女，56 岁。2014 年 5 月 12 日初诊。

［主诉］关节疼痛时常发作 20 年余。

［病史］患者 20 余年前开始出现关节疼痛，逐渐加重，疼痛严重时活动受限，多关节受累。

［现症］关节疼痛，活动受限，晨僵，畏寒肢冷，纳眠可，小便调，大便干。舌质暗红，苔白，后黄，舌下脉络瘀滞，脉沉缓。

问题

（1）患者哪些症状属"瘀血"所致？

（2）本例患者大便干主要是什么原因所致？属何种便秘？

（3）结合患者的主诉及现症，应诊断为何种证型？应采取什么治法？

［治疗过程］

初诊方药：当归 20g，生白芍 20g，川芎 12g，熟地黄 10g，生黄芪 20g，桂枝 15g，太子参 20g，鸡血藤 20g，赤芍 20g，威灵仙 15g，秦艽 15g，红花 15g，黑芝麻 20g，肉苁蓉 20g，淫羊藿 10g，山茱萸 20g，川断 20g，桑寄生 20g，陈皮 15g，半夏 10g，竹茹 15g，茯苓 30g，焦山楂 15g，焦建曲 15g，甘草 10g。15 剂，水煎服，日 1 剂，早晚分服。

二诊：5 月 28 日。患者关节疼痛已减轻，大便正常，但停药即便秘。舌质暗，苔薄黄，脉沉细。守上方，加炒杜仲 20g。7 剂，水煎服，日 1 剂，早晚分服。

三诊：6 月 12 日。患者关节疼痛偶发，现因劳累复发。诉平日动则汗出，头昏沉，健忘，纳可，眠差，大便干，口唇紫。舌淡红，脉沉细。方用独活寄生汤加减：独活 15g，桑寄生 20g，秦艽 20g，防风 10g，细辛 3g，党参 15g，茯苓 30g，炒杜仲 20g，桑枝 30g，黄芪 20g，炒白术 15g，鸡血藤 30g，木瓜 15g，赤芍 20g，川断 20g，肉苁蓉 20g，透骨草 20g，忍冬藤 20g，徐长卿 20g，穿山龙 20g，焦山楂 15g，焦建曲 15g，甘草 10g。连服 7 剂，疼痛已无，自汗明显好转。

问题

（4）如何理解初诊处方的配伍？

（5）二诊加杜仲的意义是什么？

（6）分析三诊处方的配伍。

【问题解析】

病例 1

（1）风湿邪气闭阻经络，导致不通则痛，经络不利，活动受限。

（2）患者舌淡，苔薄白稍黄，舌体胖大，有齿痕，表明患者脾虚湿盛化热。

（3）患者大便异常，结合舌脉，考虑脾虚运化无力。

（4）此案乃风痰瘀血痹阻所致之痹证。李老认为，本病的主要病理产物是痰湿，化痰除湿是治疗本病的关键，风痰瘀互结是本病病标的主要因素，但要使瘀血得化，必得先化痰湿，痰湿得去，外邪无以依附，补才能得力，则病情才能从根本上得到治疗，而痰湿之源头在脾胃，故采用和中化痰、祛风除湿、滋补肝肾、化瘀通络之法。

（5）方中以保和丸健脾化痰为基础，合用秦艽、防风、防己、木瓜以祛风湿通络止痛；久病及肾，故加杜仲、桑寄生、川断以补肝肾、强筋骨、止痹痛；加当归、川芎以养血活血祛瘀。

（6）二诊效果不明显，考虑湿邪黏滞难祛，加白术以增健脾除湿之功。

（7）三诊增加防风、陈皮、半夏、木瓜等用量以增强祛风痰之功，加玄参、鸡血藤加强活血祛瘀通络之效。

（8）四诊时症状有所减轻，患者舌体胖大有齿痕，此乃脾虚湿盛之象，加茯苓至 30g，以加强健脾利水渗湿之效。

（9）五诊时症状较前减轻，故守方，加用赤芍以活血散瘀止痛。

（10）六诊时患者手脚发凉，加黄芪、党参配合参琥胶囊以益气养血。

（11）七诊时症状较前减轻，增加防风、黄芪、党参、赤芍的药量，以增祛风、活血化瘀之效。

病例 2

（1）面色、唇色较以前暗，属于"瘀血"表现。

（2）肩关节、腕关节冷痛不适，遇凉后加重，属于"寒邪"表现。

（3）寒邪易伤脾肾阳气，脾阳肾阳受损，寒湿内生，易致便溏。

（4）该患者关节冷痛，便溏，舌暗红，有瘀斑，齿痕，苔白。李老辨为痰瘀阻络、肝肾亏虚、正气不足证，治以活血化痰、补益肝肾法。

（5）处方以保和丸为基础方，加丹参、鸡血藤、当归、川芎以活血通络止痛，加用巴戟天，即合威灵仙、穿山龙以祛风除湿，亦合杜仲、桑寄生、川断以补肾助阳。参琥胶囊为李老研制的河南省中医院院内中药制剂，有益气化瘀、通络安神之效，本用于气虚血瘀型慢性肝病，然李老认为凡运动异常者大都与肝有关，故常建议痹证患者服用此药，以求标本兼治之功。患者服药后痰湿得清、肝肾得补、寒瘀得散，方证相符，故能收效。

（6）患者二诊症状较前好转，活动量大时仍疼痛明显，遇凉后疼痛加重，说明寒湿之邪仍重，加用秦艽、葛根二药能走上肢，善祛风通络，可加强祛风湿、舒筋活络之效。

病例 3

（1）患者腰膝酸软，视物昏花，小便稍频，属肝肾气血亏虚的表现；偶有自汗，神疲乏力，纳呆，眠差，大便偏稀，属脾气虚的表现。

（2）患者腕关节、肘关节、髋关节时常胀痛不舒，伴冰凉透骨感，阴天时酸沉等症状为风寒湿邪气侵袭关节，痹阻经络所致。

（3）寒邪易伤脾肾阳气，脾阳肾阳受损，寒湿内生，易致便溏。

（4）辨证为寒湿闭阻、气血不足，治法为祛风湿、止痹痛、补肝肾、益气血。

（5）处方以独活寄生汤为主。方中独活、桑寄生祛风除湿，养血和营，活络通痹；牛膝、杜仲、熟地黄补益肝肾，强壮筋骨；川芎、当归、芍药补血活血；芍药、甘草两味中药组成的芍药甘草汤为伤寒名方，本方在此有酸甘化阴、和营缓急以治血不荣筋之挛急的疗效；人参、茯苓、甘草益气扶脾；细辛搜风，秦艽、防风祛周身风寒湿邪。各药合用，标本兼顾，扶正祛邪。

（6）二诊，关节冷痛减轻，患者舌质淡，苔黄腻，脉沉细弱，仍为痰瘀阻滞之象。故守上方，增加当归、赤芍、鸡血藤、丹参、竹茹的用量，以加强活血祛瘀之功。

（7）三诊，症状明显缓解，加用川芎以加强活血化瘀功效。

（8）痹证日久，邪气久羁，深经入骨，气血凝滞不行，变生痰湿瘀浊，经络闭塞不通，非草木之品所能宣达，必借虫蚁之类搜剔窜透，方能浊去凝开、气通血和、经行络畅，深伏之邪除、困滞之正复。

病例 4

（1）活动受限，舌质暗红，舌下脉络瘀滞，属"瘀血"表现。

（2）血虚不能濡养脏腑经络，致使大便秘结，属血虚秘。

（3）该患者辨证为肝肾不足，瘀血阻滞。治法：补益肝肾，温经通脉。

（4）方以四物汤合黄芪桂枝五物汤为基础。方中桂枝性温味辛，可温通经络，通痹而利关节；红花活血化瘀止痛；威灵仙通络舒筋；秦艽祛风湿，舒筋活络；甘草缓筋脉肌肉之拘急；黄芪、桂枝、白芍合用，取黄芪桂枝五物汤之义，奏益气养血之功；四物汤补血而不滞血，行血而不伤血。再兼用保和丸，与四物汤、黄芪桂枝五物汤共护气血充足，使筋脉得养。加肉苁蓉、淫羊藿、山茱萸、川断、桑寄生、黑芝麻以补肝肾。

（5）二诊，患者症状减轻，效可，杜仲味甘性温，善走下焦，以补肝肾、强筋骨为功，且偏以壮阳，故守方续加之。

（6）三诊，服药后患者症状明显改善，此次因劳累后复发，根据症状及舌脉辨为肝肾亏虚、瘀血阻滞证，择方独活寄生汤合用滋补肝肾及活血化瘀之药。

【学习小结】

李鲤教授认为，痹证虽由风、寒、湿、热等外邪侵袭所致，但人体正气偏虚，气血不足，腠理肌表不固，是引起痹证的内在因素。治疗痹证不可忽视正虚，体虚感邪，则痹证多表现为本虚标实证，且风湿久羁，消灼正气，损伤肝肾，耗伤气血，治疗当须扶正与祛邪兼顾，视患者的体质情况或病程长短、邪正盛衰，恰当组方用药。李老认为痹证属痰湿者亦较常见，化痰除湿是治疗本病的关键，而痰湿之源头在脾胃。痹证患者平素生活中应避风寒，清淡饮食，适度运动。

【课后拓展】

1. 理解《金匮要略》中有关中风历节病脉证条文。

2. 查阅文献了解关于本病西医学研究进展。

3. 通过对本病的学习，写出学习心悟。

4. 参考阅读：张留超，李高申.张仲景论治痹症思想探析［J］.中国中医基础医学杂志，2015，21（9）：1064-1065，1068.

第二节　痿　证

痿证是以肢体筋脉弛缓，软弱无力，不得随意运动，日久而致肌肉萎缩或肢体瘫痪为特征的疾病。本病相当于西医学中的多发性神经炎、运动神经元疾病、脊髓病变、重症肌无力、周期性瘫痪等疾病。

【辨治思路】

李鲤教授认为，痿证病源多端，虽涉及五脏，但与脾、肾关系最为密切。痿证病机主要以脾肾亏虚为主，并兼有痰瘀阻络。李老根据《素问·痿论》"治痿独取阳明"的理论，将健运脾胃、补后天以养先天作为痿证的主要治法。盖肺之津液来源于脾胃，肝肾之精血亦有赖于脾胃的生化，所以益气健脾和胃，使脾胃功能健旺，饮食得增，气血津液充足，脏腑功能旺盛，肾精得补，肺津得充，筋脉得养，则痿证得复。李老治疗痿证，在辨证施治的基础上常合用保和丸，其功一则可健运脾胃，开气血生化之源，补后天以养先天；二则易促进药物吸收，使之与补益剂相配而无壅滞之弊，促使药效发挥。

李老临证注重顾护胃气，自拟保和丸化裁方保和滋肾汤、保和滋肌汤为基本方治疗痿证。保和滋肾汤由元·朱丹溪的保和丸合龟鹿二仙胶（《医便》）加熟地黄、巴戟天、淫羊藿组成，其方药组成：陈皮10g，半夏12g，茯苓15g，炒莱菔子10g，焦山楂15g，焦神曲10g，连翘10g，鹿角胶10g（烊化），龟甲胶10g（烊化），红参15g（另煎），枸杞子15g，熟地黄15g，巴戟天15g，淫羊藿15g，甘草6g。若兼便溏者，加炒白扁豆30g、炒山药30g以健脾渗湿止泻；兼遗精者，加金樱子15g、益智仁15g以固肾收涩；吞咽障碍明显者，加石菖蒲12g、郁金15g以宣通开窍；若真阴不足、虚火上炎，去枸杞、鹿角胶加女贞子15g、麦冬15g以养阴清热；夜热骨蒸，加地骨皮15g以清热除蒸；大便燥结，去菟丝子加肉苁蓉30g以润肠通便。保和滋肌汤由保和丸合《景岳全书》之左归丸两方相合而成。左归丸由熟地黄、枸杞子、山茱萸、龟甲胶、鹿角胶、山药、菟丝子等药组合而成。方中熟地黄滋肾填精，大补真阴；山茱萸养肝滋肾，涩精敛汗；枸杞子补肾益精，养肝明目；龟甲胶、鹿角胶阳中求阴，填精补髓；菟丝子、川牛膝补肝肾，强筋骨。与保和丸合方，盖因肾为先天之本，脾胃为后天之本，肝升脾降，肝胆疏泄以助运化。若肾精亏虚，肝郁气滞，则运化失常，津液失输，或凝而为痰，发为痿证。二方相合，滋阴填精，育阴潜阳，补益脾胃而治痿证。

李老在治疗本病的同时，还非常重视情志和生活调摄。他经常告诉患者及家属：药物治疗是外因，外因必须通过患者自身之内因起作用，不但要注意生活调摄，还要树立战胜疾病的信心，只有通过医患的共同努力，才能早日药到病除。

【典型医案】

病例 1　王某，女，55 岁。1990 年 4 月 18 日初诊。

[主诉] 肢体痿软无力 4 年，伴吞咽困难 2 年。

[病史] 患者于 1986 年 2 月始出现右上肢酸困，渐发展到无力，右手肌肉萎缩，手指运动不灵活，呈进行性加重。2 年前逐渐出现吞咽困难。多处诊治效果欠佳。

[现症] 双上肢及肩胛部肌肉萎缩、肌颤，四肢无力，吞咽困难，偶有饮水发呛。发病以来肢体无力逐渐加重，手不能持物，双上肢肌力Ⅲ级，舌肌萎缩、纤颤，吞咽、呼吸困难，发音含糊，抬头困难，胸闷憋气。舌质淡红，苔薄白，脉沉细无力。

> **问题**
>
> （1）结合患者的主诉及现症，应诊断为何种证型？应采取何种治法？

[治疗过程]

初诊方药：陈皮 10g，半夏 12g，茯苓 15g，炒莱菔子 10g，焦山楂 15g，焦神曲 10g，连翘 10g，鹿角胶 10g（烊化），龟甲胶 10g（烊化），红参 15g（另煎），枸杞 15g，熟地黄 15g，巴戟天 15g，淫羊藿 15g，石菖蒲 12g，远志 10g，甘草 6g。15 剂，水煎服，日 1 剂，早晚分服。

共用该方加减治疗 300 余天，患者症状改善，病情稳定，后改为胶囊剂长期口服。经诊治该患者又存活了 15 年。

> **问题**
>
> （2）如何理解初诊处方的配伍？

病例 2　张某，女，33 岁。2001 年 11 月 30 日初诊。

[主诉] 双下肢乏力半年余。

[病史] 约半年前无明显诱因患者自我感觉双下肢乏力，未予重视，后乏力逐渐加重。

[现症] 双下肢乏力，神志清，精神差，咳嗽，昼轻夜重，闻及异味加重，拇指颤，舌颤，纳可，眠差多梦，二便尚可。舌质淡，苔白，脉弦滑。

> 问题
> （1）该患者辨证分型是什么？

[治疗过程]

初诊方药：太子参20g，枸杞子20g，龟甲胶（另煎）12g，鹿角胶10g，全蝎12g，当归20g，白芍20g，珍珠母20g，陈皮12g，竹茹12g，茯苓30g，炒莱菔子15g，焦山楂15g，焦建曲12g，连翘10g，炒鸡内金20g，焦麦芽20g，丹参20g，甘草10g。10剂，水煎服，日1剂，分两次温服。

二诊：2002年4月19日。患者全身乏力，左手拇指颤，舌颤，咳嗽同前，纳眠可，小便细，大便干，2日一次。舌质淡，苔薄白，脉沉细。处方：太子参20g，枸杞子20g，龟甲胶（另煎）12g，鹿角胶12g，全蝎12g，当归20g，丹参30g，陈皮12g，半夏12g，茯苓30g，炒莱菔子15g，焦山楂15g，焦建曲12g，连翘10g，炒鸡内金20g，白芍20g，焦麦芽20g，甘草10g。10剂，水煎服，日1剂，分两次温服。

三诊：2012年4月25日。患者2002年10月14日西医诊断为运动神经元病。其后近10年患者病情逐渐加重，舌颤明显，干咳无痰，四肢无力，双下肢尤重，四肢腱反射减弱，小腿肌肉及手部骨间肌瘦削，渐至不能行走，出入需用轮椅代步。诊时见：双手无力，肢体麻木发凉，头晕，胸闷气短，腹胀，肌肉萎缩，纳差，失眠渐起，时有反复，纳可，入睡困难，小便细，大便干。舌红无苔，脉弦细数。处方：太子参20g，黄芪20g，陈皮12g，半夏10g，茯苓20g，炒莱菔子15g，焦山楂15g，焦建曲12g，连翘12g，鸡内金20g，制龟甲30g，制鳖甲20g，知母10g，黄柏12g，怀牛膝15g，当归20g，白芍20g，巴戟天20g，菟丝子20g，焦麦芽20g，甘草10g，木香10g。10剂，水煎服，日1剂，分两次温服。另用起痿散（制马钱子1g，全蝎6g，土鳖虫6g，蜈蚣6条，乌梢蛇6g。共为细末，装胶囊口服，每粒0.5g）每次4粒，每日2～3次；或遵医嘱。儿童用量酌减。

四诊：2014 年 9 月 19 日。患者颈项活动僵硬，四肢无力，肌肉萎缩，纳食不佳，身体消瘦，干咳，胸闷，近 2 月来出现脑鸣，眠差，小便正常，便秘，平均 3 日一次。舌质淡红，苔薄白，脉细弱。处方：太子参 20g，当归 15g，陈皮 12g，半夏 12g，茯苓 30g，炒莱菔子 15g，焦山楂 15g，焦建曲 15g，连翘 12g，生牡蛎 25g，制龟甲 20g，肉苁蓉 20g，锁阳 15g，丹参 20g，鸡血藤 30g，桑枝 30g，生白芍 15g，郁金 20g，磁石 10g，山茱萸 20g，黑芝麻 20g，甘草 10g。16 剂，水煎服，日 1 剂，分两次温服。

问题

（2）如何理解初诊处方的配伍？

（3）试述马钱子在痿证中的应用。

病例 3　贺某，女，59 岁。2014 年 7 月 28 日初诊。

［主诉］双下肢酸困乏力 1 年余。

［病史］患者 1 年前无明显诱因出现复视，后出现双下肢无力、酸困，晨轻暮重，被诊断为"重症肌无力"，间断口服中药治疗效果不佳。

［现症］双下肢无力、酸困，晨轻暮重，纳差，眠可，大便稀，小便正常。舌质淡暗，苔薄白，舌下静脉迂曲，脉沉缓。

问题

（1）本病的主要致病邪气是什么？患者双下肢无力、酸困，晨轻暮重，为何原因所致？患者舌下静脉迂曲，主要病因是什么？

（2）结合患者的主诉及现症，应诊断为何种证型？应采取什么治法？

［治疗过程］

初诊方药：陈皮 15g，半夏 10g，茯苓 30g，炒莱菔子 10g，焦山楂 15g，焦建曲 15g，连翘 10g，熟地黄 10g，当归 20g，白芍 20g，川芎 10g，太子参 20g，麦冬 15g，五味子 15g，枸杞子 20g，山萸肉 20g，甘草 10g，生姜 3 片，大枣 5 枚。20 剂，水煎服，日 1 剂，取汁 600mL，分 3 次服下。

二诊：8 月 25 日。患者诉服药后自觉下肢无力症状好转，偶有胸胁胀满不适，生气后明显。守上方，加青皮 20g，郁金 20g。14 剂，日 1 剂，水煎服，取汁 600mL，分 3 次服下。

问题

（3）如何理解初诊处方的配伍？

（4）二诊中为何加入青皮、郁金？

【问题解析】

病例 1

（1）结合舌脉症，该患者辨证属脾肾亏虚、精血不足，治宜健脾补肾、滋补精血之法。

（2）保和滋肾汤由保和汤（丸）合龟鹿二仙胶加熟地黄、巴戟天、淫羊藿组成。保和汤（丸）功能健脾和胃消食。方中以山楂为君，消一切饮食积滞，尤善消油腻肉食之积；神曲消食健胃，更化陈腐之积；莱菔子消食除胀，降气化痰，长于消面之积。三药共为三臣同用，消除食物积滞。佐半夏、陈皮行气化滞、和胃止呕，茯苓健脾利湿；食积最易化热，故又佐以连翘清胃之散法。其功一则可和脾胃、消痰积、散郁结，消各种有形之邪，有利于正气恢复；二则可促进药物吸收，促使药效的发挥。龟鹿二仙胶具有填补精血、益气壮阳之功。方中人参清食气之壮火，所以补气中之怯；枸杞滋不足之真阴，所以补肾中之火。诸药合用，共奏健脾补肾、滋补精血、化痰通络之功，使脾胃肝肾健旺，饮食水谷增进，气血充盛，精髓筋骨得养，则痿证可除。

病例 2

（1）结合舌脉症中医诊断为痿证，辨证属气血不足、阴虚风动证。

（2）本案中患者壮年而发痿证，即有肝肾阴虚之证，虽病情轻微，但应考虑其病情发展，仿《金匮要略》"知肝传脾，当先实脾"之理，于治疗时既用化痰消食，助脾运化以生气血之保和丸，又顾虑到下焦已有阴虚风动之象，因而与保和丸合方而成李鲤教授之治痿方保和滋肾汤。于原方加全蝎、丹参活血通络；白芍、当归养阴生血；珍珠母平肝息风；甘草顾护脾胃，又调和诸药。

（3）马钱子苦，温；有大毒。归肝、脾经。功能主治：兴奋健胃，消肿毒，凉血。主治四肢麻木、瘫痪、食欲不振、痞块、痈疮肿毒、咽喉肿痛。现代研究证明，马钱子有选择性阻断运动神经元和中间神经元的突触后抑制的作用，这与改善运动神经元病的病理非常吻合。马钱子有毒，其用量为0.3～0.9g，使用时必须经过炮制，去皮毛，碾末冲服。

病例3

（1）根据患者症状，考虑本病的主要致病邪气为湿邪、瘀血。晨起阳气行于肌表，抵抗邪气能力强，夜晚阳气逐渐入体内，抗邪能力下降，所以本患者下肢无力、酸困，会出现晨轻暮重。机体正气亏虚，导致推动无力，血液凝滞，经络痹阻，而舌下络脉易于观察，常视为瘀血停留机体的表现。

（2）结合舌脉症，患者辨为脾胃虚弱，气血不和。治法为健脾和胃，调和气血。

（3）方选四物汤合生脉饮加减。四物汤和生脉饮气血双补。李老认为肝主筋，肾主骨，肝肾精血不足，不能润养筋骨，则痿废。故加用枸杞子、山萸肉以滋补肝肾。诸药相合，脾健筋骨肌肉气血安和，则病自愈。

（4）患者症状好转，偶有胸胁胀满不适，生气后明显，此乃肝气不舒所致。故守上方，加用青皮、郁金以疏肝理气，气疏则更益于脾胃健，病证方愈。

【学习小结】

从以上痿证医案中可以看出，痿证与脾、肾关系最为密切。病机主要以脾肾亏虚为主，并兼有痰瘀阻络。李鲤教授根据《素问·痿论》"治痿独取阳明"的理论，将健运脾胃、补后天以养先天作为痿证的主要治法。李老临证中注重顾护胃气，擅用自拟保和丸化裁方保和滋肾汤、保和滋肌汤为基本方治疗痿证，临床中收到较好的疗效。

【课后拓展】

1. 如何理解"治痿独取阳明"？

2. 查阅西医学对痿证的认识、研究进展及治疗方案。

3. 通过对本病的学习，写出学习心悟。

4. 参考阅读：何华．李鲤保和丸加味治疗痿证经验［J］．中国中医基础医学杂志，2015（7）：891-893.

第三节　颤　证

颤证是以头部或肢体摇动颤抖，不能自制为主要临床表现的一种病证。轻者表现为头摇动或手足微颤，重者可见头部振摇，肢体颤动不止，甚则肢节拘急，失去生活自理能力。本病相当于西医学的帕金森病、肝豆状核变性、小脑病变的姿位性震颤、特发性震颤、甲状腺功能亢进等。

【辨治思路】

李鲤教授通过对多年临床诊治的帕金森患者的观察总结，发现大多数帕金森患者都有舌体偏胖大，舌质瘀暗，舌面水滑，舌苔白腻或黄腻，脉象弦滑等脾虚湿盛、痰瘀互结之象，因而认为脾虚痰瘀互结是帕金森病程中不容忽视的病理现象。究其原因，主要与当今人们的饮食结构、生活方式的改变有关，如脂肪摄入量明显增加、生活节奏加快、精神紧张、体力劳动减少、生活过度安逸等均可导致脾胃运化失职，气血生化乏源，不能上输以荣养脑髓，下蓄以温养命门，外达以濡养四肢筋脉，津不化水而生痰，血失温养而瘀滞，痰瘀互阻，久瘀化热生风，上扰神明，而出现震颤症状。

李老在临床辨证诊治中牢牢把握脾虚痰瘀阻滞，引动肝风这一主要病机，常把健脾和胃化痰作为其治疗的第一步，在保和汤的基础上根据临床表现和相兼症状的不同，并随症辅以益气养血、填精补髓、镇肝息风等法进行治疗。

同时李老认为，血瘀是帕金森病后期的主要病机之一，老年人脏腑气血亏虚，鼓动无力，形成瘀血，痹阻脑络，致使精血不能上承，髓海空虚，发为震颤，故在后期治疗中常常加用活血化瘀之品，通过活血化瘀而达到息风止痉的目的，即"治风先治血，血行风自灭"之意。对于帕金森病中晚期患者，出现关节拘急、痉挛、活动不利，甚至全身僵直等症状，治疗效果往往不是很理想，李老则善用虫类药搜风止痉，以改善患者症状，提高生活质量。

【典型医案】

病例 1　周某，男，56 岁。2014 年 6 月 18 日初诊。

［主诉］舌体不自主震颤 12 年，周身肌肉震颤 1 年余。

［病史］患者 12 年前无明显诱因出现舌体不自主震颤、流涎，1 年前出现周身肌肉不自主震颤，多方求治（具体不详），效果不佳。

［现症］周身肌肉不自主震颤，以双上肢为主，腰膝酸软，行动迟缓，动作笨拙，面色萎黄，舌体不自主震颤，流涎，口干，纳呆，眠可，大便干，小便黄。舌体瘦小，舌质红，苔白微黄，脉沉细。

> 问题
>
> （1）患者目前腰膝酸软，周身肌肉不自主震颤，以双上肢为主，面色萎黄，舌体不自主震颤，流涎的病机是什么？颤证的病理性质主要是什么？
>
> （2）根据患者的症状、体征及舌脉，应辨为何种证型？治法是什么？

［治疗过程］

初诊方药：陈皮 15g，半夏 12g，茯苓 30g，炒莱菔子 10g，焦山楂 15g，焦建曲 15g，连翘 10g，杜仲 20g，川断 25g，桑寄生 20g，生龙牡各 20g（先煎），远志 10g，石菖蒲 20g，金钗石斛 10g，天冬 20g，当归 15g，太子参 20g，麦冬 15g，五味子 15g，木香 10g，甘草 10g。20 剂，日 1 剂，水煎服，分 2 次服。

二诊：7 月 10 日。患者周身肌肉颤动、舌体颤动、口角流涎有所缓解，眠差，易醒，醒后较难入眠。舌体瘦，苔黄，少津，脉沉弦。守上方，加枸杞子 20g，山萸肉 20g。15 剂，水煎服，日 1 剂，早晚分服。

以二诊方随症加减治疗 2 个月，患者已无流涎，周身肌肉颤抖偶发，纳食正常，睡眠也有所改善。

问题

（3）如何理解初诊主方的配伍？

（4）二诊中加用枸杞子、山萸肉的作用是什么？

病例 2　张某，女，74 岁。2014 年 6 月 22 日初诊。

［主诉］头部、双上肢不自主震颤 10 年，加重 2 年。

［病史］患者 10 年前无明显诱因出现头部、右上肢不自主震颤，渐至左上肢，持筷不稳，须喂食，行走缓慢，步履艰难。2 年前上述症状加重，伴反应迟钝，近期记忆力明显下降。

［现症］头部、双上肢不自主震颤，启动困难，行走缓慢，记忆力明显下降，纳可，眠稍差，夜尿频，大便尚可。舌质暗红，苔黄，略腻，舌下脉络瘀滞，脉沉弦细。

问题

（1）患者为何出现头部及双上肢不自主震颤？舌质暗红，苔黄，略腻，舌下脉络瘀滞，脉沉弦细是什么病机？

（2）根据患者的症状、体征及舌脉，辨为何种证型？应采用什么治法？

［治疗过程］

初诊方药：熟地黄 10g，牡丹皮 20g，泽泻 20g，茯苓 30g，山药 20g，山茱萸 20g，枸杞子 20g，怀牛膝 20g，杜仲 20g，川断 20g，桑寄生 20g，珍珠母 20g（先煎），生龙牡各 20g（先煎），钩藤 20g（后下），全蝎 10g，僵蚕 15g，丹参 20g，甘草 10g。7 剂，水煎服，日 1 剂，早晚分服。

二诊：6 月 30 日。患者现右上肢仍有不自主抖动，头部颤动稍减少，苔薄白，脉沉弦。上方加蜈蚣 2 条，金钗石斛 10g，生白芍 30g，肉苁蓉 20g，竹茹 15g。7 剂，水煎服，日 1 剂，早晚分服。

三诊：7 月 14 日。服药后患者症状有所改善，纳眠可，二便调，舌质紫暗，脉沉滑。守二诊方，加寒水石 20g（先煎），制鳖甲 25g（先煎），制龟甲 25g（先煎），地龙 25g，沙参 20g。7 剂，水煎服，日 1 剂，早晚分服。

四诊：7 月 23 日。服药后患者双上肢、头部颤动较前减少，活动灵活度明显改善。效不更方。嘱坚持按时服药，30 剂，水煎服，日 1 剂，早晚分服。

以三诊方随症加减治疗 4 个月，患者头部颤动偶发，肢体活动渐灵便，偶有不自主颤动。嘱其畅情志，慎饮食，注重调护。

> 问题
>
> （3）如何理解初诊主方的配伍？
>
> （4）二诊加用蜈蚣、金钗石斛、生白芍、肉苁蓉、竹茹的意义是什么？
>
> （5）三诊加寒水石、制鳖甲、制龟甲、地龙、沙参的意义是什么？

病例 3　孙某，女，43 岁。2013 年 12 月 27 日初诊。

［主诉］左上肢震颤 1 年余。

［病史］患者 1 年前无明显诱因出现左食指震颤，呈进行性加重，渐至左上肢震颤，情绪激动时加重。

［现症］左上肢震颤，左侧肢体发凉，胸闷，口苦，纳可，眠差，多梦，大便干，小便黄。舌质红，苔黄腻，脉弦。

> 问题
>
> （1）患者左上肢震颤，胸闷，口苦，眠差，多梦，大便干，小便黄的病机是什么？病人舌质红，苔黄腻，脉弦的病机是什么？
>
> （2）根据患者的症状、体征及舌脉，辨为何种证型？治法是什么？

［治疗过程］

初诊方药：白芍 15g，天冬 15g，茯苓 30g，玄参 12g，川楝子 15g，生地黄 12g，生龙骨 20g（先煎），生牡蛎 30g（先煎），制鳖甲（先煎）20g，蜈蚣 2 条，全蝎 10g，太子参 20g，麦冬 15g，五味子 15g，焦麦芽 15g，焦建曲 15g，甘草 10g，生姜 3 片，大枣 5 枚。15 剂，水煎服，日 1 剂，早晚分服。

二诊：2014 年 1 月 17 日。服药后患者左上肢震颤症状较前减轻，已觉心胸舒畅，睡眠明显改善，肢体已温，唯颤动偶发。守上方，加川断 20g，丹参 20g，鸡血藤 25g，川牛膝 20g。15 剂，水煎服，日 1 剂，早晚分服。

以二诊方随症加减治疗 2 个月，患者左上肢震颤基本消失，唯紧张激动时发作。遂嘱患者再进 15 剂，以资巩固。半月后，患者告愈，已正常上班工作。随访 1 年无复发。

> 问题
>
> （3）初诊主方选方是什么？如何理解主方的配伍？
>
> （4）二诊加用川断、丹参、鸡血藤、川牛膝的意义是什么？

病例 4 李某，女，52 岁。2013 年 12 月 30 日初诊。

[主诉] 夜间双下肢震颤 4 年余。

[病史] 患者 4 年前不明原因出现夜间双下肢震颤，进行性加重，上楼时膝盖疼痛。

[现症] 夜间双下肢震颤，神疲乏力，面色萎黄，表情淡漠，腰部疼痛，纳呆，眠可，大便不成形，小便尚可。舌质暗，苔薄白，脉沉细。

> 问题
>
> （1）患者双下肢震颤，神疲乏力，面色萎黄，表情淡漠，腰部疼痛，纳呆，眠可，大便不成形的病机是什么？
>
> （2）根据患者的症状、体征及舌脉，辨为何种证型？治法是什么？

[治疗过程]

初诊方药：熟地黄 15g，当归 15g，白芍 15g，川芎 12g，太子参 20g，茯苓 30g，白术 12g，麦冬 15g，黄芪 12g，杜仲 15g，鳖甲 20g（先煎），生牡蛎 30g（先煎），焦山楂 15g，焦建曲 15g，连翘 12g，全蝎 10g，蜈蚣 3 条，甘草 10g，生姜 3 片，大枣 5 枚（擘）。15 剂，水煎服，日 1 剂，早晚分服。嘱其畅情志，清淡饮食，规律作息，适度锻炼。

二诊：2014 年 1 月 9 日。服药后，患者症状明显改善，疼痛已无，颤动显著减少，面色转华，纳食转佳，自觉周身轻松。舌质淡暗，边有齿痕，脉沉滑。守上方，加青皮 20g，郁金 20g。15 剂，水煎服，日 1 剂，早晚分服。

以二诊方随症加减治疗 3 个月，患者双下肢颤抖已无，自觉走路、爬楼梯不费力气。随访 2 年无复发。

问题

（3）初诊主方为何方？如何理解主方的配伍？

（4）二诊为何加用青皮、郁金？

【问题解析】

病例 1

（1）患者年过半百，久病体弱，脾气渐弱，肝肾渐衰，肝肾亏虚，阴液枯竭，不能濡养筋脉、肌肉，以致风从内生，肢体肌肉及舌体不自主震颤；脾气虚弱，不能摄津，则致流涎；脾虚运化无力，湿邪蕴结，则表现为面色萎黄。颤证的病理性质总属本虚标实，本为气血阴阳亏虚，其中以阴津精血亏虚为主；标为风、火、痰、瘀为患。

（2）辨为肝肾亏虚，阴虚风动。治疗上应注重健脾化痰，顾护后天之本，以生气血，荣四末；滋补肝肾，育阴息风，以生阴液，养清窍。以健脾补肝肾、滋阴息风为治法。

（3）方以保和丸为基础，加用杜仲、川断、桑寄生以补肝肾、强筋骨，加生龙牡、远志、石菖蒲镇静化痰安神，并加太子参、麦冬、五味子、天冬、当归、石斛等大量滋阴之品，切中病机，可获良效。

（4）患者痰湿渐去，脾气渐复，阴液不足，再加枸杞子、山萸肉以增强滋阴息风之功。

病例 2

（1）患者为老年女性，年过半百，肾气自半，长期肝肾精血亏虚，久病常多瘀，瘀血常与痰浊并病，阻滞经脉，影响气血运行，致筋脉肌肉失养而发为头部及双上肢不自主震颤。舌质暗红，苔黄，略腻，舌下脉络瘀滞，脉沉弦细为一派瘀血阻络之征。

（2）本案患者年老体衰，肝肾亏虚、瘀血内阻是其颤证的基本病机，肝肾亏虚，阴液枯竭，筋脉失养，风阳内动，发为颤证。治疗以滋补肝肾、息风化瘀为主。

（3）主方以六味地黄丸为基础方，加用枸杞子、怀牛膝、杜仲、川断、桑寄生补肝肾，强筋骨；加用钩藤、全蝎、僵蚕息风止痉；珍珠母、生龙牡镇静安神；丹参活血祛瘀。全方补泻结合，标本兼顾，以补虚治本为主，补不恋邪，泻不伤本，甘淡平和。诸药配合，共奏滋补肝肾、息风化瘀之效。

（4）二诊患者服药后效可，故守方，加用蜈蚣、石斛、生白芍、肉苁蓉、竹茹以增强化瘀通络、息风定颤之功。

（5）三诊加寒水石、制鳖甲、制龟甲、地龙、沙参以增强滋阴息风作用，期获良效。故在四诊时患者诸症状均明显改善，辨证准确，守方以求长效。

病例 3

（1）患者为中年女性，处于更年期阶段，情绪易激动，生气后郁怒伤肝，肝气郁结不畅，故而出现胸闷、口苦；肝郁化火上扰心神，故出现眠差、多梦；气滞而血瘀，筋脉失养，进而肝郁化火生风，风阳暴张，窜经入络，扰动筋脉，出现上肢震颤；肝郁化火煎熬津液，出现小便黄、大便干。

（2）辨为肝风内动，筋脉失养。治法为镇肝息风，濡养筋脉。

（3）主方为镇肝熄风汤加减。镇肝熄风汤镇肝息风，滋阴潜阳；太子参、麦冬、五味子即生脉饮益气滋阴，濡养筋脉；兼用蜈蚣、全蝎息风止痉通络，络通则气血以达肢体末端。诸药相合，共奏镇肝息风、濡养筋脉之效。

（4）患者诸症状较前均有减轻，故效可，守原方，加用川断、川牛膝、丹参、鸡血藤以补肝肾，强筋骨，活血通络。

病例 4

（1）患者为老年女性，年老体弱，病史较长，肝血虚筋脉失养，则风动而颤；脾为气血生化之源，主四肢、肌肉，脾虚则生化不足，不能濡养四肢筋脉，故神疲乏力、面色萎黄。患者诸症皆为肝肾亏虚，气血不足本虚的表现。

（2）辨为气血亏虚，筋脉失养。治法为益气养血，濡养筋脉。

（3）主方为八珍汤加减。以八珍汤合用焦山楂、焦建曲、连翘益气养血、健脾和胃为主，脾气充足则气血生化有源，气血足则筋脉得养，颤证自止；另择全蝎、蜈蚣、生牡蛎以镇静息风通络。本病为难治之症，部分患者有逐年加重趋势，因此，除药物治疗外，日常调摄也至关重要。

（4）患者诸症状均明显改善，舌质淡暗，仍有气滞血瘀之象，加用青皮、郁金以理气化瘀通络。

【学习小结】

从以上病案可以看出，大多数帕金森患者都有舌体偏胖大，舌质瘀暗，舌面水滑，舌苔白腻或黄腻，脉象弦滑等脾虚湿盛、痰瘀互结之象，脾虚痰瘀互结是帕金森病发病过程中的重要因素。李鲤教授在临床辨证诊治中牢牢把握脾虚痰瘀阻滞，引动肝风这一主要病机，常把健脾和胃化痰作为其治疗的第一步，在保和汤的基础上根据临床表现和相兼症状的不同，并随症辅以益气养血、填精补髓、镇肝息风等法进行治疗。同时在后期治疗中常常加用活血化瘀之品和虫类药以搜风止痉，通过活血化瘀、搜风止痉而达到息风止痉的目的，以改善患者症状，提高生活质量。

【课后拓展】

1. 熟读《内经》中有关颤证的病因病机的条文。

2. 如何理解"诸风掉眩，皆属于肝"？

3. 查阅西医学对颤证的认识、治疗进展及治疗方案。

4. 通过对本病的认识，写出学习心悟。

5. 参考阅读：何华，李为民.李鲤学术思想与临证经验［M］.北京：人民军医出版社，2015.

第四节　腰　痛

　　腰痛又称"腰脊痛"，是指因外感、内伤或挫闪导致腰部气血运行不畅，或失于濡养，引起腰脊或脊旁部位疼痛为主要症状的一种病证。本病相当于西医学的腰肌纤维炎、强直性脊柱炎、腰椎骨质增生、腰椎间盘病变、腰肌劳损等腰部病变及某些内脏疾病。

【辨治思路】

　　李鲤教授认为，腰痛的辨证首先应分辨表、里、虚、实、寒、热。大抵感受外邪所致者，其证多属表、属实，发病骤急，治宜祛邪通络，根据寒湿、湿热不同，分别施治。由肾精亏损所致者，其证多属里、属虚，常见慢性反复发作，治宜补肾益气为主。针对病因，施之以活血化瘀、散寒除湿、清泄湿热等法。虚实兼夹者，分清主次，标本兼顾治疗。但临证之时，不可忘却脾胃的作用，可在保和汤的基础上加减运用各法，随机应变，或解表，或祛湿，或通络，或补肾，后天得以健运，气血生化源源不断，五脏六腑功能正常，正气充足，邪气自去。

【典型医案】

　　病例1　何某，女，37岁。2013年12月15日初诊。

　　[主诉]腰酸疼4年。

　　[病史]近4年来患者经常腰酸疼，得热可缓，月经期加重且夜间明显。发病前曾流产。月经量减少，周期正常，经色初暗，有血块，痛经不伴恶心，经前乳胀。平素白带色白量多。

　　[现症]腰酸疼难忍，面色暗黄，纳眠可，大便易干，2～3天一次，小便可。舌体偏大，边有齿痕，舌质淡红、苔薄白，舌底（－），双脉细弱。

问题

（1）本病虚的临床表现有哪些？

（2）本病实的临床表现有哪些？

（3）本病的病位主要在何脏腑？

（4）"酸疼"这一症状主要由哪些致病因素引起？

（5）结合患者的主诉及现症，应诊断为何种证型？应采取什么治法？

[治疗过程]

初诊方药：生白芍 40g，炙甘草 10g，当归 15g，党参 10g，怀牛膝 15g，延胡索 15g，五灵脂 10g，桂枝 10g，茯苓 15g，生白术 12g。7 剂，水煎服，日 1 剂，早晚分服。

二诊：2014 年 1 月 12 日。服上药后患者经期腰腹疼减轻，有时咽疼及鼻前庭红肿（平素服清火药），咽后壁微红，乏力，现值月经期第 4 天，纳眠可，二便调。平素怕冷，冬天手足冰凉，月经第 1 天腰凉。舌质淡红偏暗，边有齿痕，苔薄白，舌底（-），双脉细弱，沉取乏力。处方：桂枝 10g，白芍 10g，当归 15g，制附子 10g，细辛 3g，生龙牡各 30g，茯苓 30g，桃仁 10g，红花 10g，炙甘草 6g。7 剂，水煎服，日 1 剂，早晚分服。

三诊：4 月 24 日。服二诊方后患者腰酸疼症状明显减轻，后停药 3 个月。近日又感腰痛明显而来诊。

问题

（6）如何理解初诊处方的配伍？

（7）二诊中为何在初诊方中加入附子、细辛等药？

病例 2 孙某，男，40 岁。2014 年 6 月 22 日初诊。

[主诉]腰背部酸困疼痛 2 年余。

[病史]患者 2 年前出现腰背部酸困疼痛，尤以久站、久坐时明显。经多方治疗效差。

［现症］腰背部酸困疼痛，尤以久站、久坐时明显，且双下肢乏力，纳眠可，大便稀，不成形。舌质淡，苔白腻，舌体大，脉沉细。

> 问题
>
> （1）患者腰背部酸困疼痛，为什么会出现久站、久坐时明显？
>
> （2）患者双下肢乏力，纳眠可，大便稀，不成形，主要为何种致病邪气所致？
>
> （3）本病的病位主要在什么脏腑？
>
> （4）结合患者的主诉及现症，应诊断为何种证型？应采取什么治法？

［治疗过程］

初诊方药：陈皮 12g，半夏 10g，茯苓 30g，炒莱菔子 10g，焦山楂 15g，焦建曲 12g，连翘 10g，炒杜仲 20g，桑寄生 20g，川断 20g，太子参 20g，当归 15g，枸杞子 20g，山萸肉 20g，怀牛膝 15g，甘草 10g，炒白术 15g。30 剂，水煎服，日 1 剂，早晚分服。

二诊：7 月 22 日。服上药后，患者腰背部酸困疼痛减轻，现小便白天偏多，小便时疼痛，纳食可，睡眠佳，大便正常。察其舌质淡，苔白腻，舌体大有齿痕，脉沉细。原方加桑螵蛸 20g。30 剂，水煎服，日 1 剂，早晚分服。

三诊：8 月 23 日。患者腰背部酸困疼痛基本痊愈，白天小便次数减少，解小便时仍疼，纳可，眠佳，大便可，自觉口臭重。舌质淡，有齿痕，脉沉细。二诊方炒杜仲、桑寄生、川断各用至 25g，怀牛膝用至 20g，加薏苡仁 20g。30 剂，水煎服，日 1 剂，早晚分服。

> 问题
>
> （5）如何理解初诊主方的配伍？
>
> （6）二诊中为何在初诊方中加入桑螵蛸？

例 3 王某，女，65 岁。2012 年 11 月 11 日初诊。

［主诉］腰痛酸困无力 10 余年，加重 1 周。

［病史］患者10多年前因受寒出现腰痛酸困无力，行走加重。查腰椎MRI示：椎间盘膨出。间断治疗，症状时轻时重。1周前劳累后加重。

［现症］腰痛不适，久站、久坐时明显，活动受限，严重时连及胁腹及左下肢，精神欠佳，不欲饮食，腹胀，大便溏，小便频。舌体胖大，质淡暗，苔白厚，脉弦细。

问题

（1）患者腰背部酸困疼痛，为什么会出现久站、久坐时明显？

（2）患者腰痛连及胁腹及左下肢，精神欠佳，主要为何种致病邪气所致？

（3）本病的病位主要在什么脏腑？

（4）结合患者的主诉及现症，应诊断为何种证型？应采取什么治法？

［治疗过程］

初诊方药：羌活10g，细辛3g，川芎15g，当归20g，桃仁10g，红花15g，赤芍20g，全蝎10g，蜈蚣2条，甘草10g，大枣5枚，生姜3片。10剂，水煎服，日1剂，分3次服。嘱其慎风寒，勿劳累，忌生冷油腻之品。

二诊：11月21日。患者腰痛程度较前减轻，发作次数减少，精神好转，仍纳眠欠佳。舌质暗，苔厚腻，脉弦。守上方，加夜交藤30g，茯苓20g，鸡内金20g。7剂，水煎服，日1剂，分3次服。

三诊：11月28日。患者腰痛明显好转，精神明显好转，纳食睡眠亦较前好转。舌质暗红，苔白，脉弦。二诊方继服7剂，水煎服，日1剂，分3次服。

四诊：12月6日。患者腰痛基本消失，劳累或受寒后偶有不适，服药后可缓解。将上药粉碎制水丸，每日3次，每次6g，继服2个月，巩固疗效。

> 问题
>
> （5）如何理解初诊处方的配伍？
>
> （6）二诊中为何在初诊方中加入夜交藤、茯苓、鸡内金？

【问题解析】

病例 1

（1）本病"虚"的临床表现：腰酸疼，月经量减少，白带色白量多，面色暗黄；舌体偏大，边有齿痕，双脉细弱。

（2）本病"实"的临床表现：腰酸疼，于月经期加重，经色初暗，有血块，痛经不伴恶心，经前乳胀。

（3）本病的病位主要在脾、肾。

（4）"酸疼"这一症状主要因脾虚运化无力，水湿内盛，阻滞经络，且肾精亏虚，不能濡养筋脉所致。

（5）结合患者的主诉及现症，辨证为精血不足夹痰瘀阻络。治法为养阴填精，化痰活血。

（6）方中大剂量的白芍养阴，甘草酸甘化阴且可缓急止痛；另以五灵脂、蒲黄相须合用，活血祛瘀，通利血脉。加入桂枝和甘草辛甘化阳，既可温通血脉以助活血之力，又可得白芍以调和气血；佐以茯苓之淡渗利湿，寓有湿祛血止之用。综合全方，乃为化瘀生新、调和气血之剂。以当归、怀牛膝养血活血，另以党参、茯苓、白术补气健脾，气血双补。

（7）附子能温通经络，使肾中火旺，寒湿邪气阻滞经络，用之效佳；细辛辛温发散，善走不守，能散脏腑经络停留之寒邪，使经络畅通，气血运化正常。

病例 2

（1）久站久坐情况下，会影响人体气血的运行和湿邪的祛除，患者应力所能及地做一些体育锻炼，有助于病情恢复。

（2）患者大便稀，苔白腻，又出现了四肢的酸困，而脾主四肢，对水湿的运化起主要作用。

（3）该病位主要在脾、肾。

（4）辨为痰瘀交阻，肾精不足。治法为和中化痰，补肾强筋。

（5）方中以保和汤加减，健脾运胃，以绝生痰湿之源。方中保和汤加薏苡仁、炒白术以增健脾渗湿之功；另一方面白术健脾益气，燥湿利水，用治患者泄泻，大便稀、不成形。若痰瘀祛，则脉络通，腰背部酸困疼痛可减轻。又当兼顾肾虚精亏，嘱患者节房事，惜肾精，故方加桑螵蛸以涩精止遗，固护肾精。方中炒杜仲、桑寄生、川断、枸杞子、山萸肉、怀牛膝合用，共奏补肝肾强筋骨、填精益髓之效。久病必虚，久病必瘀，方选太子参以益气养阴而无燥热之虞，当归以活血化瘀。综观全方，集健脾渗湿、补肾填精、活血化瘀为一炉，脾健则生痰无源，精充则髓海得养，活血则气血流畅，从而达到标本同治的目的。

（6）患者小便白天频数，又出现便溏等寒湿之象，桑螵蛸能温补肾阳，缩尿止遗，加用桑螵蛸后患者肾阳得补，故症状能得到明显改善。

病例3

（1）久站久坐影响人体气血的运行及湿邪的祛除，故腰背部酸困疼痛，久站久坐加重。

（2）患者腰痛连及胁腹及左下肢，精神欠佳，主要因气滞血瘀所致，瘀血导致疼痛的发生。

（3）本病的病位主要在肝、脾、肾。

（4）结合患者的主诉及现症，辨为肝肾亏虚，风寒痹阻证。治法为补益肝肾，祛风通络。

（5）方选用独活寄生汤。方中独活为君，善去下焦筋骨间之风寒湿邪；细辛发散阴经风寒，搜剔筋骨风湿而止痛；防风胜湿祛风邪；秦艽除风湿而舒筋；桑寄生、杜仲、牛膝祛风湿兼补肝肾；四物汤养血活血，其中人参、茯苓补气健脾，桂枝温通血脉，甘草调和诸药。全方既祛邪又扶正，既治标又治本，使患者气血足而风湿除，肝肾强而痹痛愈。

（6）二诊患者纳眠差，腰痛，在独活寄生汤的基础上加入健脾之品，夜交藤有安神之功，茯苓健脾渗湿，鸡内金消导积滞，不仅药物吸收较快，疗效也得到了提高。

【学习小结】

从以上病案的分析总结得知，腰痛大抵感受外邪所致者，其证多属表、属实，发病骤急，治宜祛邪通络，根据寒湿、湿热不同，分别施治。由肾精亏损所致者，其证多属里、属虚，常见慢性反复发作，治宜补肾益气为主。针对病因，施之以活血化瘀、散寒除湿、清泄湿热等法。虚实兼夹者，分清主次，标本兼顾治疗。但临证之时，不可忘却脾胃的作用，可在保和汤的基础上加减运用各法，随机应变，或解表，或祛湿，或通络，或补肾，后天得以健运，气血生化源源不断，五脏六腑功能正常，正气充足，邪气自去。

【课后拓展】

1. 理解《内经》中有关腰痛的条文。

2. 查阅西医学对腰痛的认识、研究进展及治疗方案。

3. 通过对本病的学习，写出学习心悟。

4. 参考阅读：范宏元，向开维，孙珺，等.浅析《内经·刺腰痛》篇六经腰痛的辨治［J］.内蒙古中医药，2012，31（3）：140-141.

第九章　气血津液病证

第一节　郁　证

郁证是由于情志不舒、气机郁滞所致，以心情抑郁、情绪不宁、胸部满闷、胸胁胀痛，或易怒喜哭，或咽中如有异物梗塞等症为主要临床表现的一类疾病。本病相当于西医学的神经衰弱、癔症、焦虑症、抑郁症等疾病。

【辨治思路】

李鲤教授认为，郁证的成因主要为七情所伤，情志不遂，或郁怒伤肝，导致肝气郁结而为病；故病位主要在肝，但可涉及心、脾、肾。肝喜条达而主疏泄，长期肝郁不解，情怀不畅，肝失疏泄，可引起五脏气血失调。肝气郁结，横逆乘土，则出现肝脾失和之证。肝郁化火，可致心火偏亢。忧思伤脾，思则气结，即可导致气郁生痰，又可因生化无源，气血不足，而形成心脾两虚或心神失养之证。更有甚者，肝郁化火，火郁伤阴，心失所养，肾阴被耗，还可出现阴虚火旺或心肾阴虚之证。

李老认为，郁证的治疗以健脾化痰、疏肝解郁、安神为主，方以保和丸为主配合酸枣仁汤、甘麦大枣汤等加减。

【典型医案】

病例 1 赵某，女，41 岁。2013 年 4 月 12 日初诊。

[主诉] 情绪悲伤 6 年，加重半年。

[病史] 患者 6 年来情绪低落抑郁，遇事多往坏处想，时轻时重，疑心重，难以心静，严重时欲自杀。近半年来上述症状加重，常欲哭以发泄，易怒，常暴怒欲伤人，时头晕。

[现症] 情绪低落抑郁，常欲哭以发泄，易怒，常暴怒欲伤人，时头晕。面色黄暗，有褐斑，形体偏瘦，纳欠佳，嗜辛辣，多吃素，大便 4～5 天一次，不干，黏滞，小便黄，月经量少，多提前 4～5 天，经前腹痛较重。舌淡红偏暗，苔厚腻微黄，舌体偏瘦，脉沉弦。

问题

（1）该患者的诊断、治则是什么？

[治疗过程]

初诊方药：陈皮 10g，半夏 10g，茯苓 20g，炒莱菔子 10g，焦山楂 15g，焦建曲 12g，连翘 10g，川芎 12g，当归 15g，白芍 15g，赤芍 15g，太子参 20g，麦冬 15g，五味子 12g，天冬 15g，酸枣仁 20g，知母 10g，甘草 10g，生姜 3 片，大枣 5 枚（擘）。15 剂，日 1 剂，水煎取汁 200mL×3 袋，分 3 次服。建议其适劳逸，畅情志，忌肥甘厚味。

二诊：5 月 8 日。服上药后患者症状明显缓解，现偶有急躁易怒，月经量较以前增多，睡眠较以前变好，偶有失眠。舌质暗，舌苔白，脉沉弦。守上方加浮小麦 30g，龙骨 20g，牡蛎 20g。14 剂，日 1 剂，水煎取汁 200mL×3 袋，分 3 次服。

三诊：6 月 3 日。患者症状明显缓解，情绪已能控制，眠可，月经量增多，近期有 1 次悲伤欲哭。舌暗红，中后部苔黄厚，脉沉细滑。守二诊方，加青皮 20g，郁金 20g。14 剂，日 1 剂，水煎取汁 200mL×3 袋，分 3 次服。

问题

（2）初诊中选用的主方是什么？如何理解处方的配伍？

（3）二诊加用浮小麦、龙骨、牡蛎的用意是什么？

（4）三诊加青皮、郁金的用意是什么？

病例 2 段某，女，26 岁。2014 年 7 月 4 日初诊。

[主诉] 间断性嗳气 3 年余。

[病史] 患者 3 年前因生气后出现间断性嗳气，紧张时明显，右侧季肋部胀满不适，口臭，口苦口干，双下肢经常转筋，眼睛干涩，腰酸软无力，情绪易低落，对事物兴趣不佳，烦躁不安。

[现症] 情绪低落，嗳气，时有烦躁不安，月经延期 10～15 天，经行 3 天，量少，色淡，偶有血块，经期小腹时有坠痛，饮食一般，眠欠佳，多梦，小便正常，大便 2 天一行，不成形。舌质暗，苔黄腻，脉弦滑。

问题

（1）患者为什么会出现嗳气、双下肢经常转筋、眼睛干涩、月经延迟等症？

（2）该患者如何辨证？

[治疗过程]

初诊方药：陈皮 15g，半夏 12g，茯苓 30g，炒莱菔子 12g，焦山楂 15g，焦建曲 15g，连翘 10g，当归 20g，白芍 20g，川芎 10g，枸杞子 20g，山萸肉 20g，香附 12g，木香 12g，炒枳壳 12g，川厚朴 12g，青皮 20g，甘草 10g，生姜 3 片，大枣 5 枚。15 剂，水煎服，日 1 剂，取汁 600mL，分 3 次服下。

二诊：7 月 20 日。患者上述诸症明显好转。守原方 15 剂，水煎服，取汁 600mL，分 3 次服下。

以上方加减治疗 2 月余，配合心理调节，诸症消失。

问题

（3）试述初诊中处方配伍的意义。

【问题解析】

病例 1

（1）本案根据病史、临床表现，辨病为郁证，结合舌脉，系痰浊阻滞、气郁血瘀、阴虚火旺之郁证。理气开郁、调畅气机、移情易性是基本治疗原则。

（2）初诊方由和中宁心汤合酸枣仁汤化裁而成。方中和中宁心汤由保和汤合生脉散加当归、龙骨、牡蛎、生姜、大枣而成。以保和汤健脾胃、消痰积、资化源；合生脉散补气益阴，宗气充足后继有源，则心、肺、肾之气均得补益；当归养血活血。酸枣仁汤养血安神，清热除烦。诸药合用，痰瘀祛，正气复，则心神得养。

（3）二诊显效，故守原方，加用浮小麦，取甘麦大枣汤之意，小麦甘凉，养肝补心，除烦安神；加龙骨、牡蛎加强重镇养心、除烦安神之效。

（4）三诊悲伤欲哭再次出现，加用青皮、郁金以加强疏肝解郁之功。

病例 2

（1）患者因情志不遂而致肝气郁结，横逆犯胃，胃失和降，胃气上逆，则嗳气不止；肝气郁结，影响肝藏血功能，血虚筋脉失养则出现下肢转筋，肝血虚则眼睛干涩；肝郁日久，气滞血瘀血虚则月经延迟、量少。

（2）患者胁肋部胀痛，嗳气，情绪低落，时有烦躁不安，属于中医学"郁证"范畴；综合病症及舌苔、脉象，应为肝胃不和、气机不畅之证。

（3）初诊择保和丸加减。药用香附、木香、炒枳壳、川厚朴、青皮以疏肝理气和中；陈皮、半夏、茯苓、炒莱菔子、焦山楂、焦建曲、连翘以健脾和胃降逆；当归、白芍、川芎以养血，助理气药以活血祛瘀；山萸肉、枸杞子滋补肝肾以祛目涩、腰酸无力之症。诸药相合，使肝疏脾健中和，纳化有常，升降相因，气机条畅，筋脉得养，则诸症自愈。

【学习小结】

李鲤教授认为：郁证的病因是情志内伤，与心、肝、脾有密切联系。郁证新病、暴病者，用疏肝理气法，其郁易解；病久则情况逐渐趋于复杂，或肝郁化火，或气滞痰凝，或气滞络瘀，其治便宜兼顾，始克奏功。日久不愈，则因实而致虚，肝失疏泄之常。治疗应健脾、舒肝、安神，注意顾护后天脾胃。

【课后拓展】

1. 查阅郁证的诊断要点。

2. 查阅西医学对郁证的认识、研究及进展。

3. 通过对本病的学习，写出学习心悟。

4. 参考阅读：庆慧.全国名老中医邱保国治疗郁证经验［J］.中医研究，2015，28（6）：53-55.

第二节　消　渴

消渴是以多饮、多食、多尿、乏力、消瘦，或尿中有甜味为主要临床表现的一种疾病，本病在《内经》中称为"消瘅"。口渴引饮为上消，善食易饥为中消，饮一溲一为下消，统称消渴（三消）。本病相当于西医学的糖尿病，其他如尿崩症等，如具有多尿、烦渴的临床特点，与消渴病有某些相似之处者，亦可参考本节辨证论治。

【辨治思路】

李鲤教授认为，消渴主要在于阴津亏损，燥热偏盛，以阴虚为本，燥热为标，两者互为因果，阴越虚燥热就越盛，燥热愈盛则阴就愈虚，病变部位主要在肺、胃、肾，以肾为关键，三脏之中虽有偏盛，但往往相互影响。证机早期见肺热、胃火炽盛；中期损伤肾阴，中下焦火热，以气阴亏虚常见，日久瘀血内生；后期阴损及阳，阴阳两虚。

治疗上，李老以滋阴填津、清肺泻胃为主，兼活血通络，注意顾护脾胃。常用方包括地黄饮子、六味地黄丸、保和丸、消渴方等。

【典型医案】

病例 1　付某，男，66 岁。2014 年 6 月 11 日初诊。

［主诉］口渴多饮伴多食易饥 20 余天。

［病史］患者近 20 多天不明原因出现口渴多饮，饮水量明显增多，饮后仍觉口干渴，伴面赤，偶有多汗。

［现症］口渴多饮、多尿，多食易饥，排尿次数及尿量均增多。舌边尖红，苔黄稍腻，舌下脉络瘀滞，脉细数。空腹血糖 11.2mmol/L，餐后 2 小时血糖 17.6mmol/L，尿糖（＋＋）。

问题

（1）结合舌脉症，患者辨证分型是什么？

［治疗过程］

初诊方药：太子参 25g，麦冬 15g，五味子 15g，煅龙牡 20g，浮小麦 30g，山茱萸 20g，枸杞子 20g，黄芪 15g，金钗石斛 15g，泽泻 15g，茯苓 30g，炒莱菔子 10g，焦山楂 15g，焦建曲 15g，连翘 10g，丹参 20g，川芎 10g，鸡血藤 20g，杜仲 20g，桑寄生 20g，川断 20g，枇杷叶 15g，甘草 10g。10 剂，水煎服，日 1 剂，早晚分服。

二诊：6 月 23 日。服药后患者症状明显改善，效不更方，再进 10 剂，水煎服，日 1 剂，早晚分服。以上方随症加减治疗 2 个月，患者复查血糖，空腹血糖 6.2mmol/L，餐后 2 小时血糖 8.6mmol/L，尿糖（－）。再服消渴丸 1 个月，以资巩固。随访 2 年未见复发。

问题

（2）初诊处方的配伍特点是什么？

病例 2　李某，女，46 岁。2014 年 5 月 19 日初诊。

［主诉］口干渴 1 月余。

［病史］患者 1 个多月前开始出现口渴、口干，饮水多，腰膝酸软，纳差，偶有因惧怕血糖升高而怯食，盗汗。

［现症］口渴、口干，纳差，眠一般，小便多。舌淡暗，苔白，中后黄，脉沉弦。

问题

（1）根据临床表现及舌苔、脉象，应诊断为什么证型？

［治疗过程］

初诊方药：生地黄 15g，牡丹皮 20g，丹参 20g，泽泻 20g，茯苓 30g，山药 30g，山茱萸 20g，陈皮 15g，竹茹 15g，炒莱菔子 10g，焦山楂 15g，焦建曲 15g，连翘 12g，青皮 20g，郁金 20g，金钗石斛 10g，南沙参 10g，北沙参 10g，甘草 10g。15 剂，水煎服，日 1 剂，早晚分服。嘱控制饮食，低糖饮食，适度运动。

服上方半月，患者告知口干口渴已无，纳食转佳，血糖控制良好。

问题

（2）初诊选用的主方是什么？配伍特点是什么？

病例 3　杨某，女，75 岁。2013 年 3 月 3 号初诊。

［主诉］口干、乏力 10 余年。

［病史］患者 10 多年前出现口干、多饮，诊为糖尿病。近来服格列齐特缓释片，每次 30mg，每天 1 次，早餐口服；卡搏平（阿卡波糖片），每次 50mg，每天 2 次，中餐、晚餐口服。

[现症] 口干，眼干涩、痒，头晕，耳鸣，烦躁，大便干，乏力气短。舌质红，苔黄腻，脉滑细。

> 问题
>
> （1）患者为什么会出现眼干涩、痒，头晕、耳鸣、烦躁等症状？
>
> （2）结合舌脉症，患者可诊断为何种证型？治法是什么？

[治疗过程]

初诊方药：生黄芪 30g，北沙参 30g，石斛 30g，生地黄 30g，麦冬 30g，天花粉 15g，山萸肉 15g，五味子 10g，生石膏 15g，知母 12g，夏枯草 30g，菊花 10g，生栀子 10g，鬼箭羽 15g，甘草 6g。7 剂，水煎服，日 1 剂，早晚分服。嘱清淡饮食，避风寒，畅情志。

二诊：3 月 10 日。患者口干、眼干症状缓解，头晕、耳鸣症状消失，仍有烦躁，大便干结难排，乏力气短。舌质红，苔黄腻，脉滑细。守上方，加决明子 30g。取 7 剂，水煎服，日 1 剂，早晚分服。

三诊：3 月 17 日。患者口干、眼干症状消失，排便较前通畅。舌质淡红，苔薄黄，脉滑细。继服二诊方 7 剂。

> 问题
>
> （3）初诊选用的是什么主方？配伍特点是什么？
>
> （4）二诊中加决明子的用意什么？

【问题解析】

病例 1

（1）患者多饮多食多尿，当属中医学"消渴"范畴。中医学认为：肺主气，主宣发肃降，易受邪侵，肺受燥热所伤，则津液不能输布而直趋下行，随小便排出体外，故尿量增多。肺不布津则口渴多饮；胃主腐熟水谷，脾主运化，脾胃受燥热所伤，胃火炽盛，脾阴不足，则多食善饥。神疲乏力为气虚之相，患者年逾六旬，气虚血运无力，见舌下脉络瘀滞为瘀血阻络。结合舌脉辨证为气阴两虚，瘀血内阻型。

（2）生脉饮合地黄饮子加减。方中麦冬、枇杷叶清肺；黄芪、甘草佐太子参而和脾胃；石斛引肾水以上荣，而亢阳不能害；丹参、川芎、鸡血藤之类活血通脉；煅龙牡、浮小麦助敛汗除热；杜仲、川断、桑寄生补益元气；为顾护脾胃，加焦山楂、焦建曲，亦补中寓消。

病例 2

（1）根据患者的临床表现并结合舌苔、脉象，应诊断为肾阴亏虚，中焦失和。

（2）选用的主方是六味地黄丸合保和丸加减。方中六味地黄丸主滋肾阴，以补肾为主，补泻结合；保和丸主和中焦，嗜食肥甘易致中满，应用保和丸不仅消食去滞，更有助于增进食欲，调和中焦。

病例 3

（1）患者的症状乃脾失健运，精气不升，生化乏源导致。中焦运化无力，水谷精微之气不足以营养气血，则气虚不足之象日趋严重，因而病情迁延，阴损及阳，可出现口干、眼干涩、痒，头晕、耳鸣、烦躁，大便干，乏力气短等气阴两虚症状。

（2）根据患者的临床症状及舌苔、脉象，应辨证为阴虚燥热证，治疗以滋阴清热、益气健脾为主。

（3）主方以消渴方加减。方中以生黄芪益气，天花粉生津止渴，麦冬甘寒，生津清热，润肺养胃，偏于中上焦；以生地黄之甘苦寒，滋阴清热，补益肝肾，偏于下焦。以北沙参补益脾肺之气，山萸肉、麦冬、石斛养肺胃之阴，五味子敛肺阴肾精，五者配用，重在肺脾肾三脏，益气生津敛阴。石膏甘辛寒，入肺、胃二经，清热生津，除气分热盛所致之烦躁而渴；知母苦寒，入肺、肾、胃经，清热养阴滋肾阴，擅泻虚火，清肺、肾热而除烦止渴；配以夏枯草、菊花清热明目，鬼箭羽活血化瘀，甘草调和诸药。诸药相合，共奏益气养阴、生津止渴、活血化瘀之效。

（4）二诊时患者口干、眼干症状缓解，头晕、耳鸣症状消失，仍有烦躁，大便干结难排，乏力气短。舌质红，苔黄腻，脉滑细。说明患者阴虚内热仍在，继投之以滋阴清热除烦之品，辅之通便之品，守上方加决明子以清热明目，润肠通便。

【学习小结】

李鲤教授认为，在消渴病发生发展过程中，由于阴虚火旺，既可伤阴，又可耗气，最终导致气阴两虚，气阴两虚是消渴病病机的重要阶段。气虚运血无力，血流不畅而致血瘀；阴虚燥热，津亏血少，不能载血循经畅行，也可导致血瘀；故气阴两虚、络脉瘀结是消渴病的重要病机。李老治疗本病，根据其病位、基本病理变化而立法组方，注重培补先后天，以滋阴清热为主，而将益气、养阴、健脾、活血、生津灵活贯穿始终。他特别强调滋阴重在滋肾之阴以固本，益气重在补脾胃之气，从整体上调节气血阴阳的平衡。因此临床常采用益气养阴、清热生津、活血化瘀为治疗大法。

【课后拓展】

1. 查阅文献了解消渴病的西医病因病机及治疗进展。

2. 熟悉消渴病的外治法及单味药、针灸等疗法。

3. 通过对本病的学习，写出学习心悟。

4. 参考阅读：杨明会，储戟农．国家级名老中医验案：糖尿病［M］．北京：人民军医出版社，2012.

第三节　虚　劳

虚劳又称虚损，是以脏腑亏损，气血阴阳虚衰，久虚不复成劳为主要病机，以五脏虚证为主要临床表现的多种慢性虚弱证候的总称。西医学多个系统的多种慢性消耗性和功能衰退性疾病，出现类似虚劳的临床表现时，均可参照本节辨证论治。

【辨治思路】

李鲤教授认为：虚劳主要是气血阴阳的亏损，病位在五脏。由于虚损的病因不同，经常先导致某一脏的气血阴阳亏损，但是由于五脏是互关的，气血同源，阴阳互根，故在病变的过程中常相互影响。一脏受病，累及他脏，气虚不能生血，血虚无以化气，气虚者，日久阳也会渐衰，血虚者，日久阴也不足，以致病势日渐发展，而病情趋于复杂。

治疗上先后天同补，健脾益气养血，补肾填精补髓。李老还认为，虚劳过程中，感受外邪，耗伤正气，通常是病情恶化的重要原因；而虚劳患者由于正气不足，卫外不固，又容易招致外邪入侵。患者应注意冷暖，避风寒，适寒温，尽量减少伤风感冒。

【典型医案】

病例1　于某，女，51岁。2014年3月15日初诊。

［主诉］全身无力、脘腹胀满1个月。

［病史］患者1个月前因子宫腺肌症行子宫切除术，术后逐渐出现全身无力，脘腹胀满，矢气多，纳食差。

［现症］全身无力，口干口苦，不喜饮，眠差，排尿不畅，大便稀，皮肤干黄。舌质红，苔薄黄，脉沉细。

> 问题
> （1）结合舌脉症，分析该患者属于何病何证？

［治疗过程］

初诊方药：陈皮12g，竹茹12g，茯苓20g，炒莱菔子12g，焦山楂12g，焦建曲12g，连翘10g，炒枳壳12g，川厚朴12g，木香12g，炒鸡内金20g，焦麦芽20g，太子参15g，麦冬12g，五味子10g，当归10g，甘草10g，生姜3片，大枣5枚。7剂，水煎服，日1剂，取汁600mL，分3次服下。

二诊：3月23日。服药后患者睡眠较前改善，脘腹胀满减轻，口苦消失，体力较前好转。舌尖红，舌质暗红，苔白根部黄。守上方，加枸杞子 20g，山萸肉 20g，炒杜仲 20g，桑寄生 20g。14 剂，水煎服，日 1 剂，早晚分服。

三诊：4 月 8 日。服药后患者症状基本消失，纳食增加，但食后稍有呕吐、反酸。守二诊方，加川楝子 12g，醋延胡索 15g。14 剂，巩固疗效。

> 问题
>
> （2）初诊中选用的主方是什么？如何理解处方的配伍？
>
> （3）二诊为什么加枸杞子、山萸萸、炒杜仲、桑寄生？
>
> （4）三诊中为什么加川楝子、醋延胡索？

病例 2 郜某，女，39 岁。2014 年 9 月 3 日初诊。

［主诉］全身乏力 3 年，腰酸 1 年。

［病史］患者近 3 年来全身乏力，眠浅易醒，多梦，醒后疲乏感加重。1 年来常感腰酸、腿困，久坐加重，休息后减轻，常嗳气，便溏，小便尚可。

［现症］全身乏力，腰酸，腿困，嗳气，面色欠华。舌质淡暗，花剥苔，脉细弱。

> 问题
>
> （1）患者为什么会出现舌质淡暗，花剥苔？
>
> （2）患者为什么会出现腰酸、嗳气？
>
> （3）本病可以诊断为什么证型？治疗原则是什么？

［治疗过程］

初诊方药：陈皮 15g，半夏 15g，竹茹 15g，茯苓 30g，炒莱菔子 12g，焦山楂 15g，焦建曲 15g，连翘 12g，太子参 20g，麦冬 15g，五味子 15g，青皮 20g，郁金 20g，香附 15g，枳壳 15g，木香 12g，鸡内金 20g，当归 20g，炒白芍 20g，杜仲 20g，桑寄生 20g，川断 20g，甘草 10g。7 剂，水煎服，日 1 剂。配合中成药参琥胶囊（河南省中医院院内制剂）口服。

二诊：9 月 14 日。服药后患者上述诸症改善明显，偶有呃逆、反酸，月经周期正常，量可，纳眠可，大便仍溏，日 1 次，小便可。舌质淡暗，苔薄白，脉沉细。守上方，加广藿香 20g，炒薏苡仁 30g，芡实 30g。12 剂，水煎服，日 1 剂。

> 问题
>
> （4）初诊选用的是什么主方？配伍特点是什么？
>
> （5）二诊为何加广藿香、炒薏苡仁、芡实？

病例 3　陈某，女，47 岁。2015 年 10 月 10 日初诊。

［主诉］全身无力、怕冷 1 年余。

［病史］患者 1 年前无明显诱因出现全身无力，怕冷，胃纳不佳，不欲饮食，自觉舌尖刺痛，气不顺畅，眠浅易醒，醒后不易入睡。

［现症］全身无力、怕冷，易疲劳，胃纳不佳，不欲饮食，自觉舌尖刺痛，气不顺畅，眠浅易醒，醒后不易入睡，左上肢水肿，二便调。舌质红，苔少，脉沉细。

> 问题
>
> （1）患者为何出现胃纳不佳，不欲饮食，舌尖刺痛，左上肢水肿？
>
> （2）根据患者的症状，可辨为什么证型？

［治疗过程］

初诊方药：太子参 20g，麦冬 15g，五味子 15g，当归 15g，白芍 15g，川芎 12g，黄芪 20g，炒白术 15g，茯苓 30g，炒莱菔子 10g，焦山楂 15g，陈皮 12g，半夏 10g，连翘 10g，焦神曲 12g，甘草 10g，木香 10g，生姜 3 片，大枣 5 枚（擘）。7 剂，水煎服，日 1 剂，早晚分服。

二诊：10 月 17 日。服上方后，患者乏力略改善，仍身上怕冷，舌尖刺疼减轻，纳食增多，余症如前。舌质红，苔白腻，脉沉细。守上方，黄芪用至 25g，太子参用至 25g，麦冬用至 18g，五味子用至 18g，加仙茅 15g，菟丝子 20g，巴戟天 15g。7 剂，水煎服，日 1 剂，早晚分服。

> 问题
>
> （3）初诊选用的主方是什么？其配伍特点是什么？
>
> （4）二诊中为什么加大黄芪、太子参、麦冬、五味子的用量，并加用仙茅、菟丝子、巴戟天？

病例 4 赵某，女，48 岁。2015 年 6 月 15 日初诊。

［主诉］神疲乏力 1 年余。

［病史］患者 1 年多前无明显诱因出现神疲乏力，善太息，时常头晕，精神抑郁，时有暴怒。

［现症］神疲乏力，气短，喜太息，眩晕、头懵，贫血貌，纳眠可，二便调。诊其舌质红，舌体胖大，苔黄厚腻，脉滑。

> 问题
>
> （1）该患者可以辨为什么证型？

［治疗过程］

初诊方药：陈皮 15g，半夏 12g，茯苓 30g，竹茹 15g，炒莱菔子 12g，焦山楂 12g，焦建曲 15g，连翘 12g，丹参 15g，枸杞子 15g，菟丝子 20g，天麻 18g，钩藤 25g，石决明 20g，栀子 12g，黄芩 15g，郁金 20g，川断 20g，桑寄生 20g，刺五加 20g，枸杞子 20g，青皮 20g，葛根 25g，车前子 20g，五味子 15g，当归 15g，甘草 10g，生姜 3 片，大枣 5 枚（擘）。7 剂，水煎服，日 1 剂，早晚分服。

二诊：6 月 24 日。服上药后，气短减少，面色好转，纳可，二便调。舌淡红，苔白腻，脉沉缓而滑。守上方，加当归 20g，白芍 15g。7 剂，水煎服，日 1 剂，早晚分服。

> 问题
>
> （2）初诊中选用的主方是什么？配伍特点是什么？
>
> （3）二诊中为什么加当归、白芍？

病例 5 张某，女，27 岁。2015 年 11 月 14 日初诊。

[主诉] 反复感冒 1 年余。

[病史] 患者 1 年多来反复感冒，发热，咳嗽，流涕，打喷嚏，近 20 天来发热，伴有头晕、恶心，纳眠差，入睡困难，多梦易醒，乏力，时有便秘，月经量少，色暗，有血块，平素怕冷，面部痤疮。

[现症] 反复感冒，发热，咳嗽，流涕，小便可，大便 2～3 天一次，时有便秘，月经量少，色暗，有血块。舌质暗红，苔黄，脉沉细无力。

问题

（1）患者为什么会反复感冒？

（2）结合舌脉症，分析该患者辨为何证？

[治疗过程]

初诊方药：黄芪 15g，白术 12g，防风 10g，太子参 20g，麦冬 15g，五味子 15g，陈皮 15g，半夏 12g，竹茹 15g，茯苓 30g，炒莱菔子 10g，焦山楂 15g，焦建曲 15g，连翘 15g，桑白皮 20g，杏仁 10g，黄芩 15g，茜草 20g，白芷 15g，薄荷 15g，川贝母 10g，紫苏 15g，甘草 10g。14 剂，水煎服，日 1 剂。同时口服参琥胶囊（河南省中医院院内制剂，100 粒 / 瓶）3 瓶，用法：每次 6 粒，每天 3 次，口服。

二诊：12 月 1 日。患者服药后感冒好转，已无咳嗽、发热，怕冷好转，偶有头晕，月经量较前稍多，色暗，有血块，经期腹痛，小腹坠胀，舌脉同前。守上方，加天竺黄 10g，胆南星 6g。7 剂，水煎服，日 1 剂，早晚分服。服药后病愈。

问题

（3）初诊选用的主方是什么？如何理解配伍特点？

（4）二诊加天竺黄、胆南星的目的是什么？

【问题解析】

病例1

（1）患者以术后乏力、不喜饮，眠差，排尿不畅，大便稀等为主，当属中医学"虚劳"范畴。本案患者系烦劳过度，因劳致虚，日久成损，则出现腹胀、失眠；后又行子宫切除术，耗伤元气，致使气血虚损更甚；脾气虚运化无力则脘腹胀满，矢气多，纳食差，不喜饮，排尿不畅，大便稀；血虚失养则眠差，皮肤干黄。此皆为气血亏虚之象。

（2）选用的主方是和中消胀汤加减。此方系李鲤教授保和丸加减之系列经验方，由保和丸加川厚朴、炒枳壳、木香、炒鸡内金组成。方中以保和汤健脾胃，化痰湿，消积滞，寓补于消；生脉饮加当归以益气养阴生血；川厚朴、木香、枳壳宽中理气；焦麦芽、炒鸡内金消食导滞。诸药合用，共奏健脾益气、和血除胀之效。

（3）二诊时患者睡眠较前改善，脘腹胀满减轻，体力较前好转，考虑气血部分恢复，拟通过补先天以补后天，故加枸杞子、山萸肉、炒杜仲、桑寄生以加强温补脾肾之阳。

（4）三诊时患者食后有呕吐、反酸等症，加用川楝子、醋延胡索以制酸止呕。

病例2

（1）患者气血虚衰日久，气血运行不畅，因虚致瘀，故可见舌质淡暗，花剥苔。

（2）虚劳病变涉及五脏，但尤以脾肾为主。肾虚则会出现腰酸腿困；脾胃气血失于运化，气机上逆则会出现嗳气等症状。

（3）根据患者的临床表现并结合舌苔、脉象，应辨为气血亏虚，因虚致瘀证；治疗原则是益气补血，疏肝健脾。

（4）初诊选用的是培土荣木汤加减。择方以保和丸为基础，脾胃健则气血生化有源。患者腰酸腿困，杜仲、桑寄生、川断温肾阳以补先天；太子参、麦冬、五味子、当归、炒白芍益气养阴，活血祛瘀；青皮、郁金、香附、枳壳、木香理气活血。

（5）二诊时患者症状明显改善，故守方；患者呃逆、反酸，大便仍溏，考虑脾虚夹湿较重，加用广藿香、炒薏苡仁、芡实以化湿健脾和中，中焦和，则气机顺，脾气健，诸症皆消。

病例 3

（1）患者虚劳日久，脾失健运，气虚运化无力，故可见胃纳不佳，不欲饮食；气血虚弱，运行不畅，导致气机郁滞，故可见舌尖刺痛；脾气虚弱，失于运化，气虚日久，又可致阳虚，阳虚则水无以化，故可见左上肢水肿。

（2）患者全身无力，易疲劳，怕冷，胃纳不佳，当属"虚劳"，左上肢水肿考虑阳虚，加之年老体弱，痰瘀互结，舌质红，苔少，脉沉细为虚实夹杂之证。根据患者的临床表现并结合舌苔、脉象，诊断为痰瘀互阻，气郁阳虚证。

（3）选用的主方是保和丸合生脉饮加减。方中以保和丸健脾胃、消痰积、资化源，生脉饮补气养阴，佐用木香行气解郁。

（4）二诊中患者症状减轻，但仍觉身冷，阳气亏虚明显，故加大黄芪、太子参、麦冬、五味子的用量补益阳气；并加用仙茅、菟丝子、巴戟天，目的是益气补肾固阳。

病例 4

（1）脾胃为后天之本，气血生化之源。脾胃虚弱，运化乏力，易生痰湿；气血生化不足，则易致肝藏血不足，肝阴血不足，虚热内生，化热生风。通过患者的临床表现及舌苔、脉象，应辨为痰热阻络，肾阴不足，风阳上亢。

（2）选用的主方为保和丸合天麻钩藤饮加减。以保和丸化裁，兼顾心脾二脏。保和丸健脾运胃，以绝生痰之源。加天麻钩藤饮以平肝息风，清热活血，补益肝肾。诸药合用，标本兼治，共奏消食和胃、平肝息风、补益肝肾之功。

（3）二诊时病情好转，但仍有气短、面色不好，考虑气血亏虚，在上方的基础上加当归、白芍以加强益阴补血之力。

病例 5

（1）患者平素体虚，卫外不固，感受外邪后，则易感冒，且易长期反复不愈。

（2）根据患者的临床表现及舌苔、脉象，应辨为风热犯肺，气血失和，脾失健运，心气不足证。

（3）初诊选用的主方为生脉饮合保和丸加减。方中以白芷、防风、紫苏疏风解表；以连翘、黄芩、桑白皮、杏仁、川贝母、陈皮、半夏、茯苓等药清热化痰；以黄芪、白术、太子参、麦冬、五味子等药扶正固表；佐以茜草活血调经。

（4）二诊加天竺黄、胆南星增强化痰之功。诸药并用，祛邪兼以扶正，标本兼治，故疗效显著。

【学习小结】

李鲤教授认为，虚劳过程中，感受外邪，耗伤正气，通常是病情恶化的重要原因；而虚劳患者由于正气不足，卫外不固，又容易招致外邪入侵。李老强调补益脾肾在治疗虚劳中的作用。因脾胃为后天之本，气血生化之源，脾胃健运，五脏六腑、四肢百骸方得以滋养。肾为先天之本，寓元阴元阳，为生命的本元。重视补益脾肾，先后天之本不败，则能促进各脏虚损的恢复。

【课后拓展】

1. 查阅文献熟悉虚劳与其他虚性疾病的鉴别。

2. 查阅文献了解虚劳病的预防调护要点。

3. 查阅西医学对本病的认识、研究及进展。

4. 通过对本病的学习，写出学习心悟。

5. 参考阅读：蔡珏，何新慧.何嗣宗辨治虚劳的学术思想探究［J］.上海中医药杂志，2016，50（3）：36-38.

第十章　其他病证

第一节　鼻　衄

　　鼻衄，又称鼻出血，是耳鼻喉科最常见的病证之一。多因鼻腔病变引起，也可由全身疾病所引起，偶有因鼻腔邻近病变出血经鼻腔流出者。鼻出血多为单侧，亦可为双侧；可间歇反复出血，亦可持续出血；出血量多少不一，轻者仅鼻涕中带血，重者可引起失血性休克；反复出血则可导致贫血，多数出血可自止。

【辨治思路】

　　李鲤教授认为，鼻衄可归为虚实两大类，属实者有肺热、胃火、肝火，属虚者有肝肾阴虚、阴虚肺燥、脾不统血。实证者因火热迫血妄行而致衄，虚证者因阴虚血热或气虚不摄血而鼻衄。《灵枢·百病始生》曰："阳络伤则血外溢，血外溢则衄血。"临床上，鼻衄与肺、胃、肝、肾、脾关系较密切。治疗上辨证论治，清泄实热，滋阴补血，兼加止血之品。

【典型医案】

　　病例　王某，男，16岁。2014年6月9日初诊。

［主诉］间断性鼻出血 1 年余。

［病史］患者 1 年多来间断性鼻出血，时有轻重，夏季频发。

［现症］间断性鼻出血，口唇干燥，面部痤疮散在，体型瘦。舌尖红，苔白，少津，脉细。

> 问题
>
> （1）该患者辨证分型是什么？该病治疗原则是什么？

［治疗过程］

初诊方药：太子参 20g，麦冬 15g，白芍 15g，生地黄 15g，玄参 10g，竹叶 15g，金银花 20g，蒲公英 20g，紫花地丁 20g，栀子 10g，天冬 15g，陈皮 15g，白术 10g，茯苓 30g，炒莱菔子 12g，焦山楂 10g，焦建曲 15g，牡丹皮 15g，藕节 30g，甘草 10g。服药 7 剂，患者告愈。嘱少食辛辣。随访 1 年无复发。

> 问题
>
> （2）本病选用的主方是什么？配伍特点是什么？

【问题解析】

病例

（1）中医学认为，鼻为肺之窍，易受邪侵。《灵枢·百病始生》曰："阳络伤则血外溢，血外溢则衄血。"鼻衄的产生也是各种原因引起鼻部阳络损伤的结果。通过患者的临床表现及舌苔、脉象，应为阴虚血热，灼伤肺络。治疗中应根据病情，掌握"急则治其标，缓则治其本"的原则，在鼻衄发作时应采用冷敷、压迫止血、鼻内填塞等外治法止血，再分析鼻衄的病因，进行辨证施治。

（2）主方选用保和汤合养阴清肺汤加减。方中生地黄、玄参养阴润燥，清肺解毒；麦冬、白芍助生地黄、玄参养阴清肺润燥；金银花、蒲公英、牡丹皮凉血解毒而消痈；茯苓、白术、太子参健脾益气，助脾统血；藕节散瘀止血；甘草泻火解毒，调和诸药。全方共奏养阴清肺、凉血止衄之功。

【学习小结】

李鲤教授认为，本病可归为虚实两大类，属实者有肺热、胃火、肝火，属虚者有肝肾阴虚、阴虚肺燥、脾不统血。实证者因火热迫血妄行而致衄，虚证者因阴虚血热或气虚不摄血而鼻衄。鼻衄发作时，若出血频繁，应采用冷敷、压迫止血、鼻内填塞等外治法止血，再分析鼻衄的病因，进行辨证施治。治疗期间嘱忌辛辣饮食，避风寒，戒烟酒。

【课后拓展】

1. 查阅文献了解鼻衄的中医外治方法。

2. 查阅西医学对本病的认识、研究及进展。

3. 通过对本病的学习，写出学习心悟。

4. 参考阅读：郑雪君. 祝味菊医案三则评析［J］. 中医文献杂志，2005，23（4）：48.

第二节　牙　痛

牙痛是由于外感风邪、胃火炽盛、肾虚火旺、虫蚀牙齿等原因所致，以牙龈红肿、遇冷热刺激痛、面颊部肿胀等为临床表现的一种疾病。本病相当于西医学的牙龈炎和牙周炎、龋齿（蛀牙）或折裂牙而导致牙髓（牙神经）感染所引起的牙痛。

【辨治思路】

李鲤教授认为，牙痛与肺、胃、大肠、肾等脏腑密切相关。"齿为骨之余"，"肾主骨"，属足少阴肾经；足阳明胃之经脉络于龈中、上齿，手阳明大肠经之脉入于下齿。风热侵袭，风火邪毒侵犯，伤及牙体及牙龈肉，邪聚不散，气血滞留，气血不通，瘀阻脉络而为病。大肠、胃腑积热或风邪外袭经络，郁于阳明而化火，火邪循经上炎而发牙痛。肾阴不足，虚火上炎亦可引起牙痛。

治疗上，李老喜用保和汤健脾运胃、燥湿化痰，使脾主运化和胃主受纳功能恢复正常，以绝痰源，防痰湿蕴结化热，配合清热滋阴之品，效果显著。

【经典医案】

病例 郑某，女，52 岁。2013 年 7 月 15 日初诊。

[主诉] 左侧下牙痛 1 月余。

[病史] 患者 1 个多月前出现左侧下牙疼痛，胃酸，呃逆，头昏沉，易犯困。口服西药疗效不佳。

[现症] 左侧下牙痛，头昏沉，胁肋不适，胃酸，呃逆，吐白痰，吐痰不利，纳食少，易犯困，二便调。舌嫩红，苔白厚腻，脉弦。

问题

（1）患者为何会出现头昏沉，易犯困，吐白痰及纳食少等症状？

（2）本病可辨为何种证型？

[治疗过程]

初诊方药：陈皮 12g，半夏 10g，茯苓 20g，炒莱菔子 12g，焦山楂 15g，焦建曲 12g，连翘 12g，炒鸡内金 20g，焦麦芽 20g，黄芩 15g，川贝母 10g，地骨皮 20g，银柴胡 12g，胡黄连 10g，白芍 20g，甘草 10g，生姜 3 片，大枣 5 枚（擘）。7 剂，水煎服，日 1 剂，分 2 次服。

二诊：7 月 22 日。服上药后，患者牙痛消失，偶有胃部反酸，胃不胀，纳食增多，呃逆、头昏沉、胁肋不适均减轻，二便调。舌质淡红，苔白稍厚腻，脉弦。守上方，加炒枳壳 15g，川厚朴 15g，木香 10g。7 剂，水煎服，日 1 剂，分 2 次服。

问题

（3）本病选用的主方是什么？如何理解其配伍特点？

（4）二诊中加炒枳壳、川厚朴、木香的用意是什么？

【问题解析】

病例 1

（1）患者脾胃素虚，痰湿内盛，湿邪上蒙清窍，清窍不利，故头部昏沉、易犯困。脾运不及，胃纳不化，痰浊停胃，则吐白痰、纳食少。

（2）结合舌脉症分析，该患者诊断为痰湿蕴结，阴虚火旺证。患者平素脾胃虚弱，脾失健运，痰湿内盛，痰湿蕴结化热，热久耗阴。

（3）本病选用的主方是保和汤加减。方用保和汤健脾运胃，燥湿化痰，使脾主运化和胃主受纳功能恢复正常，以绝痰源，防痰湿蕴结化热。川贝母清热化痰；焦麦芽疏肝理气和胃；黄芩清热燥湿；胡黄连具有退虚热、消疳热、清热燥湿，泻火解毒的功用，配银柴胡以增强除虚热之力。

（4）二诊时患者牙痛消失，泛酸、呃逆、胁肋不适仍在，治疗上应加疏肝理气之功，在保和丸的基础上加用炒枳壳、川厚朴、木香理胃肠之气机，为李老之"和中消胀汤"，主治由饮食不节、饥饱无常或肝郁气滞而所致腹胁胀满、嗳腐泛酸、大便不畅等症。合用和中消胀汤，在滋阴降火的基础上，更强调消积化滞、燥湿清热、调理胃肠，则诸症皆消。

【学习小结】

李鲤教授认为，牙痛的病因多因平素过食膏粱厚味，胃腑积热，胃火上冲，或风火邪毒侵犯，伤及牙齿，或肾阴亏损，虚火上炎，灼烁牙龈等引起。在治疗上应以保和汤为主健脾化痰，配合清热解毒、滋阴降火等法，和中消胀汤可消积化滞、燥湿清热、调理胃肠，胃中顽痰宿食一遇此方，则积者散、滞者消、寒湿者除、湿热者清。同时注意在辨证的同时要先辨别其主要诱因，只有找到其正确诱因才能达到治本的目的。

【课后拓展】

1. 查阅手足阳明经脉的走行及针灸治疗牙痛的选穴。

2. 查阅古籍中对牙痛的描述及古代医家对牙痛的认识。

3. 查阅文献了解关于本病西医学研究进展。

4. 通过对本病的学习，写出学习心悟。

5. 参考阅读：郑东京，许鑫，郑伟达. 郑伟达教授治疗牙痛经验探析 ［J］. 世界中西医结合杂志，2014，9（1）：11-13.

第三节　口腔异味

口腔异味是指患者自觉口中有异味或者味觉异常，也有他人所能嗅及的异常气味，如常见的口臭，或有口腻、口淡及酸、苦、甘、辛、咸等口味异常现象。中医学认为口腔异味是由于人体五脏六腑功能失调所致病证外在表现的有关反映。

【辨治思路】

脾开窍于口，口主迎粮，又为胃之门户。胃为五脏六腑之大源，脏腑皆禀气于胃，所以五脏六腑之气亦皆发于胃。口乃胃之门户，司咀嚼而知五味，五谷经口之咀嚼、胃之腐磨，才能化精微而充五脏。反之，五脏阴阳的偏盛偏衰，亦可通过胃反映于口而出现不同的味觉。李鲤教授根据《灵枢·五味》所言"胃者，五脏六腑之海也"，认为五脏六腑禀气于胃，脾胃为气血生化之源。

李老在口腔异味的诊疗过程中重视对脾胃功能的调整，脾胃功能的恢复不但可以化生气血津液，营养他脏及全身，而且脾胃功能的恢复更有助于药物的吸收，进而促进病证的康复。李老对东垣学说、丹溪学说都深有研究，认为当今乃和平年代，人民生活安稳，饮食肥甘厚味较前明显增多，加之交通工具改善，活动减少，故痰浊、水湿、积滞增多，临床上主张运用和胃法，寓补于消，渐消缓散体内瘀积的多种积滞，善用保和丸加减治疗口味异常等多种内科疾患。正如中医学家焦树德所评，保和丸"全方有升有降，有消有散，有温有凉，有化有导，呈现出一派活泼生机"。因此李鲤教授将该方化裁运用治疗口腔异味，疗效显著。

【典型病例】

病例 1　张某，女，30 岁。2013 年 4 月 24 日初诊。

［主诉］口淡无味半月余。

［病史］患者半月前无明显诱因出现口淡无味，食少纳呆，食后胃脘胀满，伴身困乏力，月经提前 1 周，量少、色淡。

［现症］口淡，食少纳呆，食后胃脘胀满，伴身困乏力，月经提前，量少、色淡。舌质淡，苔薄白，脉沉细缓。

> 问题
>
> （1）中医学认为口淡常与哪些脏腑有关？此患者为什么会口淡无味？
>
> （2）患者为什么会出现身困乏力？
>
> （3）通过上述症状，应辨为何种证型？

［治疗过程］

初诊方药：太子参 15g，黄芪 15g，白术 10g，陈皮 10g，半夏 10g，茯苓 20g，炒莱菔子 10g，焦山楂 10g，焦神曲 10g，连翘 10g，炒鸡内金 15g，炒麦芽 15g，谷芽 15g，甘草 10g，生姜 3 片，大枣（劈开）5 枚。5 剂，水煎服，日 1 剂，分 2 次服。

二诊：4 月 30 日。患者诸症减轻，效不更方，继服 5 剂。电话随访，已痊愈。

> 问题
>
> （4）初诊处方用药的意义是什么？

病例2 王某，女，55 岁。2010 年 11 月 10 日初诊。

［主诉］口中发甜 2 个月。

［病史］患者近 2 月来自觉口中发甜，饮白开水亦觉甘甜，伴口中黏滞不爽，泛吐厚浊涎沫，曾服中西药疗效欠佳。

［现症］口中发甜，口干欲饮量不多，纳少，食后胃脘作胀不适，神疲乏力，面色欠华，眠差，大便不爽，小便黄。舌质淡暗，舌体略胖，舌边有齿痕，舌苔白腻微黄，脉沉缓无力。

> 问题
>
> （1）中医学怎么理解口中发甜？
>
> （2）本病可诊断为何种证型？其治法是什么？

［治疗过程］

初诊方药：陈皮 10g，半夏 10g，茯苓 20g，炒莱菔子 10g，焦山楂 15g，焦神曲 10g，连翘 12g，佩兰 18g，砂仁 6g，厚朴 10g，广木香 10g，炒鸡内金 20g，太子参 12g，炒白术 10g，生姜 3 片，大枣（劈开）5 枚。7 剂，水煎服，日 1 剂，分 2 次服。并嘱其控制面食量及含糖食物、肥肉、辛辣之品。

二诊：11 月 17 日。服药后患者口甜、口黏滞、吐厚浊涎沫不适症状减轻，并自感神清气爽、体力增加、面有光泽、饮食增加且食后胃脘作胀消失，大便调。继守上方，佩兰增至 20g。继服 10 剂以资疗效。

> 问题
>
> （3）初诊选用的主方是什么？其配伍特点是什么？
>
> （4）二诊中增加佩兰用量的用意是什么？

病例3 张某，男，30 岁。2011 年 3 月 5 日初诊。

［主诉］口苦 1 月余。

［病史］患者 1 个多月来口苦不适，心烦易怒，纳少，眠差，大便不爽，小便黄，曾服用龙胆泻肝丸稍缓解。平时因业务应酬较多，有饮酒嗜辛辣史。

［现症］口苦，咽干，纳少，面色欠华，食后胃脘胀满，眠差，梦多不解乏，大便不爽，小便黄。舌尖红，舌质暗红，苔厚腻，舌边有齿痕，脉沉弦滑有力。

问题

（1）口苦与哪些脏腑有关？

（2）患者为何会出现大便不爽、梦多不解乏等症状？

（3）本病应诊断为何种证型？其治法是什么？

［治疗过程］

初诊方药：柴胡 12g，黄芩 15g，半夏 12g，太子参 15g，青皮 15g，郁金 20g，茵陈 18g，栀子 12g，金钱草 20g，陈皮 12g，竹茹 10g，茯苓 20g，炒莱菔子 15g，焦山楂 20g，焦神曲 12g，连翘 12g，炒枳壳 12g，甘草 10g，生姜 3 片，大枣（劈开）5 枚。7 剂，水煎服，日 1 剂，分 2 次服。嘱其戒烟酒及肥甘厚味。

二诊：3 月 12 日。患者口苦减轻，纳食增加且食后胀满消失，二便调，眠增，精神、体力较前改善。舌质暗红，苔薄白略黄。守上方，金钱草用至 25g。继服 7 剂乃愈。

问题

（4）初诊选用的主方是什么？其配伍特点是什么？

（5）二诊中增加金钱草用量的用义是什么？

病例 4 刘某，男，50 岁。2013 年 6 月 7 日初诊。

［主诉］自觉口中辛辣 2 月余。

［病史］患者近 2 个多月前自觉口中辛辣，伴舌体麻辣不适，曾服中西药治疗（用药不详），效果欠佳，故来诊。有饮酒史，嗜辛辣之味。

［现症］口中辛辣，舌体麻辣不适，口舌干燥，常牙龈肿痛，饮食一般，

眠差，大便不爽，小便黄。舌红，苔黄略腻，脉沉弦滑有力。

> **问题**
>
> （1）口中辛辣与哪个脏腑有关？
>
> （2）本患者应诊断为何种证型？其治法是什么？

［治疗过程］

初诊方药：陈皮 10g，竹茹 10g，茯苓 20g，炒莱菔子 10g，焦山楂 15g，焦神曲 10g，连翘 12g，石斛 15g，黄芩 6g，黄连 6g，南沙参 18g，栀子 10g，石膏 15g，地骨皮 15g，桑白皮 15g，生姜 3 片，大枣（劈开）5 枚。7 剂，水煎服，日 1 剂，分 2 次服。并嘱其忌辛辣厚味之品。

二诊：6 月 15 日。服药后患者口中麻辣感减轻，纳眠可，二便调。守上方，南沙参用至 20g，黄芩用至 15g。继服 15 剂乃愈。

> **问题**
>
> （3）初诊选用的主方是什么？其配伍特点是什么？
>
> （4）二诊中增加南沙参、黄芩用量的意义是什么？

病例 5 张某，男，25 岁。2013 年 2 月 22 日初诊。

［主诉］口中酸馊难闻半月余。

［病史］患者半月前因应酬繁多，暴饮暴食之后引起嗳气酸腐，口臭，脘腹胀满，上腹部压痛，得食更甚。

［现症］口中酸腐，脘腹胀满，纳眠差，大便干结，2 日一次，小便黄。舌红，苔黄厚腻，脉滑实。

> **问题**
>
> （1）患者为什么会出现口臭、嗳腐吞酸等症状？
>
> （2）患者上腹部压痛，进食后更甚，是什么原因？
>
> （3）该患者应诊断为何种证型？其治法是什么？

［治疗过程］

初诊方药：陈皮 10g，半夏 10g，茯苓 20g，炒莱菔子 15g，焦山楂 20g，焦神曲 12g，连翘 12g，焦槟榔 15g，炒枳壳 12g，广木香 12g，炒鸡内金 20g，炒麦芽 20g，黄连 6g，甘草 10g，生姜 3 片，大枣（劈开）5 枚。7 剂，水煎服后乃愈。

问题

（4）初诊选用的主方是什么？配伍特点是什么？

病例 6　田某，女，51 岁。2013 年 12 月 4 日初诊。

［主诉］口有咸味半月。

［病史］患者半月前无明显诱因出现口中泛咸，患者平素腰膝酸软，畏寒肢冷。

［现症］口中泛咸，腰膝酸软，畏寒肢冷，纳食一般，眠差，易醒，大便干，2 日一行，小便频数。舌尖红，舌质暗红，苔白根部黄略腻，脉沉弦。

问题

（1）咸味与哪个脏腑密切相关？

（2）患者为什么会出现腰膝酸软、畏寒肢冷？

（3）本病应诊断为何种证型？其治法是什么？

［治疗过程］

初诊方药：太子参 15g，黄芪 15g，陈皮 12g，半夏 10g，茯苓 20g，炒莱菔子 15g，焦山楂 15g，焦神曲 10g，连翘 12g，菟丝子 20g，山茱萸 20g，淫羊藿 20g，附子 6g，炒鸡内金 20g，焦麦芽 20g，甘草 10g，生姜 3 片，大枣（劈）5 枚。7 剂，水煎服，日 1 剂，分 2 次服。并嘱其淡盐饮食。

二诊：12 月 11 日。患者口中咸味减轻，睡眠好转，二便调，眼睑浮肿。舌质淡红，舌尖红，苔黄略腻，舌体瘦，脉象右沉滑，左沉细。守上方，加赤小豆 20g，生栀子 10g。继服 15 剂，服后愈。

问题

（4）初诊选用的主方是什么？其配伍特点是什么？

（5）二诊中加赤小豆、生栀子的用意是什么？

病例7 王某，男，47岁。2013年10月16日初诊。

［主诉］口中干涩1月余。

［病史］患者近1个多月来口中干涩，如食生柿子，鼻腔干燥发热，自觉向外冒热气，眼部干涩不适。平素有吸烟、饮酒史，嗜食辛辣之味。

［现症］口中干涩，鼻腔干燥发热，眼睛干涩不适，食欲差，眠可，大便干，3日一行，小便涩，色黄。舌质红，苔薄黄干燥少津，脉沉弦滑有力。

问题

（1）口涩多由什么病因所致？

（2）该患者应诊断为何种证型？其治法是什么？

［治疗过程］

初诊方药：陈皮10g，竹茹10g，茯苓20g，炒莱菔子10g，焦山楂15g，焦神曲10g，连翘12g，石斛15g，太子参15g，麦冬15g，五味子15g，丹参20g，忍冬藤20g，徐长卿20g，甘草10g，生姜3片，大枣（劈）5枚。7剂，水煎服，日1剂，分2次服。

二诊：10月23日。口中干涩减轻，鼻腔干燥发热感消失。守上方，加南沙参20g，芦根20g。继服7剂而愈。

问题

（3）初诊处方中选用的主方是什么？如何理解处方的配伍？

（4）二诊中加入南沙参、芦根的用意是什么？

【问题解析】

病例 1

（1）口淡指口中味觉减退，无法尝出饮食滋味。中医学认为，口淡无味，饮食不香，多与病后脾胃虚弱，运化失健有关。此患者为脾胃气虚，运化失司，精气不能上荣口窍故口淡无味。

（2）因脾主肌肉，患者脾胃虚弱，脾虚不荣四末，故见身困乏力。

（3）此患者脾胃气虚，运化失司，精气不能上荣于口窍，故口淡无味；脾主肌肉、脾虚不荣四末，故身困乏力，脉沉细缓；舌质淡、苔薄白、月经量少、周期提前、色淡为脾气亏虚，气血不荣所致。

（4）选用的主方为四君子汤合保和丸加减。本案择四君子汤以益气健脾，保和丸调和中焦、健脾助运，佐以炒麦芽、谷芽增强消导之力。诸药合用，共奏补脾益气、消积助运之功，故能使疾病迅速治愈。

病例 2

（1）口中发甜属于脾胃湿热证。症状主要为口中时有甜味，舌苔微黄略腻，口泛吐厚浊涎沫。成因多由肥甘厚味太过助湿生热，脾虚气滞而不能输布精津，上溢于口而发口甘，或口中泛吐厚浊涎沫。

（2）应诊断为湿热中阻，脾虚不运证。湿热蕴结脾胃，升降失和，运化失司，浊气上泛于口而致病。其成因多由肥甘厚味太过助湿生热，脾虚气滞而不能输布精津，上溢于口而发口甘或口中泛吐厚浊涎沫。治以健脾和中化湿，消积助运。

（3）选用的主方为和中消胀汤加减。李老在保和丸的基础上加厚朴、广木香、炒鸡内金、枳壳、焦大白，自裁"和中消胀汤"以消积化滞、燥湿清热、调理胃肠，加用太子参、白术、生姜、大枣，共奏芳香化湿、益气健脾、调和脾胃之功。

（4）二诊患者诸症好转，但是湿邪仍在，故加重佩兰旨在加强化湿辟浊醒脾之功。

病例3

（1）苦味在中医中对应的是心，但较少见于与心有关的疾病。多见于急性炎症，以肝、胆炎症为主，这常与胆汁的代谢有关。

（2）患者湿热蕴结下焦，气机不畅，传导不力，故见大便不爽；湿热内扰心神，心神不安，故见梦多不解乏。

（3）苦为心火之味，但火常发于木，故口苦常见于胆热或肝火旺盛。本病应诊断为肝胆湿热内蕴，疏泄失职，枢机不利，胆气上溢证。治法为疏肝利胆，和中养胃。

（4）选用的主方为和中利胆汤加减。李鲤教授临证常以小柴胡汤合保和丸化裁为和中利胆汤，以疏肝利胆和中，再加用茵陈、栀子、郁金、金钱草以清肝胆湿热，经方、时方相结合，和解少阳；佐以消积助运、理气散滞、清化痰湿等药物；用于治疗口苦，辨证与辨病相结合，临证施药，每获佳效。

（5）二诊时患者口苦减轻，症状较前改善，增加金钱草用量旨在增强清肝利胆退湿之功，使肝胆疏泄同利，湿热自除。

病例4

（1）口腔异味之口中麻辣，可归为肺胃热盛，辛五味属肺，肺热得不到正常的宣发肃降，则热灼肺阴，耗伤阴津，临床上则表现为口中辛辣、口舌干燥。

（2）患者齿龈肿痛，大便不爽，小便黄，口舌干燥，口中辛辣感，舌体麻辣不适，舌红苔黄略腻，脉沉弦滑有力，嗜辛辣之味；当属肺胃蕴热，痰食积滞证；治当清肺热、调脾胃、化痰热。

（3）初诊选用的主方为保和丸合泻白散加减。李老择方仍以保和丸为基础，半夏之辛温助热伤阴，故去之，加黄连、黄芩、石膏、南沙参、石斛以清胃热滋阴、消食导滞，另择泻白散以清解肺热。诸药共用，多获良效。

（4）二诊效可，在原方的基础上增加黄芩、南沙参的用量，以加强滋阴清热之效。

病例5

（1）患者暴饮暴食，食滞胃脘，化腐生酸，浊气上泛，故见口臭、嗳腐吞酸。

（2）患者暴饮暴食，食滞胃脘，腑气通降不利而发为腹痛，因腑气不通，进食会加重气机阻滞，故见得食更甚。

（3）患者暴饮暴食之后出现嗳气酸腐，口臭，脘腹胀满，大便干结，小便黄，眠差，舌质红，苔黄厚腻，脉滑实；应诊断为食滞中焦，升降失常之证；其治法为消食导滞，和胃除胀。

（4）选用的主方为和中消胀汤加减。李老临证以保和丸为基础，加用枳壳、木香、焦槟榔、鸡内金，自创和中消胀汤，以消积导滞、燥湿清热、调理胃肠；患者舌质红，苔黄厚腻，脉滑实，属积滞化热无疑，故加入黄连清脾胃湿热、积滞。诸药共用，则积者散，滞者消，口中酸馊之味自消，实为理想之法。

病例 6

（1）咸味入肾，肾主水，肾气亏虚，气化不利，寒水上泛，故口咸。

（2）患者脾肾阳气虚弱，腰膝失于温养，阴寒内盛，气机凝滞，故见腰膝酸软；阳虚不能温煦全身，故见畏寒肢冷。

（3）患者腰膝酸软，畏寒肢冷，近期又出现口有咸味，应诊断为脾肾阳虚，气化不利之证；治宜健脾补肾、温阳化气之法。

（4）选用的主方为保和汤加减。保和丸为基础方，调和中焦，加用太子参、黄芪益气健脾，另择大量补肾温阳之品淫羊藿、附子、菟丝子、山茱萸。诸药合用，共奏健脾补肾、温阳化气之功，辨证准确，用药精当，故能获殊效。

（5）二诊症状好转，但患者仍有舌尖红、苔黄、失眠，此乃心火旺盛，故加用赤小豆、生栀子以清降心火。

病例 7

（1）口涩多为燥热伤津，或脏腑热盛，气火上逆所致。

（2）结合舌脉症，患者诊断为脾胃积热，燥热伤津证。患者脾胃热盛，燥热伤津，不能濡润口舌而致口中涩味，故治之以清热和胃、养阴润燥之法。

（3）选用的主方为保和丸合生脉饮加减。保和丸调和中焦，顾护胃气，使脾胃升降运化和谐，气血生化有源，此谓"治中焦以灌四旁"之理也；患者舌苔薄黄，口干渴，故去半夏加竹茹以清热和胃，辅以石斛滋肾养胃生津，从而使津液生化有源；再加以生脉饮（太子参易人参），补气、生津相得益彰；大剂量徐长卿、忍冬藤相须为用，凉血通络从而调理气血，宣通经脉；甘草、生姜、大枣调和脾胃，服之不伤胃气。

（4）二诊诸症减轻，加入南沙参、芦根以清养肺胃，使热清而不伤阴津。诸药共用，彰显和中健脾以资生化之源，胃气旺，津液通，则病愈。

【学习小结】

李鲤教授根据《灵枢·五味》所言"胃者，五脏六腑之海也"，认为五脏六腑禀气于胃，脾胃为气血生化之源。故李老在口腔异味的诊疗过程中重视对脾胃功能的调整，脾胃功能的恢复不但可以化生气血津液，营养他脏及全身，而且脾胃功能的恢复更有助于药物的吸收，进而促进病证的康复。临床上李鲤教授主张运用和胃法，寓补于消，渐消缓散体内瘀积的多种积滞，善用保和丸加减治疗口腔异味等多种内科疾患，正如中医学家焦树德所评，保和丸"全方有升有降，有消有散，有温有凉，有化有导，呈现出一派活泼生机"。因此李老将该方化裁运用治疗口腔异味，疗效显著。

【课后拓展】

1. 如何理解《素问·生气通天论》所曰"阴之五宫，伤在五味"？

2. 查阅西医治疗口中异味都有哪些方法。

3. 通过对本病的学习，写出学习心悟。

4. 参考阅读：李为民，何华.李鲤教授治疗口中异味经验［J］.中医学报，2013，28（2）：199-201.

第四节 乳 癖

乳癖是以乳房有形状大小不一的肿块，疼痛，与月经周期相关为主要表现的乳腺组织的良性增生性疾病。好发于 30 ～ 50 岁妇女，约占全部乳腺疾病的 75％，是临床上最常见的乳房疾病。本病相当于西医学的乳腺囊性增生症。

【辨治思路】

李鲤教授认为：妇女在经前有乳房胀痛，多与肝肾失调、气滞血瘀等因素有关；乳房是胃经所管，乳头属肝经所治，因此一切乳房疾病或发育不良或乳房萎缩，皆从肝胃调治。本病多由于情志不遂，或受到精神刺激，导致肝气郁结，气机阻滞，思虑伤脾，脾失健运，痰浊内生，肝郁痰凝，气血瘀滞，阻于乳络而发；或因冲任失调，上则乳房痰浊凝结而发病，下则经水逆乱而月经失调。多见于青中年妇女，常伴有月经失调、流产史。治疗上以疏肝健脾、化痰祛瘀之法，择方以保和丸为基础，兼用疏肝理气、活血祛瘀之药，疗效显著。

【典型病例】

病例 刘某，女，32 岁。2014 年 7 月 13 日初诊。

［主诉］乳房胀痛 5 月余。

［病史］患者 5 个多月前坐月子受凉后出现乳房、腋下及后背胀痛，小腹隐痛，按之则舒，生气后、月经前胀痛明显，两眼睑肿胀，痛经，经期持续 5 ～ 6 天，量正常，色暗，偶有血块，周期正常。

［现症］乳房胀痛，经期前后加重，痛经，纳眠可，小便黄，大便稀溏，3 ～ 4 次 / 天。舌质淡紫，有齿痕，苔薄白，脉沉弦。

> 问题
>
> （1）为什么患者生气后、月经前乳房胀痛明显？
>
> （2）本病可诊断为何种证型？其治法是什么？

[治疗过程]

初诊方药：陈皮 15g，半夏 15g，茯苓 30g，炒莱菔子 10g，焦山楂 15g，焦建曲 15g，连翘 10g，川楝子 12g，延胡索 15g，当归 15g，炒白芍 15g，川芎 12g，青皮 20g，郁金 20g，桂枝 10g，秦艽 15g，山药 20g，蜈蚣 2 条，三七 6g，血竭 3g，甘草 10g，生姜 3 片，大枣 5 枚。10 剂，日 1 剂，水煎服，取汁 600mL，分 3 次服下。

服药后，症状俱减轻，继续服药 10 余剂，诸症皆消失。

> 问题
>
> （3）如何理解初诊处方用药的意义？

【问题解析】

病例

（1）生气容易导致肝气郁结，使气滞血瘀加重，肝经循行胁肋部，通过乳房，生气后或经前有乳房胀痛，多由于肝肾失调、气滞血瘀所致。

（2）应辨证为肝失疏泄，痰瘀阻滞证。肝气郁结，思虑伤脾，脾失运化，聚湿生痰，治法为疏肝健脾，化痰祛瘀。

（3）选用的主方为保和丸合金铃子散加减。择方以保和丸为基础，以健脾化痰；兼用当归、炒白芍、川芎、青皮、郁金等大量疏肝理气、活血祛瘀之药；合金铃子散以活血化瘀止痛。诸药共用，以奏疏肝健脾、化痰祛瘀之效。

【学习小结】

李鲤教授认为，女性在不同的时期由于生理或病理变化引起的乳房胀痛有多种原因和症状，但妇女在经前有乳房胀痛多与肝肾失调、气滞血瘀等因素有关。乳房是胃经所管，乳头属肝经所治，因此一切乳房疾病或发育不良或乳房萎缩，皆从肝胃调治。李老善于用保和丸为基础方调和脾胃，脾胃调则肝气舒，再根据临床不同症状配伍相应的方药，则病愈。

【课后拓展】

1. 掌握中医外科学中乳癖的临床分型及代表方剂。

2. 查阅乳癖的外治法有哪些。

3. 通过对本病的学习，写出学习心悟。

4. 参考阅读：时百玲.陆德铭教授辨治乳癖的经验研究［J］.时珍国医国药，2016，27（6）：1503–1504.

第五节　月经先期

　　月经先期，亦称"经期超前"或"经早"，是指月经周期提前 7 天以上，或 20 天左右一行，连续发生 2 个周期或以上。西医学的功能失调性子宫出血和盆腔炎等出现月经提前符合本病证者可按本病治疗。

【辨治思路】

　　李鲤教授认为，月经先期的主要病因是冲任不固，经血失于制约，月经提前而至；常见的证型有气虚和血热。本病的治疗大法有扶脾、补肾、疏肝、调理气血等；其治疗原则重在治本调经，应辨标本缓急，重视"急则治其标，缓则治其本"的原则；不宜过补，也不宜强攻；分辨病证的虚实寒热错杂，注意脾、肝、肾及气血对月经的影响，全面掌握其治法。

【典型医案】

　　病例　李某，女，39 岁。2014 年 8 月 11 日初诊。

［主诉］月经提前持续2月余。

［病史］患者2个多月前无明显诱因出现月经周期提前7～8天，持续2次，经期量少，色暗，有血块，腰痛，乏力。

［现症］经期提前，量少，色暗，有血块，经行前后腰痛，纳少，眠差，入睡难，易醒，二便调。舌质淡暗，有瘀点，脉沉涩。

问题

（1）患者为什么会出现腰痛？

（2）该患者的辨证分型是什么？其治法是什么？

［治疗过程］

初诊方药：陈皮15g，半夏12g，茯苓30g，炒莱菔子10g，焦山楂15g，焦建曲15g，连翘12g，太子参20g，麦冬15g，五味子15g，杜仲20g，桑寄生20g，川断20g，鸡血藤25g，青皮20g，郁金20g，竹茹15g，当归20g，生白芍20g，川芎12g，熟地黄10g，天竺黄10g，甘草10g，生姜3片，大枣5枚。15剂，水煎服，日1剂，取汁600mL，分3次服下。

二诊：9月6日。患者诸症减轻，月经周期基本正常，量稍多。继续按原方服用10剂，随访月经周期已恢复正常。

问题

（3）本病初诊选方用药的意义是什么？

【问题解析】

病例

（1）患者素体脾气虚弱，带脉失养，加之气虚血失温煦，日久阴寒内生，气机凝滞，则发为腰痛。

（2）该患者应辨证为脾虚血瘀，冲任失调。脾气亏虚，统摄无权，冲任不固，经血失调，以致月经先期来潮，兼有血虚、血瘀之象；治法为健脾和胃，养血祛瘀。

（3）本病选用的主方为保和丸合四物汤加减。以保和丸合四物汤为基础，以健脾和胃、养血祛瘀之法；兼用杜仲、桑寄生、川断、鸡血藤以滋补先天、调理冲任；患者眠差、入睡困难、易醒，加天竺黄以宁心安眠。诸药共用，以奏补益脾肾、养血祛瘀、调经宁心之效。

【学习小结】

李鲤教授认为，月经先期主要在于气虚和血热，治疗大法有扶脾、补肾、疏肝、调理气血等，治则重在治本调经，应辨标本缓急，重视"急则治其标，缓则治其本"的原则，注意脾、肝、肾及气血对月经的影响。

【课后拓展】

1.掌握中医学对月经先期的认识。

2.查阅古医籍对月经先期的记载及论述。

3.通过对本病的学习，写出学习心悟。

4.参考阅读：李成文，杨艳芳.门成福治疗月经先期经验［J］.中医杂志，2011，52（13）：1096–1097.

第六节 阳 痿

阳痿是指成年男子性交时，由于阴茎痿软不举，或举而不坚，或坚而不能持久，无法进行正常性生活的一种病证，又称"阴痿""阴茎不举""筋痿""阴器不用"等。本病相当于西医学的男子性功能障碍和某些慢性疾病表现以阳痿为主者。

【辨治思路】

李鲤教授认为，阳痿的病因比较复杂，其基本病机为肝、肾、心、脾受损，气虚阴阳亏虚，经络失畅导致宗筋不用而成。病因病机主要有：①命门火衰：房劳太过，或早婚，以致精气亏虚，命门火衰，发为阳痿。②心脾受损：胃为水谷之海，气血之源，若忧愁思虑不解，饮食不调，损伤心脾，病及阳明冲脉，以致气血两虚，宗筋失养，而成阳痿。③恐惧伤肾：大惊卒恐，惊则气乱，恐则伤肾，恐则气下，渐至阳道不振，举而不坚，导致阳痿。④肝郁不舒：肝主筋，阴器为宗筋之汇，若情志不遂，忧思郁怒，肝失疏泄条达，不能疏通血气而畅达前阴，则宗筋所聚无能，亦致阳痿不起。⑤湿热下注：过食肥甘，伤脾碍胃，生湿蕴热，湿热下注，热则宗筋弛纵，阳事不兴，可导致阳痿。

治疗上，李老注重先后天同补，以保和丸健脾养血益气，六味地黄丸补益肝肾。另外，他强调节制房事，戒除手淫，调节好情志，都是重要的辅助治疗措施。

【典型病例】

病例1 卫某，男，29岁。2014年7月11日初诊。

［主诉］阳痿早泄1年余。

［病史］患者1年多前无明显诱因出现阳痿、早泄，房事不举，腰膝酸软，低热，盗汗。

［现症］阳痿、早泄，低热，盗汗，纳可，眠差，入睡困难，大便正常，小便频数。舌质淡红，苔薄黄，脉沉细。

问题

（1）该患者诊断为何种证型？其治法是什么？

［治疗过程］

初诊方药：熟地黄10g，生山药20g，泽泻20g，牡丹皮20g，茯苓30g，黄葵子20g，淫羊藿15g，枸杞子20g，山茱萸20g，陈皮15g，姜半夏10g，茯神30g，炒莱菔子10g，焦山楂15g，焦建曲15g，连翘10g，川牛膝15g，生薏苡仁20g，丹参20g，甘草10g，生姜3片，大枣5枚。15剂，日1剂，水煎服，取汁600mL，分3次服下。随访效果尚可。

问题

（2）选用的主方是什么？其配伍特点是什么？

病例 2 许某，男，32 岁。2014 年 7 月 10 日初诊。

［主诉］阳痿半年。

［病史］患者半年前出现阳痿，乏力，头晕，在当地诊治，乏效。

［现症］阳痿，乏力，头晕，便溏。舌质暗红，苔厚腻，脉滑细。

问题

（1）患者为什么会出现乏力、头晕？

（2）该患者辨为何种证型？其治法是什么？

［治疗过程］

初诊方药：生黄芪 30g，生白术 10g，陈皮 10g，升麻 10g，柴胡 10g，桑寄生 15g，炒杜仲 15g，川断 15g，菟丝子 12g，金樱子 10g，益智仁 10g，桑螵蛸 10g，淫羊藿 10g，甘草 6g。15 剂，水煎服，日 1 剂，取汁 600mL，分 3 次服下。嘱节房事，清淡饮食。

二诊：7 月 27 日。服上方后患者自诉乏力、头晕等症消失，仍有腰痛等不适。舌质淡，苔白，脉沉细。守上方，加熟地黄 30g。7 剂，水煎服，日 1 剂，早晚分服。

三诊：8 月 6 日。服上方后患者可以进行房事，时间短。舌质淡，苔白，脉沉细。嘱守前方，继续服用 7 剂巩固。

问题

（3）初诊选用的主方是什么？配伍特点是什么？

（4）二诊加熟地黄的目的是什么？

【问题解析】

病例 1

（1）患者房事不举、腰膝酸软、盗汗、低热，应辨为肾阴亏虚证之阳痿；其治法为滋阴补肾。

（2）选用的主方为六味地黄丸合保和丸加减。方用熟地黄滋阴补肾，填精益髓；山茱萸补养肝肾，并能涩精，取"肝肾同源"之意；山药补益脾阴，亦能固肾；泽泻利湿而泄肾浊，并能减熟地黄之滋腻；茯苓淡渗脾湿，并助山药之健运，与泽泻共泻肾浊，助真阴得复其位；牡丹皮清泄虚热，并制山茱肉之温涩。李老于方中加淫羊藿、牛膝正为阳中求阴之理，另以保和丸健后天之脾胃。诸药合用，从先天和后天两方面入手，故能收桴鼓之效。

病例 2

（1）患者恣情纵欲，致使脾气受损，运化失司，不能上承头脑，则头晕；脾主肌肉，脾失健运，故乏力。

（2）应诊断为脾肾阳虚证。患者饮食不节，房劳过甚，运化失司，久致肾气内伐，肾阳不足，命门火衰而致病。故其治法为补中益气，补肾温阳固精。

（3）选用的主方为补中益气汤加减。生黄芪健脾益气，白术、陈皮健脾和胃，升麻、柴胡以升阳，加桑寄生、杜仲、川断以补肾，加菟丝子、金樱子、益智仁、桑螵蛸以补肾固精，加淫羊藿以壮命门之火。全方共奏补中益气、补肾温阳固精之功。

（4）二诊时患者乏力、头晕等症消失，但仍有腰痛等不适，故加熟地黄以加强益肾填精之功，并直趋下焦，强壮腰膝。

【学习小结】

李鲤教授认为，阳痿的病因病机比较复杂，但以房劳太过为多见，与肝、肾、心、脾功能失调密切相关；然其理归结到一点，阳痿乃阳道不兴，功能失用之故。在选择治疗方案时，应首先辨别虚实、病变之脏腑。属虚者宜补，属实者宜泻，有火者宜清，无火者宜温。节制房事，戒除手淫，调节好情志，都是重要的辅助治疗措施。

【课后拓展】

1. 查阅古代医家及著作对阳痿的认识发展过程。

2. 查阅诊断阳痿的相关检查有哪些。

3. 通过对本病的学习，写出学习心悟。

4. 参考阅读：申玉行，张明泉，谭东宇，等.国医大师李士懋教授平脉辨治阳痿的思路与经验［J］.环球中医药，2016，9（8）：991-993.

第七节 湿 疹

湿疹是一种由多种内外因素引起的过敏性炎症性皮肤病，以多形性皮损，对称分布，易于渗出，自觉瘙痒，反复发作和慢性化为临床特征。在中医学中相当于"湿疮""湿疡"，也属于"浸淫疮""血风疮""粟疮"等病的范畴。湿疮名称各异，发于耳部者，称为旋耳疮；发于阴囊部位者，称为肾囊风；发于肘、膝弯曲部位者，称为四弯风；发于乳头者，称为乳头风；发于脐部者，称为脐疮；发于手部者，称为瘑疮；发于婴儿者，称为奶癣或胎癣、胎疮等。

【辨治思路】

李鲤教授认为，本病总因禀赋不耐，风、湿、热阻于肌肤所致。或因饮食不节，过食辛辣鱼腥动风之品，或嗜酒，伤及脾胃，脾失健运，致湿热内生，又外感风湿热邪，内外合邪，两相搏结，浸淫肌肤，发为本病；或因素体虚弱，脾为湿困，肌肤失养，或因湿热蕴久，耗伤阴血，化燥生风而致血虚风燥，肌肤甲错，发为本病。

治疗上选用藿香正气散合消风散加减。藿香正气散本为消暑和中、利湿辟秽之剂，李老用此盖因藿香、白芷皆为芳香辛散之品，俱能发表宣里，辟恶祛邪；大腹皮独入脾胃，行水散满，破气宽中；加姜、枣以和营卫，致津液，和中达表。消风散为治疗湿疹的常用方剂，常以皮肤瘙痒，疹出色红，或遍身云片斑点为证治要点。李老用此方常随症加减，风热偏盛而身热、口渴者，加金银花、连翘以疏风清热解毒；湿热偏盛，胸脘痞满，身重乏力，舌苔黄厚而腻者，加地肤子、车前子、栀子等以清热利湿；血分热甚，五心烦热，舌红或绛者，加赤芍、牡丹皮、紫草以清热凉血。诸药合用，于祛风之中伍以除湿、清热、养血之品，使风邪去、湿热除、血脉和，以达"治风先治血，血行风自灭"之效，瘙痒自止。

李老还主张湿疹患者应避免喝酒、咖啡及辛辣刺激与油炸的食品，饮食应清淡。多吃水果蔬菜，少吃榴莲、芒果、龙眼、荔枝等热性水果，以免病情"火上加油"。此外，患者可多吃绿豆、冬瓜、莲子、苦瓜等清热利湿食品。

【典型病例】

病例 孙某，女，29 岁。2014 年 7 月 30 日初诊。

［主诉］全身泛发性红疹 4 年余。

［病史］患者 4 年前无明显诱因出现全身红疹，间断性出现，以颈项部、两腋下、前胸、双下肢为主，多为红色疹点。

［现症］双下肢密布红色疹点，瘙痒不适，神疲乏力，心烦，口苦，月经量少，色暗，有血块，纳眠可，二便调。舌淡红，苔黄厚腻，脉沉缓无力。

> 问题
> （1）患者为什么会出现心烦、口苦？
> （2）根据患者的临床表现，应诊断为何种证型？其治法是什么？

［治疗过程］

初诊方药：广藿香 15g，大腹皮 15g，白芷 15g，陈皮 15g，茯苓 30g，生白术 15g，半夏 15g，炒莱菔子 10g，焦山楂 15g，焦建曲 15g，连翘 10g，乌梅 15g，丹参 20g，赤芍 20g，忍冬藤 20g，徐长卿 20g，当归 15g，荆芥 15g，牛蒡子 10g，蝉衣 10g，甘草 10g，生姜 3 片，大枣 5 枚。7 剂，日 1 剂，水煎服，取汁 600mL，分 3 次服下。

二诊：8 月 11 日。患者诉服药后症状减轻，双下肢疹点减少，瘙痒减轻，仍自觉神疲乏力，口苦，口干，纳眠可，大便不成形，黏稠，小便黄。舌体胖大，舌淡红，苔薄白，有刺，脉沉滑弱。守上方，加黄柏 15g，黄芩 15g，石菖蒲 15g。7 剂，日 1 剂，水煎服。

问题

（3）初诊选用的主方是什么？其配伍特点是什么？

（4）二诊为何加黄柏、黄芩、石菖蒲？

【问题解析】

病例

（1）湿热之邪蕴于肌肤，邪热入里，热邪犯心，扰动心神，故见口苦、心烦。

（2）本案根据患者的临床表现及舌脉征象，辨证为湿热蕴结，上犯于肌肤之湿疹。治以清利湿热、止痒透疹之法。

（3）主方选用藿香正气散合消风散加减。藿香正气散本为消暑和中、利湿辟秽之剂，李老用此盖因藿香、白芷皆为芳香辛散之品，俱能发表宣里，辟恶祛邪；大腹皮独入脾胃，行水散满，破气宽中；加姜、枣以和营卫，致津液，和中达表。消风散为治疗湿疹的常用方剂，常以皮肤瘙痒，疹出色红，或遍身云片斑点为证治要点。

（4）二诊患者疹点减少、瘙痒减轻，故守方，加黄柏、黄芩以增强清热利湿之效；自觉神疲乏力，加石菖蒲化湿开胃，开窍豁痰，醒神益智。

【学习小结】

李鲤教授认为，湿疹是由于禀赋不耐，风、湿、热阻于肌肤所致，内外湿热搏结，充于腠理，浸淫肌肤，发为本病；湿性重浊黏滞，易耗血伤阴，化燥生风，转为慢性，故缠绵不已，反复发作。李老常用消风散随症加减治疗湿疹。他还主张湿疹患者应避免喝酒、咖啡及辛辣刺激与油炸的食品，饮食应清淡，多吃绿豆、冬瓜、莲子、苦瓜等清热利湿食品。

【课后拓展】

1. 中医外科学中湿疹的内、外治法有哪些？

2. 查阅文献了解关于本病西医学研究进展。

3. 通过对本病的学习，写出学习心悟。

4. 参考阅读：付中学，曲韵. 黄尧洲治疗湿疹经验［J］. 世界中西医结合杂志，2016，11（2）：161-164.

第八节　脱　发

脱发为皮肤科常见病及多发病，以脂溢性脱发和斑秃最为常见。脂溢性脱发临床表现多为头发油腻、多屑，瘙痒感明显，前额及前顶部的毛发稀疏变细的渐进性脱发，继而形成高额，中医学称之为"发蛀脱发""蛀发癣"。斑秃可见于各个年龄段人群，40岁以前好发，皮损多为局限性斑片状脱发，少数患者病情严重可出现全秃，中医学将本病称为"鬼舐头""油风"等。

【辨治思路】

李鲤教授认为，脱发的病因多为湿热蕴结，瘀血阻络；过食肥甘厚味、用神太过、劳伤心脾或气郁化火、热毒内生、肾水损伤皆可使发根失荣，而致脱发。治疗上李老施治每每注重顾护脾胃，常用保和丸为基础以消食理气，防补药壅滞碍胃，遏阻气机；配合黄芪桂枝五物汤益气、温阳、通经络、行血脉、和营卫、祛风寒。其治疗特色在"治血先治气，气行则血行"；治疗有效后以丸剂巩固疗效，此为李老治疗慢性疾病常用之法。

【典型医案】

病例 1 郑某，男，46 岁。2014 年 6 月 9 日初诊。

［主诉］脱发 2 年余。

［病史］患者近 2 年多来脱发较严重，以颠顶、后枕部脱发为主，自诉工作压力大，情志变动较剧。

［现症］脱发，腰膝酸软，四肢不温，自汗恶风，纳差，便溏。舌体胖，有齿痕，舌尖红，舌质淡红，苔黄，脉沉缓。

> 问题
>
> （1）患者为什么会出现腰膝酸软、四肢不温、自汗恶风？
>
> （2）本病可诊断为何种证型？其治法是什么？

［治疗过程］

初诊方药：制首乌 20g，当归 15g，黄芪 20g，白芍 20g，川芎 12g，桂枝 6g，郁金 15g，杜仲 15g，熟地黄 10g，菟丝子 20g，五味子 15g，太子参 20g，麦冬 15g，女贞子 15g，陈皮 15g，茯苓 30g，炒莱菔子 10g，焦山楂 15g，焦建曲 15g，连翘 10g，半夏 10g，甘草 10g，生姜 3 片，大枣 5 枚。20 剂，水煎服，日 1 剂，分 2 次服。

二诊：7 月 7 日。服药后，患者脱发稍好转，四肢渐温，恶风减轻。舌体胖，有齿痕，舌淡红，苔薄白，左脉沉弦，右脉沉细。守上方，加猪苓 20g，生侧柏叶 15g，泽泻 20g。10 剂，水煎服，日 1 剂，分 2 次服。

以二诊方随症加减治疗 2 个月，患者脱发明显减少，精气神转佳，面色红润。再以肾气丸调理月余，已痊愈，随访 1 年，无复发。

> 问题
>
> （3）初诊选用的主方是什么？如何理解其配伍特点？
>
> （4）二诊加猪苓、生侧柏叶、泽泻的用意是什么？

病例 2 蒋某，女，50 岁。2014 年 6 月 20 日初诊。

［主诉］脱发1年余。

［病史］患者1年多来脱发较严重，洗头、梳头时有较多头发脱落，晨起可见枕巾上头发散在。近日来，家中琐事繁多，日夜操劳，脱发加重，故来诊。

［现症］脱发，头晕，乏力，面色无华，眼周色黑，心悸，腰酸，纳可，眠差，二便调，体型瘦。舌质暗，苔黄，少津，脉沉细。

> 问题
>
> （1）患者为什么会出现头晕、乏力、面色无华、眼周色黑、腰酸等症状？
>
> （2）本病应诊断为何种证型？其治法是什么？

［治疗过程］

初诊方药：制首乌20g，山药20g，桂枝6g，当归15g，川芎10g，炒白芍20g，白术15g，麦冬15g，熟地黄10g，太子参20g，桃仁10g，红花15g，侧柏叶10g，陈皮15g，半夏10g，竹茹15g，金钗石斛10g，茯苓30g，炒莱菔子10g，焦山楂15g，焦建曲15g，连翘10g，牡丹皮15g，枳壳12g，厚朴12g，广木香12g，甘草10g。15剂，水煎服，日1剂，分2次服。

二诊：7月4日。服药后，患者脱发减少，心悸已无，腰酸好转，睡眠转佳。嘱其静心调养。效不更方，15剂，水煎服，日1剂，分2次服。

以上方随症加减治疗2个月，患者脱发明显减少，面色转华，偶有腰酸。将上述方药粉碎为细粉，炼蜜为丸，嘱其服药1个月，以资巩固。

> 问题
>
> （3）初诊选用的主方是什么？其配伍特点是什么？
>
> （4）随后的治疗中为什么改为丸剂？

【问题解析】

病例 1

（1）患者工作压力大，日久损伤阳气，阳气虚损，腰府失养，故见腰膝酸软；阳气虚损，不能温养四末，故见四肢不温；因阳气亏虚，不能固护肌表，玄府不密，津液外泄，故见自汗恶风。

（2）头为诸阳之会。《素问·生气通天论》云："阳气者，若天与日，失其所则折寿而不彰。"患者因工作久伤阳气，虚且郁，故腰膝酸软，四肢不温，自汗恶风；因阳气不能上承，发失所养，故脱落。应诊断为脾肾阳虚，阳损及阴，发失所养证；治法为温补脾肾。

（3）初诊选用的主方为黄芪桂枝五物汤合保和丸加减。黄芪桂枝五物汤加味，益气、温阳、通经络、行血脉、和营卫、祛风寒，其治疗特色在"治血先治气，气行则血行"，熟地黄、菟丝子、女贞子以补肾，五味子、太子参、麦冬取生脉饮益气养阴滋发之意。此外，李老施治每每注重顾护脾胃，常用保和丸为基础以消食理气，防补药壅滞碍胃，遏阻气机。

（4）二诊时患者的症状有所好转，说明诊疗思路较为恰当，但患者舌体症状改善不明显，加猪苓、泽泻以甘淡渗泄，利水渗湿；《中国药典》认为生侧柏叶有生发乌发之作用，对于血热脱发、须发早白有较好的疗效，本方加之，甚为合适，故最终能取得令患者满意的临床疗效。

病例 2

（1）患者因家中琐事繁多，劳累过度，导致心脾损伤，日久气血双亏，故见头晕、乏力、面色无华；患者劳累过度，伤及肾气，肾气亏损，不能上荣眼目，故见眼周色黑；日久伤及肾阳，腰府失于温养，故见腰酸。

（2）诊断为心血耗伤，损及肝肾，发失所养证。因劳累过度，心、脾、肾俱伤，不能上荣而致脱发，故其治法为益气养心，滋补肝肾。

（3）选用的主方为薯蓣丸加减。该方扶正从气血阴阳入手，故用山药健脾，配四君使脾胃得以健运，则气血阴阳化生有源；复有四物养血，桂枝行阳，神曲开郁，白芍养血，麦冬养阴。全方散诸风邪，补诸不足，滋诸枯槁，调诸营卫，故能气血足而发生。

（4）二诊症状减轻，故守原方。此为劳之过极所致之虚证，补益较为缓慢，丸药较汤剂温和，故改汤剂为丸剂以巩固疗效，此为李老治疗慢性疾病常用之法。

【学习小结】

李鲤教授认为，脱发的病因是以肝肾不足为本，血瘀、血热、湿热为标，病因与工作节奏、生活方式、精神压力增加及饮食失衡有关。治疗脱发应从气、血、肝、肾、心、脾入手，养血生发可贯穿始终，根据证型的不同，或养肝肾之阴以生阴血，或补后天脾胃使气血生化有源。尤其注重顾护脾胃，常用保和丸为基础以消食理气，防补药壅滞碍胃，遏阻气机。

【课后拓展】

1. 如何理解"冲任之脉，为十二经之海，谓之血海，其别络上唇口，若血盛则荣于须发，故须发美。若血气衰弱，经脉虚竭，不能荣润，故须发秃落"？

2. 查阅当代名家对本病的认识、研究及进展。

3. 通过对本病的学习，写出学习心悟。

4. 参考阅读：桑海艳.张磊教授治疗脱发验案精选［J］.中医临床研究，2016，8（3）：3-4.

第九节　燥　证

燥证是指由于各种原因引起体内津液不足，精血枯竭，或津液不能正常输布，致脏腑、组织、器官、毛窍失于濡养，而出现口干咽燥、鼻干唇裂、干咳无痰、两目干涩、皮肤干燥脱屑、毛发干枯、肌肉瘦削、便干尿少等诸多临床表现的一类疾病。其既可独立成病，亦可出现在温热病、消渴、血证、虚劳等多种疾病的不同阶段。燥证与西医学多种疾病密切相关，在呼吸系统多见于咽源性干咳、感冒（尤其是秋季感冒）、急性支气管炎、慢性支气管炎、（部分）肺炎、慢性阻塞性肺病、放射性咽炎、哮喘等；在消化系统常见于放射性唾液腺损伤、便秘等；在免疫系统如干燥综合征、干眼症、银屑病等；在内分泌系统有甲状腺功能亢进、糖尿病、更年期综合征等疾病。

【辨治思路】

李鲤教授认为，风能生火致燥，湿能生痰，"燥胜则干"。刘完素说："诸涩枯涸，干劲皲揭，皆属于燥。"说明该病与自然界中的风、燥、湿之内外邪气对人体的影响或过服辛温香燥之品加之机体免疫力下降，导致经脉阻滞，津液运行失滞，经络肌肤失濡有关。津液的生成、输布和排泄与胃的受纳腐熟水谷、小肠的分清别浊、大肠的吸收水分、脾气的散精、肺的宣发肃降、肾和膀胱的蒸腾气化、心脉的运载、肝气的疏泄、三焦的通利与否息息相关，而脾胃在津液的生成、输布中起着枢纽的作用。所以脾胃的运化、上焦的宣化是津液的来源。

李老认为，燥证的病因在于阴虚燥热，轻则肺胃阴伤，重则肝肾阴虚，皆因阴虚在先，燥热自内而生。治疗重点应滋阴救液，清燥生津。临床自拟和中润燥汤（李鲤经验方），方中以保和丸配合生脉饮为主加减。在临床上还须根据病情及患者体质，灵活运用，以提高疗效。和中润燥汤标本兼治，并随症状的出入变化辨证加减用药，因此疗效可靠。诸药共用，和中健脾以资生化之源，胃气旺盛，津液通畅，所以病自可愈。此外，李老强调燥证服药期间忌食辛温香燥之品。

【典型病例】

病例 卢某，女，46 岁。2013 年 9 月 20 日初诊。

[主诉] 身阵阵燥热伴头汗出 3 月余。

[病史] 患者 3 个月前无明显诱因出现一阵阵燥热伴心烦急躁、头汗出，近 1 周出现肩部沉疼，腰酸困，腹胀，乳房不胀，膝关节疼，夜间口干，喜

漱口不欲咽，受凉时则咽部不适，咳少量黏痰，偶有头晕。

［现症］阵发性烦躁，心烦急躁，头汗出，纳眠可，二便调，月经不规律，月经量少。舌质淡红，苔薄白，舌体偏大，有齿痕，舌中间有裂痕，脉沉弦滑。

> 问题
>
> （1）患者为什么会出现燥热、心烦急躁、喜漱口不欲咽？
>
> （2）本病应辨为何种证型？其治法是什么？

［治疗过程］

初诊方药：陈皮 10g，竹茹 12g，茯苓 30g，炒莱菔子 12g，焦山楂 15g，焦建曲 12g，连翘 12g，太子参 20g，麦冬 15g，五味子 15g，沙参 20g，天冬 15g，知母 10g，远志 10g，茯神 20g，石菖蒲 15g，龙骨 20g，牡蛎 20g，甘草 10g，生姜 3 片，大枣 5 枚（擘）。7 剂，水煎服，日 1 剂，分 2 次服。

二诊：9 月 27 日。服上药后，患者燥热、头汗出消失，夜间口干、喜漱口不欲咽明显减轻，行走时偶有头晕，发际边头发变白，眼圈发黑。舌淡红，苔薄白，脉沉弦。守上方，加当归 15g，鸡血藤 20g。8 剂，水煎服，日 1 剂，分 2 次服。

> 问题
>
> （3）初诊选用的主方是什么？配伍特点是什么？
>
> （4）二诊加当归、鸡血藤的用意是什么？

病例 2 陈某，女，25 岁。2013 年 12 月 20 日初诊。

［主诉］咽干、耳痒 1 年余。

［病史］患者 1 年多前无明显诱因出现咽干、耳痒，口腔有异味，易上火，呼气有灼热感，偶有恶心，饮水多。

［现症］咽干、耳痒，口腔有异味，易上火，纳眠可，二便调。舌尖红，苔薄黄，脉滑数。

问题

（1）患者为什么会出现咽干、耳痒、口腔异味？

（2）本病可辨为何种证型？其治法是什么？

[治疗过程]

初诊方药：太子参20g，麦冬15g，五味子15g，南沙参15g，北沙参15g，天冬15g，生地黄10g，牡丹皮20g，丹参12g，忍冬藤20g，徐长卿20g，陈皮12g，半夏10g，竹茹15g，茯苓20g，炒莱菔子12g，焦山楂15g，焦建曲15g，连翘12g，金钗石斛12g，桔梗12g，芦根20g，甘草10g，生姜3片，大枣5枚（擘）。7剂，水煎服，日1剂，分2次服。医嘱：忌辛辣食物，畅情志。

二诊：12月28日。患者感觉症状改善，咽干明显好转，已无耳痒。守上方，7剂，以收全效。嘱其忌辛辣，注意调摄。随访1年未见复发。

问题

（3）初诊选用的主方是什么？配伍特点是什么？

病例3 吴某，女，50岁。2010年4月3日初诊。

[主诉] 唾液少并黏稠3月余。

[病史] 患者于3个月前不明原因发生唾液少并黏稠，伴口黏，外出时离不开水，目干涩有沙粒感，鼻腔干燥发热。曾在北京某医院诊断为干燥综合征，给予泼尼松、注射环孢素A等药治疗，症状未减轻，遂来就诊。

[现症] 唾液少，有黏稠样感，口中发黏，吃饼干不饮水则难以下咽，目干涩，少泪，鼻腔干燥发热，自感向外冒热气。舌质红，舌苔薄黄、干燥少津，脉沉弦。

问题

（1）本病可辨为何种证型？其治法是什么？

[治疗过程]

初诊方药：陈皮 12g，竹茹 10g，茯苓 20g，炒莱菔子 10g，焦山楂 10g，焦建曲 10g，连翘 12g，太子参 20g，麦冬 15g，五味子 15g，徐长卿 20g，忍冬藤 25g，金钗石斛 10g（另包久煎），当归 10g，生姜 3 片，大枣 5 枚（擘）。15 剂，水煎服，每日 1 剂。调护：服药期间忌食辛温香燥之品。

二诊：4 月 18 日。服药后患者口黏感减轻，口腔唾液增加，纳食增加，有饥饿感，周身困乏及睡眠皆好转，但仍感目干涩有沙粒感，咽干不适，鼻腔干燥，自觉有热气外冒。舌质红，苔薄黄。守上方，加炙百合 15g，黄芩 15g，天冬 15g，芦根 20g，忍冬藤用至 30g。20 剂，水煎服，每日 1 剂。

三诊：5 月 9 日。药后患者口腔唾液分泌量较前增多，纳眠正常，二便调，精神疲惫感减轻，吃饼干及馒头无须饮水已能自行咽下，皮肤转润泽，已无黏稠感，鼻腔发热减轻，现仍有目干涩不适，咽喉干燥。舌质淡红，苔薄黄，脉沉缓。宗上方，加枸杞子 20g，北沙参 15g，乌梅 15g，徐长卿用至 25g。30 剂，水煎服，每日 1 剂。

2010 年 6 月 10 日患者电话告知现出门已不用带水，口腔唾液已无黏稠感，自感口腔清爽，咽干、鼻腔干燥发热症状消失，纳、眠正常，二便调，精神佳。

问题

（2）初诊选用的主方是什么？配伍特点是什么？

【问题解析】

病例 1

（1）患者平素脾胃虚弱，痰湿内盛，聚痰生热，痰扰心神则心烦急躁；阴液亏虚，虚热内生则身感阵阵燥热；患者脾胃素虚，痰湿内盛，湿邪内阻，津液不布，津液不能上承于口，故口干、喜漱口不欲咽。

（2）应辨为痰湿蕴结，气阴两伤证。患者平素脾胃虚弱，痰湿内生，脾失健运，痰湿不化，聚痰生热，热久耗阴，故其治法为理气化痰、益气生津。

（3）选用的主方为和中润燥汤加减。和中润燥汤为李老自创之方，由保和丸合生脉饮化裁而来。保和之意在于调整脾胃功能，充分消化吸收各种营养，也包括充分吸收药物本身。用生脉饮益气养阴。其中人参可安魂魄，止惊悸，宁心益智；麦冬滋阴养心；五味子纳气归肾，使肺气有根，以推动血液的运行，宗气充足后继有源。加龙骨、牡蛎以潜阳安神。该患者痰多但津亏液少，半夏辛温燥湿化痰，长期应用易伤津液，竹茹甘微寒，具有清热消痰之功，故易半夏为竹茹；方中换人参为太子参，以防人参过热过燥之弊；又加用远志、茯神、石菖蒲涤心经之痰，以醒脾化痰安神。

（4）二诊时患者主症减轻，行走时偶有头晕，发际边头发变白，眼圈发黑，舌淡红，苔薄白，脉沉弦；病机为脾虚痰阻，气阴两伤，气血生化乏源不能上濡头目，兼见瘀血内生。故方中加用当归、鸡血藤以补血活血，舒经活络。

病例 2

（1）阴虚燥热日久，耗伤津液，津液不能上承，故见咽干、耳痒；阴虚燥热日久，脾胃津伤，虚火内灼，损伤胃络，故见口腔异味。

（2）应辨为脾胃失和，阴虚血热，循络上犯证。阴虚燥热日久，虚火内生，损伤脾胃，脾胃不和，故治法为滋阴降火、润燥和中。

（3）选用的主方为和中润燥汤（保和丸合生脉散）加减。本方选用生脉饮，加用南沙参、北沙参、天冬、生地黄、牡丹皮、丹参、金钗石斛等大量滋阴降火之品，以滋阴润燥；在此基础上合用保和丸，着重调护脾胃，取保和丸之义，意在使气血生化得源，增强机体免疫力。徐长卿有祛风解毒之功，忍冬藤有清热解毒、疏风通络之效。

病例 3

（1）结合舌脉症，患者诊断为燥证。外感风、燥之外邪，加之久病失治，脾胃运化失司，津伤液燥，精血不足，清窍失养。治则：和中健脾，清热凉血，滋阴通络。

（2）选用的主方为和中润燥汤（保和丸合生脉散）加减。方中保和丸调和中焦，顾护胃气，使脾胃升降运化和谐，气血生化有源；金钗石斛滋肾养胃生津，从而使津液生化有源；生脉饮（人参易太子参）补气生津相得益彰；大剂量徐长卿、忍冬藤相须为用，凉血活血解毒、通经活络，从而调理气血，宣通经脉，引导津液到达病所；甘草、生姜、大枣调和诸药，服之不伤胃气。诸药共用，和中健脾以资生化之源，胃气旺盛，津液通畅，所以病自可愈。

【学习小结】

李鲤教授认为，燥证的病因在于阴虚燥热，轻则肺胃阴伤，重则肝肾阴虚，皆因阴虚在先，燥热自内而生；治疗重点应滋阴救液，清燥生津；临床自拟和中润燥汤（李鲤经验方），方中以保和丸配合生脉饮为主加减。燥证生活调摄很重要，调畅情志，清淡饮食。

【课后拓展】

1. 掌握燥证的分型、临床表现及各自的代表方。

2. 查阅西医学对本病的认识、研究及进展。

3. 通过对本病的学习，写出学习心悟。

4. 参考阅读：孙丽英，秦鹏飞，梁雪，等. 段富津教授运用养阴润燥法治疗干燥综合征验案举隅［J］. 中医药信息，2014，31（2）：49-50.

第十节　痛　风

痛风是因蛋白质中的嘌呤代谢或排泄紊乱，导致血清尿酸含量增高，以痛风石沉积为特征的代谢性疾病。急性痛风发作时表现为受累关节严重的疼痛、肿胀、红斑、僵硬、发热，且症状发生突然。

【辨治思路】

李鲤教授认为，痛风属于中医学"痹证""痰核""历节"等范畴。本病多由于素体禀赋不足或年老体弱，加之恣食肥甘、嗜酒，损伤脾胃，并致肾的气化功能失常，脾肾二脏升清降浊失职，湿聚生浊，浊毒滞留血中，痰瘀胶凝脉络、筋骨，而发为痛风。

李老在多年的临床实践中，对痛风的治疗积累了丰富的经验。他认为本病的治疗大法应以补肾化瘀、和中健脾、清利湿浊为主。方药用自拟方保和四妙通络饮化裁，药物组成：陈皮10g，半夏12g，茯苓20g，炒莱菔子15g，焦山楂15g，焦建曲10g，连翘10g，怀牛膝10g，盐黄柏15g，苍术12g，生薏苡仁30g，丹参20g，赤芍15g，泽泻15g，生白芍10g，鸡血藤30g，地龙15g，忍冬藤30g，桑枝30g，甘草10g。方中保和丸健脾助运，疏肝和胃，调理气机，促进新陈代谢；四妙丸补肾清利湿热，配泽泻、地龙通络利尿以增药力，丹参、赤芍、鸡血藤、忍冬藤、桑枝化瘀血、疏通关节与经络以止痛，通则不痛。诸药伍用，疗效益彰。随症加减：痛剧，加醋延胡索15g，生白芍30g，甘草15g；关节漫肿，结节质硬，加白芥子10g，萆薢30g，车前子20g；关节畸形僵硬，加蜂房10g，乌梢蛇20g；多关节受累，加蜈蚣3条，全蝎6g，重用桑枝60g；痛风石沉积，加制天南星10g，生薏苡仁60g，威灵仙20g；尿道结石，加石韦30g，金钱草30g，生鸡内金20g，海金沙20g，琥珀粉3g（冲服）；关节红肿热痛，加徐长卿20g，重用忍冬藤至60g。

痛风为代谢性疾病，受凉感冒、关节局部伤损、呼吸道感染等可诱使痛风急性发作或复发。病机与脾肾二脏升清降浊失职，浊毒滞留血中，痰瘀胶凝脉络、筋骨有关。李老治疗本病通过和中健脾以化痰湿，补肾以泄利浊毒，化瘀以疏通络道，从而达到抑制尿酸生成、促进尿酸排泄的目的。他通过临床观察发现，该病有针对性地运用补肾中药，可以有效提高人体雌激素水平，有利于疾病康复。

【典型医案】

病例　余某，男，56岁。2012年11月8日初诊。

［主诉］双侧跖骨、膝关节、踝关节疼痛、肿胀1年。

［病史］患者平素有饮酒、过劳史。近1年来遇饮酒、劳累后易诱发双侧跖骨、膝关节、踝关节胀痛、肿胀，甚则局部发热，伴失眠。舌体胖，舌边

有齿痕，舌质暗，苔微黄多津，脉沉弦滑有力。曾测血尿酸 660μmol/L。

［现症］双侧跖骨、膝关节、踝关节疼痛、肿胀，甚则局部发热，失眠。舌体胖，舌边有齿痕，舌质暗，苔微黄多津，脉沉弦滑有力。

> 问题
> （1）本病应辨为何种证型？其治法是什么？

［治疗过程］

初诊方药：陈皮 10g，半夏 12g，茯苓 20g，炒莱菔子 15g，焦山楂 15g，焦建曲 10g，连翘 10g，怀牛膝 10g，盐黄柏 15g，苍术 12g，生薏苡仁 30g，丹参 20g，赤芍 15g，泽泻 15g，生白芍 10g，鸡血藤 30g，地龙 15g，忍冬藤 30g，桑枝 30g，甘草 10g。15 剂，水煎服，每日 1 剂。调护：嘱其戒酒，禁食高嘌呤类食物，避免过劳、受寒。

二诊：11 月 23 日。患者诸关节痛胀减轻，守原方续服至 45 剂后，测血清尿酸为 290μmol/L，上述诸症消失。

> 问题
> （2）初诊选用的主方是什么？配伍特点是什么？

【问题解析】

病例

（1）本案为脾肾不足，湿毒瘀阻之痹证。患者平素过度饮酒、操劳，损伤脾胃，并致肾失气化，升清降浊失职，湿聚生浊，浊毒滞留血中，痰瘀胶凝脉络、筋骨，而发为本病，故见双侧跖骨、膝关节、踝关节胀痛、肿胀，甚则局部发热。舌体胖，舌边有齿痕、舌质暗，苔微黄多津、脉沉弦滑有力，为湿热瘀阻之征象。治宜和中健脾、清利湿浊、补肾化瘀之法。

（2）选用的主方为保和四妙通络饮加减。方中保和丸健脾助运，疏肝和胃，调理气机，促进新陈代谢；四妙丸补肾清利湿热：配泽泻、地龙通络利尿以增药力，丹参、赤芍、鸡血藤、忍冬藤、桑枝化瘀血，疏通关节与经络以止痛，通则不痛。诸药伍用，疗效益彰。

【学习小结】

李鲤教授认为，痛风是由于素体禀赋不足或年老体弱，加之恣食肥甘、嗜酒，损伤脾胃，并致肾的气化功能失常，脾肾二脏升清降浊失职，湿聚生浊，浊毒滞留血中，痰瘀胶凝脉络、筋骨，而发为痛风。李老认为本病治疗大法应以补肾化瘀、和中健脾、清利湿浊为主；方药用自拟方保和四妙通络饮化裁，佐以清湿热、利关节、通经络之品，多获佳效。

【课后拓展】

1.掌握历代医家对痛风的认识。

2.查阅西医学对本病的认识、研究及进展。

3.通过对本病的学习，写出学习心悟。

4.参考阅读：何华，李为民.李鲤学术思想与临证经验［M］.北京：人民军医出版社，2015.

第十一节　脱　疽

脱疽是指四肢末端坏死，严重时趾（指）节坏疽脱落的一种慢性周围血管疾病，又称"脱骨疽"。本病临床特点是好发于四肢末端，以下肢多见，初起趾（指）间怕冷，苍白，麻木，间歇性跛行，继则疼痛剧烈，日久患趾（指）坏死变黑，甚至趾（指）节脱落。本病相当于西医学的血栓闭塞性脉管炎和动脉粥样硬化闭塞症。

【辨治思路】

李鲤教授在临床实践中总结出"通"法治疗脱疽的经验，疗效显著。李老根据患者体质和临床症状，将脱疽分为阴虚、湿热、热毒、气血两虚和气滞血瘀 5 种类型。血栓闭塞所引起的不通是这 5 种类型的共同病理基础。《素问·痹论》曰："痹在于骨则重，在于脉则血凝而不流。"因此，血栓闭塞性脉管炎亦属经脉痹阻之证。血脉不通是中医学对该病的基本认识。因此"通"法是该病的主要疗法。

对于脱疽的治疗，李老认为在治疗原则上应遵循《素问·五脏生成》所言"诸血者，皆属于心"和《素问·痿论》所言"心主身之血脉"的启示。心脏有推动血液在脉管内运行的作用，而心脏之所以能推动血液的运行，又全赖于心气的作用。因气行则血行，气滞则血凝，而血已凝气亦不行，所以补气活血就是很重要的治法。在脱疽发病的过程中，患者往往有涉水履冰或嗜食辛辣之诱因。因饮食不节，郁热内生，外虽感寒但热闭于内，所以郁热内闭是该病的又一特点。李老认为只要抓住了清泄郁热和补气、活血、化瘀的原则，便抓住了治疗该病的关键，其后根据体质和类型特点加减用药。他临证以四妙勇安汤（玄参、当归、金银花、甘草）为主，补气常加黄芪、人参，活血化瘀加用丹参、桃仁、红花，偏于寒湿者加苍术、白术，偏于湿热者加薏苡仁、木瓜，与天气变冷关系密切者加秦艽、防己，疼痛重者加制乳香、制没药、三七、延胡索。尤其需要注意的是，方中黄芪须重用，效果才佳。黄芪甘温，为补气要药，因气行则血行，所以黄芪有通脉作用。现代药理研究证明，黄芪有强心和扩张周围血管的作用。补气也可配用人参，因心主血脉，强心故可加强血液运行的动力，扩张周围血管，故可使血栓闭塞减轻，使受累部位的肌细胞恢复活力。玄参甘、苦、咸，寒，可清热养阴，解毒散结，因此可清解血脉内的郁热。现代药理研究证明，玄参有扩张血管的作用。当归甘、辛，温，具有补血调经、活血止痛的功效。《名医别录》载当归可"除客血内塞"，可见对消除血栓、活血化瘀有重要作用。金银花、甘草可清热解毒，以防邪毒外侵，使局部不致溃烂化脓。总之，脱疽治疗的目的是促进血脉的畅通，使血栓软化、机化或再通。由于它与脑血栓的形成在性质上有许多不同之处，因此治疗方法也不尽相同。

【典型医案】

病例 武某，女，43 岁。2009 年 5 月 7 日初诊。

［主诉］双足趾剧烈疼痛、趾甲变黑 3 月余。

［病史］患者近 3 个多月来逐渐出现双足趾剧烈疼痛、趾甲变黑，多处就诊效果欠佳。

［现症］双足跗阳脉近于消失，太溪脉搏动极弱，左足 1、3 趾和右足 3、4 趾的趾甲已变黑，两足疼痛，夜间加重。舌质红，苔白，脉沉细。趾端皮肤压迫试验（＋），肢体位置试验（＋）。

> 问题
>
> （1）本病应辨为何种证型？其治法是什么？

［治疗过程］

初诊方药：黄芪 30g，当归 20g，玄参 15g，金银花 20g，土鳖虫 30g，丹参 30g，红花 15g，川牛膝 10g，制乳香 6g，薏苡仁 30g，甘草 60g。10 剂，水煎服，每日 1 剂。

二诊：9 月 14 日。以上方为基础方稍作加减，服用 100 余剂后，患者双足跗阳脉、太溪脉搏动基本正常。左足 1、3 趾新趾甲已生出，旧趾甲只留少许，甲色如常。又拟补气养血健脾法，以善后调治。处方：黄芪 30g，当归 20g，赤芍 15g，生地黄 15g，地龙 20g，丹参 30g，川牛膝 10g，陈皮 10g，竹茹 12g，茯苓 20g，炒莱菔子 15g，连翘 10g，炒山楂 15g，炒神曲 10g，甘草 6g。水煎服，每日 1 剂。

2009 年 10 月随访，患者足趾病甲已完全消退，可正常工作。

> 问题
>
> （2）初诊选用的主方是什么？配伍特点是什么？

【问题解析】

病例

（1）本案为气血瘀滞，郁久化热，日久不愈，气血耗伤，内不能滋养脏腑，外不能充养四肢所致。气血凝滞，经络阻塞，不通则痛，加之四肢气血不充，失于濡养，故见患趾剧烈疼痛、趾甲变黑坏死、趺阳脉搏动极弱。舌质红、苔白、脉沉细，为瘀热阻络、气血不足之象。故治以益气活血、清泄郁热之法。

（2）方选四妙勇安汤为主加减。方中黄芪甘温，为补气要药，因气行则血行，所以黄芪有通脉作用；玄参甘、苦、咸，寒，可清热养阴、解毒散结，因此可清解血脉内的郁热；当归可"除客血内塞"，可见对消除死血、活血化瘀有重要作用；金银花、甘草可清热解毒，以防邪毒外侵，使局部不致溃烂化脓；土鳖虫、丹参、红花、川牛膝活血通络，制乳香活血止痛，薏苡仁健脾祛湿。诸药合用，共奏益气活血、清泄郁热之功。

【学习小结】

李鲤教授根据患者体质和临床症状，将脱疽分为阴虚、湿热、热毒、气血两虚和气滞血瘀5种类型。他在临床实践中总结出"通"法治疗脱疽的经验，疗效显著。李老临证清泄郁热以四妙勇安汤（玄参、当归、金银花、甘草）为主加减。通过促进血脉的畅通，使血栓软化、机化或再通，标本兼治。

【课后拓展】

1.掌握历代医家对脱疽的认识。

2.查阅西医学对本病的认识、研究及进展。

3.通过对本病的学习，写出学习心悟。

4.参考阅读：何华，李为民.李鲤学术思想与临证经验［M］.北京：人民军医出版社，2015.

附录：
李鲤教授保和丸化裁系列方及验方

一、保和丸化裁系列方

李鲤教授临证推崇寓补于消法，擅长保和丸加减一方多用，用于治疗胸痹、中风、鼓胀、肺胀、肝著、胆胀、心悸、怔忡、胃脘痛、痢疾、带下病等多种疾病。兹将李老保和丸化裁方整理如下。

（一）培土荣木汤

【来源】自拟方。

【组成】由保和丸加青皮、郁金、当归、白芍、枸杞子、炒鸡内金组成。具体方药：陈皮 12g，半夏 12g，茯苓 30g，炒莱菔子 15g，连翘 10g，焦建曲 10g，焦山楂 15g，当归 15g，白芍 12g，青皮 12g，郁金 15g，枸杞子 15g，炒鸡内金 20g，甘草 10g。

【用法】水煎服，每日 1 剂，分 2～3 次温服。

【功能】和中健脾，疏肝养肝。

【主治】郁证、肝著、鼓胀、黄疸（包括西医学之肝炎、胆囊炎、胆结石、肝硬化）等疾患。症见胁肋胀痛，脘满纳差；舌苔白厚或微黄，脉沉滑或沉弦。

【加减】热痛者，加金铃子散；瘀痛者，加丹参、五灵脂；气痛者，加香附；癥积者，加鳖甲、牡蛎；黄疸者，加茵陈、虎杖、赤小豆；鼓胀者，加白术、猪苓、泽泻、车前子等。

【方解】肝属木，其性条达疏泄；脾属土，主运化水湿和精微。肝木抑郁则必先乘脾土，临床可见有因外邪入里寄于肝胆而日久化热形成肝著、胆胀者；因嗜酒过度而肝郁不舒者；或因肝郁甚而致腹部浊水内流形成鼓胀者。

该方当归、白芍养肝疏肝；青皮、郁金疏肝理气解郁；炒鸡内金消食软坚；枸杞子补肾养肝，寓补母益子之意。保和丸为开化源而设，服后患者中焦得和，肝脏得荣而康复，故曰培土荣木也。

（二）培土生金汤

【来源】自拟方。

【组成】由保和丸加桑白皮、杏仁、黄芩、川贝母、当归组成。具体方药：桑白皮 20g，杏仁 10g，黄芩 10g，川贝母 10g，当归 15g，陈皮 10g，半夏 12g，茯苓 20g，炒莱菔子 15g，连翘 10g，焦建曲 10g，焦山楂 15g，甘草 10g。

【用法】水煎服，每日 1 剂，分 2～3 次温服。

【功能】和中化痰，宣肺止咳。

【主治】咳嗽、肺胀、哮证（包括西医学之支气管炎、肺气肿、支气管哮喘、肺心病及支气管扩张）等疾患。症见咳嗽，肺胀，胸闷脘满，纳差，咳黄白痰；苔黄厚腻或白厚微黄，脉沉滑。

【加减】咯血者，加三七、焦栀子、炒黄芩、墨旱莲、女贞子；痨瘵兼低热者，加地骨皮、炙百部、全蝎；阴虚者，去半夏，加北沙参、百合、麦冬；哮喘者，加地龙、僵蚕。

【方解】脾胃为生痰之源，肺为储痰之器，脾胃健则痰源乏竭，肺得肃则宣降复常。此方由保和丸合桑杏汤化裁而来。方中易桑叶为桑白皮，以泻肺化痰；黄芩主清肺热；杏仁宣肺止咳；川贝母清化痰热；当归养血活血以疏通肺络。保和丸以滋养化源，土旺则金生。明代张景岳云："谷入于胃，胃气上注于肺。"化源一开，娇脏得养，则正旺邪却，肺金清肃而病愈。

（三）培土益母汤

【来源】自拟方。

【组成】由保和丸加薤白、全瓜蒌、丹参、川芎、淫羊藿组成。具体方药：陈皮 10g，半夏 12g，茯苓 20g，炒莱菔子 15g，焦山楂 15g，焦建曲 12g，连翘 10g，薤白 12g，全瓜蒌 30g，丹参 30g，川芎 12g，淫羊藿 15g，甘草 10g。

【用法】水煎服，每日 1 剂，分 2～3 次温服。

【功能】消痰祛瘀，宽胸理气，温阳开痹。

【主治】胸痹（包括西医学之缺血性心脏病）等心脏疾患。症见阵发性胸痛，可放射至左肩臂内侧，疼痛呈缩窄性、窒息性或闷胀感，伴脘满纳差；病重者，面虚浮微黑；舌体胖，边有齿痕，质暗，苔白，脉沉滑尺弱。

【加减】若心气虚，胸痛遇劳加剧者，加红参、炙甘草、黄芪；阳虚遇寒痛甚者，加制附子、桂枝；血瘀甚者，加三七、土鳖虫。

【方解】心属火，主神又主血脉，火者土之母也，但其营养源于脾胃，脾胃化源不足则心之阴阳俱虚。火为阳，痰浊瘀血属阴，火恶痰浊，痰浊凝聚则阻滞经脉，而脾胃又为生痰之源，所以祛痰亦当调理脾胃。心一有恙则阳痹血瘀，故又当温阳开痹，活血化痰。同时，心阳又源于肾阳，赵献可《医贯》云："人身之主非心，而为命门。"故治心又当佐以温肾之品。本方中保和丸开化源而消痰；瓜蒌、薤白宽胸化痰理气，温阳开痹；丹参、川芎活血化瘀；淫羊藿补肾温阳以养心阳。

（四）培土制水汤

【来源】自拟方。

【组成】由保和丸加黄芪、白术、猪苓、泽泻、车前子、炒鸡内金组成。具体方药：陈皮 10g，半夏 12g，茯苓 30g，炒莱菔子 15g，焦神曲 12g，黄芪 30g，白术 15g，猪苓 30g，泽泻 15g，车前子 30g，炒鸡内金 20g。

【用法】水煎服，每日 1 剂，分 2～3 次温服。

【功能】和中健脾，利水消肿。

【主治】水肿、鼓胀（包括西医学之慢性肾病、腹水）等疾患。症见四肢、腹部肿胀，颜面水肿，脘满纳差；舌体胖，质暗淡，苔白腻或黄腻，脉沉弦滑。

【加减】若气虚者，加党参；兼血虚者，加当归；胃失和降，苔白津多者，加砂仁、白豆蔻；阳虚甚者，加仙茅、淫羊藿、肉桂、菟丝子。

【方解】肾主水，司二便，脾属土，主运化。若脾失健运，肾失主水，水液泛滥，当培土而制水，使脾胃健运则水肿自可消退。此用消法者，是针对痰湿阻滞、中焦失运而设，与治疗脾虚不运的补中益气法和益气健脾法迥然不同。保和丸健运中焦，茯苓加大其量可淡渗利水，与白术、泽泻、猪苓合名为四苓散，健脾利水，其性甚平；车前子为利水专药；黄芪补气、利尿；鸡内金一可消食，二可开结利水。

（五）培土燮理汤

【来源】自拟方。

【组成】由保和丸加党参、白术、桃仁、当归、肉苁蓉、制何首乌、大枣、炙甘草组成。具体方药：陈皮 10g，半夏 12g，茯苓 15g，炒莱菔子 15g，焦山楂 15g，焦建曲 10g，连翘 10g，党参 15g，白术 15g，桃仁 10g，当归 15g，肉苁蓉 30g，制何首乌 10g，大枣 3 枚，炙甘草 10g。

【用法】水煎服，每日 1 剂，分 2～3 次温服。

【功能】益气养血，和中除滞。

【主治】气虚气滞血虚型便秘（包括西医学之慢传输型便秘、乙状结肠冗长等功能性便秘）。症见虽有便意，便质多正常，或仅稍有干结，但努挣乏力，汗出，神疲气怯，头晕目眩，心悸；苔薄，脉虚细。

【加减】若排便困难，腹部坠胀者，合用补中益气汤；若气息低微，懒言少动者，加用生脉散；若脘腹痞满，舌苔白腻者，加白扁豆、砂仁、枳壳。

【方解】便秘虽属大肠传导功能失常所致，但久秘必与气虚、气滞、血虚有关。气虚、气滞则大肠传送无力；血虚则津枯不能荣润肠道，无水行舟而秘结。滞者行之，李老认为其治疗当调理气机，以增加肠道推动之力；虚者补之，故当补血活血，使肠道得润，即增水行舟之法。但气为血帅，血为气母，气病必及血，血病也必及气，故理气与调血不能截然分开，而当并行，即调和气血为基本大法。又便秘不通必致郁热内生，故当消积清热与调和气血并行。

该方取保和丸在于调整脾胃功能，使其充分消化吸收各类营养，也包括充分吸收药物本身，以使药物更好地发挥疗效：党参、白术补气健脾；桃仁、当归、肉苁蓉、制何首乌补血活血，润肠通便；大枣、炙甘草健脾和中。全方可使化源充足、正气得复、精血得生、瘀结得除，而秘结自可消失。

（六）和中宁志汤

【来源】自拟方。

【组成】由保和丸加远志、石菖蒲、龙骨、牡蛎组成。具体方药：陈皮 10g，半夏 12g，茯苓 15g，炒莱菔子 15g，焦山楂 15g，焦建曲 10g，连翘 10g，远志 10g，石菖蒲 12g，龙骨 30g（先煎），牡蛎 30g（先煎），甘草 10g。

【用法】水煎服，每日 1 剂，分 2 ～ 3 次温服。

【功能】和中化痰，开窍宁志。

【主治】郁证、癫证、不寐、百合病（包括西医学之痴呆、心因性反应症、神经衰弱、癔症）等疾患。症见痴呆不语，或哭笑无常，夜不能寐或夜梦纷纭，纳差脘满，食则腹胀；舌体胖，边有齿痕，舌苔白厚或中部黄，脉沉滑。

【加减】夜寐不安者，加甘松、紫石英；舌质偏红，苔少者，去半夏，加竹茹、石斛；舌红，苔黄厚，大便干者，加大黄。

【方解】志为肾所藏。今世之人，心理因素日趋复杂，思虑过度则伤脾，脾伤则运化失职，水湿不运，痰浊内生，痰浊与清阳搏结于上，则元神被扰，而致神志不宁。所以，欲宁志当以保和丸和中化痰为主，佐以远志、石菖蒲、龙骨、牡蛎等开窍宁志、潜镇定惊、开郁醒脾之品。

（七）和中宁心汤

【来源】自拟方。

【组成】由保和丸加人参、麦冬、五味子、当归、龙骨、牡蛎、生姜、大枣组成。具体方药：陈皮 10g，半夏 12g，茯苓 15g，炒莱菔子 15g，焦山楂 15g，焦建曲 10g，连翘 10g，人参 10g，麦冬 15g，五味子 10g，当归 15g，龙骨 30g（先煎），牡蛎 30g（先煎），生姜 3 片，大枣 3 枚。

【用法】水煎服，每日 1 剂，分 2 ～ 3 次温服。

【功能】健脾和胃，补气养血，宁心安神。

【主治】心悸、怔忡（包括西医学之心律失常）等疾患。症见心悸、怔忡，兼见脘满纳差，面色不华；舌体胖，苔白腻或中部黄，脉沉滑或结代。

【加减】气阴两虚兼汗出不止者，重用山萸肉；气虚夹瘀者，加丹参、川芎、红花；失眠多梦者，加首乌藤、合欢皮、酸枣仁、柏子仁；兼见心阳不振者，加桂枝、附子；兼气郁烦闷，情志抑郁者，加香附、郁金、绿萼梅；兼阴虚火旺者，加竹叶、生地黄、莲子心。

【方解】心悸一证，虚者多见气血阴阳亏虚，实者多表现为痰瘀阻络，临床上多表现为虚实夹杂证。《血论证·怔忡》云："心中有痰者，痰入心中，阻其心气，是以心跳不安。"《素问·痹论》曰："脉痹不已，复感于邪，内舍于心。"情志因素多以惊扰心胆为主，如忽闻巨响、突见奇物或登高涉险，均可使心血亏虚，心失所养而发病。正如《丹溪心法·惊悸怔忡》曰："人之所主者心，心之所养者血，心血一虚，神气不守，此惊悸之所肇端也。"

李老认为凡心胆受惊，气虚血亏，而兼痰湿阻滞、中焦失和及心脉瘀阻者，均可选用本方。方中保和丸之意在于健脾和胃，消化吸收各种精微；用生脉散补气益阴，使肺气有根，以推动血液运行，宗气充足后继有源，心气、肺气、肾气均得补益；当归养血活血；龙骨、牡蛎潜镇安神。诸药合用，使化源充足，痰瘀去，则正气复。

（八）和中利胆汤

【来源】自拟方。

【组成】由保和丸合四逆散、金铃子散加金钱草组成。具体方药：陈皮10g，半夏12g，茯苓15g，炒莱菔子15g，焦山楂15g，焦建曲10g，连翘10g，柴胡10g，白芍15g，炒枳实10g，川楝子10g，醋延胡索15g，金钱草30g，甘草10g。

【用法】水煎服，每日1剂，分2～3次温服。

【功能】和中健脾，疏肝利胆。

【主治】胆胀、胁痛（包括西医学之胆囊炎、胆石症）等疾患。症见右胁疼痛，口苦，厌油，脘满纳差，或往来寒热，大便或干或润，小便黄；舌体苔薄黄或黄腻，脉弦。

【加减】若往来寒热者，加黄芩；胁痛甚，加重芍药剂量；大便干者，加大黄、芒硝。

【方解】胆与肝互为表里，内藏胆汁，胆汁来源于肝之余气，可促进脾的运化。若肝胆郁滞，脾胃失运，则致脘满纳差；邪正相争在半表半里，故见往来寒热；胆热郁久煎熬胆汁，炼久成石，阻滞经脉，致肝胆经气不利，则右胁疼痛。方中保和丸和中以资化源为君；四逆散透解郁热，疏肝理气为臣；金铃子散疏肝泄热，理气止痛；与金钱草清利肝胆湿热共为佐；甘草调和诸药为使。全方共奏和中疏肝利胆之功。

（九）和中止带汤

【来源】自拟方。

【组成】由保和丸加芡实、炒山药、薏苡仁、黄柏、车前子、炒鸡内金组成。具体方药：陈皮 10g，半夏 12g，茯苓 15g，炒莱菔子 15g，焦山楂 15g，焦建曲 10g，连翘 10g，芡实 30g，炒山药 30g，薏苡仁 30g，黄柏 10g，车前子 30g，炒鸡内金 20g。

【用法】水煎服，每日 1 剂，分 2～3 次温服。

【功能】健脾固涩，清利湿热。

【主治】妇女带下量多、外阴瘙痒（包括西医学之阴道炎、宫颈炎和子宫内膜炎）等疾患。症见带下色黄有臭味，纳差，脘腹胀满，或腰部少腹疼痛；舌体胖，苔白腻或黄，脉沉滑。

【加减】若舌苔黄，小便赤者，加半枝莲、焦栀子、蒲公英、紫花地丁；腰痛重者，加桑寄生、川续断。

【方解】痰湿壅阻脾胃，运化失常，则水湿精微下流，而成带下。色白者为白带；郁而生热转为黄色，且有臭味者，称为黄带。土可治水，寒可清热，故用保和丸健运脾胃，和中化湿：加薏苡仁、黄柏、车前子清利下焦湿热，芡实、炒山药健脾补肾固涩，鸡内金消食、开结利水。中焦和，化源开，精微运，再加固本清热利湿之剂，则带下可愈。

（十）和中消胀汤

【来源】自拟方。

【组成】由保和丸加炒枳壳、川厚朴、木香、焦槟榔、炒鸡内金组成。具体方药：陈皮 10g，半夏 12g，茯苓 15g，炒莱菔子 15g，焦山楂 15g，焦建曲 10g，连翘 10g，炒枳壳 12g，川厚朴 12g，木香 10g，焦槟榔 10g，炒鸡内金 20g。

【用法】水煎服，每日 1 剂，分 2 ～ 3 次温服。

【功能】和中除滞，行气除胀。

【主治】痞证、泄泻、腹痛（包括西医学之急慢性胃肠炎、小儿消化不良和痢疾）等疾患。症见脘腹胀满或疼痛，嗳腐吞酸，大便不畅，小便黄；舌苔白厚或黄腻，脉沉滑有力。

【加减】若兼赤白痢疾者，加地榆、川黄连；兼呕吐者，加藿香、砂仁。

【方解】胃气以降为顺，由于嗜食辛辣或饮酒厚味，或过食生冷，导致胃失和降，脾失健运，气机升降失常，则出现痞证、泄泻、腹痛等。正如《素问·阴阳应象大论》所云："浊气在上，则生䐜胀。"本方以保和丸消积化滞、燥湿清热、调理胃肠，使积者散、滞者消、湿热者清；加炒枳壳、川厚朴、木香行气除胀，调理胃肠之气机；焦槟榔消食导滞；连翘清胃热，和胃气；更加鸡内金以增强磨谷之力。

（十一）和中止痢汤

【来源】自拟方。

【组成】由保和丸加川黄连、地榆组成。具体方药：陈皮 10g，半夏 12g，茯苓 15g，炒莱菔子 15g，焦山楂 15g．焦建曲 10g，连翘 10g，川黄连 10g，地榆 15g。

【用法】水煎服，每日 1 剂，分 2 ～ 3 次温服。

【功能】消食和胃，清化湿热。

【主治】痢疾、泄泻（包括西医学之急慢性肠胃炎和细菌性痢疾）等疾患。症见脘满腹胀，下痢赤白，或大便溏泄，舌苔白厚而黄或厚腻。

【加减】腹胀甚者，加炒枳壳、木香、川厚朴、焦槟榔；表未解者，加葛根、金银花；大便滑脱不禁，或有赤白黏冻者，加赤石脂、粳米、干姜。

【方解】《素问·太阴阳明论》曰："食饮不节，起居不时者，阴受之……阴受之则入五脏……入五脏则䐜满闭塞，下为飧泄，久为肠澼。"朱丹溪说："凡积病不可用下药，徒损真气，病亦不去，当用消积药，使之融化，则根除矣。"故用保和丸之消积，加黄连、地榆清热燥湿，则伤食痢止矣。方中山楂为君，消一切饮食积滞；臣以神曲消食健脾，炒莱菔子消食下气；佐半夏、陈皮行气化滞，和胃止呕；茯苓健脾利湿；食积易于化热，故佐连翘以清热散结。诸药配伍，可消食和胃，清化湿热，行气止痢。

（十二）和中敛疡止痛汤

【来源】自拟方。

【组成】由保和丸加川楝子、醋延胡索、川贝母、海螵蛸、煅瓦楞子、甘草组成。具体方药：陈皮 10g，半夏 12g，茯苓 15g，炒莱菔子 15g，焦山楂 15g，焦建曲 10g，连翘 10g，川楝子 12g，醋延胡索 15g，川贝母 12g，海螵蛸 30g，煅瓦楞子 30g，甘草 10g。

【用法】水煎服，每日 1 剂，分 2～3 次温服。

【功能】祛湿清热，敛疡止痛。

【主治】胃痛、反酸、嘈杂、痞证（包括西医学之胃炎、胃及十二指肠溃疡）等疾患。症见胃脘胀满，按之疼痛，或痛有定时，嘈杂吐酸，口苦；舌尖红，苔中部微黄或黄厚，脉沉弦或沉弦滑。

【加减】若吐酸，心下烦满，咽干，口苦，苔黄，脉弦数者，加川黄连、吴茱萸；若胃热甚，食入即吐者，加川黄连、竹茹；大便呈柏油样，呕血者，加地榆炭、白及。

【方解】《灵枢·营卫生会》云："中焦如沤。"胃属中焦，喜润恶燥。若胃湿内盛，使胃阳被遏，升降失司；湿郁化热，湿热内蕴，伤及胃络，故见疼痛、烦满等症。方中二陈汤和中祛湿；连翘味苦微寒，可清热解毒，消肿疗疡；煅瓦楞子、乌贝散制酸，收敛止血；金铃子散清热利湿，理气止痛。全方合而具有祛湿清热、敛疡止痛之功。

（十三）保和滋肾汤

【来源】自拟方。

【组成】由保和丸合《医便》龟鹿二仙胶加熟地黄、巴戟天、淫羊藿组成。具体方药：陈皮 10g，半夏 12g，茯苓 15g，炒莱菔子 15g，焦山楂 15g，焦建曲 10g，连翘 10g，鹿角胶 10g（烊化），龟甲胶 10g（烊化），人参 10g，枸杞子 15g，熟地黄 15g，巴戟天 15g，淫羊藿 15g，甘草 6g。

【用法】水煎服，每日 1 剂，分 2～3 次温服。

【功能】健运脾胃，益气养血，补肾填精。

【主治】气血精髓亏虚之痿证（包括西医学之运动神经元病、多发性硬化、脊髓病变、重症肌无力和周期性瘫痪）等疾患。症见肢体痿弱无力，日久可致瘫痪，言语不清，吞咽困难；舌质淡红，苔薄白，脉沉细或细弱。

【加减】兼便溏者，加炒扁豆 30g，炒山药 30g；兼遗精者，加金樱子 15g，益智仁 15g；吞咽障碍明显者，加石菖蒲 12g，远志 10g。

【方解】方中以山楂为君，以消一切饮食积滞，尤善消油腻肉食之积；以神曲消食健胃，更化陈腐之积；莱菔子下气消食，长于消面食之积。三药共为三臣同用，消除食物积滞。佐半夏、陈皮行气化滞、和胃止呕，茯苓健脾利湿；食积最易化热，故又佐以连翘清胃之散法。该方配入《医便》龟鹿二仙胶，正如明·李中梓所云："人有三奇，精、气、神，生生之本也。精伤无以生气，气伤无以生神。精不足者，补之以味。鹿得天地之阳气最全，善通督脉，足于精者，故能多淫而寿；龟得天地之阴气最具，善通任脉，足于气者，故能伏息而寿。二物气血之属，味最纯浓，又得造化之无微，异类有情，竹破竹补之法也。人参益气，枸杞生精，佐龟、鹿补阴补阳，无偏胜之忧；入气入血，有和平之美。由是精生而气旺，气旺而神昌，庶几龟、鹿之年矣。故曰二仙。"脾胃肝肾健旺，饮食水谷增进，气血充盛，精髓筋骨得养，则痿证可除。故名曰保和滋肾汤。

（十四）保和滋肌汤

【来源】自拟方。

【组成】由保和汤（丸）合《景岳全书》左归丸合方而成。具体方药：陈皮 10g，半夏 12g，茯苓 15g，炒莱菔子 15g，焦山楂 15g，焦建曲 10g，连翘 10g，鹿角胶 10g（烊化），龟甲胶 10g（烊化），熟地黄 20g，枸杞子 15g，山茱萸 15g，山药 15g，怀牛膝 10g，菟丝子 15g，甘草 6g。

【用法】水煎服，每日 1 剂，分 2～3 次温服。

【功能】健运脾胃，补益肝肾。

【主治】脾肾亏虚之痿证（包括西医学之进行性肌营养不良症、多系统萎缩、重症肌无力和周期性瘫痪）等疾患。症见肢体肌肉痿软无力或虚肥（假性肥大），进行性加重，日久可引起肌肉萎缩或瘫痪，言语不清，吞咽困难；舌质淡红，苔薄白，脉沉细或细弱。

【加减】若真阴不足，虚火上炎者，去枸杞子、鹿角胶，加女贞子 15g，麦冬 15g；夜热骨蒸者，加地骨皮 15g；大便燥结者，去菟丝子，加肉苁蓉 30g；兼气虚者，加人参 10g。

【方解】《灵枢·海论》说："胃者，水谷之海。"五脏六腑之营养皆来源于胃。由于胃与五脏六腑关系密切，因此《灵枢·五味》云："胃者，五脏六腑之海也。"脾与胃互为表里，脾主运化又主统血，胃主受纳腐熟，脾升胃降，燥湿相济，共同完成饮食水谷的消化、吸收和输布的功能。脾胃运化失职，化源不足，四肢百骸无不失去营养，则可致肌肉瘦削无力。脾胃为后天之本，肾为先天之本，二者相互滋养，相互作用。肝随脾升，胆随胃降，肝木疏土，助脾运化之力；脾土荣木，成肝疏泄之功。若肾虚精亏，或肝郁气滞，肝乘脾阻胃，使运化腐熟失常，津液失输而凝集成痰，则致肢体肌肉瘦弱或虚肥。

左归丸中熟地黄滋肾以填真阴；枸杞益精明目；山茱萸涩精敛汗；龟鹿二胶为血肉有情之品，鹿角胶偏于补阳，龟甲胶偏于补阴，两胶相合，沟通任督二脉，益精填阴，乃补益中"阳中求阴"之义；菟丝子配牛膝强腰膝、健筋骨；山药滋脾益肾气。诸药合用，共收滋阴填精、育阴潜阳之效。再加保和汤健运脾胃之功，合命名曰保和养肌汤。

（十五）保和增力汤

【来源】自拟方。

【组成】由保和汤（丸）合《圣济总录》之地黄饮子化裁而成。具体方药：陈皮 10g，半夏 12g．茯苓 15g，炒莱菔子 15g，焦山楂 15g，焦建曲 10g，连翘 10g，熟地黄 15g，巴戟天 15g，石斛 15g，肉苁蓉 30g，制附子 6g（先煎），五味子 10g，肉桂 3g，茯神 15g，麦冬 15g，石菖蒲 12g，远志 10g，薄荷 6g（后下），甘草 6g。

【用法】水煎服，每日 1 剂。分 2～3 次温服。

【功能】健运脾胃，补益肝肾。

【主治】下元虚衰、阴阳两亏之喑痱（包括西医学之脑卒中后遗症、多系统萎缩、多发性硬化、遗传性共济失调、小脑病变和脊髓病变）等疾患。症见筋骨痿软无力，甚则足废不能用，舌强而不能言，吞咽困难；舌质淡红，苔薄白，脉沉细或细弱。

【加减】若属痱而无喑者，去石菖蒲、远志等宣通开窍之品；喑痱以阴虚为主，痰火偏盛者，去附子、肉桂，酌加川贝母、竹沥、胆南星、天竺黄等以清化痰热；兼有气虚者，酌加黄芪、人参以益气。

【方解】喑痱又名风痱，是以舌喑不能言、足废不能用为主要表现的痿证类疾病，多由于下元虚衰，阴阳两亏，虚阳上浮，痰浊随之上泛，堵塞窍道所致。"喑"是指舌强不能言语，"痱"是指足废不能行走。肾藏精主骨，下元虚衰，包括肾之阴阳两虚，致使筋骨失养，故见筋骨痿软无力，甚则足废不能用；足少阴肾脉夹舌本，肾虚则精气不能上承，痰浊随虚阳上泛堵塞窍道，故舌强而不能言。此类患者发病年龄多在中年以上，病情重，病程长。年老则正气自虚，久病则精血渐耗。正气不足，精血亏损，血运不畅，痰浊内阻，筋脉空虚，舌本失养是本病的主要病机。

保和增力汤方中熟地黄、巴戟天、肉苁蓉补益肾阳；附子、肉桂引火归原；石斛、麦冬滋阴补肾；茯神、石菖蒲、远志交通心肾，宣窍化痰；薄荷疏郁而轻清上行，清利咽喉窍道；再加保和汤以健脾和中。诸药合之，标本兼顾、上下同治、阴阳并补，使水火相济、虚者得补、痰浊得除、清窍得开，则喑痱可愈。

（十六）消痰通络汤

【来源】自拟方。

【组成】由保和丸加三七、丹参、全蝎、地龙、鸡血藤组成。具体方药：陈皮 10g，半夏 12g，茯苓 30g，炒莱菔子 10g，连翘 10g，焦山楂 12g，焦神曲 12g，三七 3g（冲服），丹参 30g，全蝎 10g，地龙 30g，鸡血藤 30g，甘草10g。

【用法】水煎服，每日 1 剂，分 2～3 次温服。

【功能】和中消痰，活血化瘀，息风通络。

【主治】痰瘀互结之缺血性中风、出血性中风后遗症期或恢复期、老年性痴呆、老年颤证（包括西医学之脑梗死、脑出血后遗症期或恢复期、高脂血症、高黏血症、红细胞聚集症、痴呆和帕金森病）等疾患。症见半身不遂或麻木，口舌㖞斜，言语謇涩，吞咽困难，或呆傻，或肢体震颤；舌质暗红，苔白厚或厚腻，脉弦滑。

【加减】舌苔黄腻，口苦者，去半夏，加竹茹 10g，黄连 6g；伴头晕头痛、血压高、肝阳上亢者，加天麻 10g，钩藤 30g，石决明 30g；伴心中烦躁、大便秘结者，加大黄 6g（后下），或芒硝 10g（冲服）。

【方解】李鲤教授经 50 年临床观察及实验研究发现，老年痴呆症、老年颤证、高脂血症、高黏血症、红细胞聚集症、缺血性中风与出血性中风的形成，皆与中医学的痰瘀互结，经脉运行不利密切相关。虽有风阳内动、髓海不足、气血亏虚等多种证型，但临床以痰瘀互阻导致清窍失养为多见。

消痰通络汤方中以保和丸为君，和中化痰，以除生痰之源，并开后天生发之气；以丹参、三七、鸡血藤活血化瘀，疏通经络为臣；全蝎、地龙通络息风为佐；甘草调和诸药为使。诸药合用，共奏和中化痰、活血化瘀、息风通络之功。根据中医学异病同治的原则，李老用该方治疗因痰瘀互阻形成的脑血管病疗效显著。

（十七）血管软化丸

【来源】自拟方。

【组成】由保和丸加郁金、枸杞子、三七组成。具体方药：山楂 180g，神曲 60g，陈皮 20g，半夏 90g，茯苓 90g，连翘 30g，炒莱菔子 30g，郁金 30g，枸杞子 30g，三七 2g。共为细末，炼蜜为丸。

【用法】每服 6～9g，每日 3 次，体胖者适当加量。3 个月为 1 个疗程。

【功能】消积健脾，疏肝补肾，化痰散瘀。

【主治】头痛、眩晕、胸痹、中风、肥胖（包括西医学之动脉硬化症、高脂血症、高黏血症、脑卒中、冠心病和肥胖病）等疾患。症见头痛、头晕，阵发性胸闷胸痛，半身不遂或麻木，口舌㖞斜，言语謇涩；舌质暗红，苔白厚或厚腻，脉弦滑。

【方解】高脂血症是由体内脂质代谢紊乱而形成的一种病症，是动脉硬化形成的重要因素。动脉硬化与冠心病、脑血管病、高血压等病的发生与发展有着密切关系。根据多年临床研究，李鲤教授在中医学对高脂血症发病认识的基础上提出了本病的独特发病观：该病与社会因素（饮食结构、生活方式）密切相关，病理变化是由脾胃负荷过重，肝胆疏泄失职，痰瘀肾虚所致，因此提出了"以消代补，寓补于消"的治疗观。集消积助运、疏肝利胆、化痰祛瘀、滋补肝肾为一体，组成血管软化丸。方中山楂善消油腻肉食积滞。药理研究证实，它能加快对血清胆固醇的清除，并能增强冠状动脉血流量，降低血压。神曲为辣蓼、青蒿、杏仁等加工后与面粉或麸皮混合，经发酵而成的曲剂；能调中健脾和胃，擅化酒食陈腐之积。陈皮、半夏、茯苓有二陈汤之意，可健脾除湿，行气消痰。莱菔子能下气消胀，化痰消食。连翘清热散结，可除痰浊久结之热。郁金行气活血，疏肝利胆。郁金所含之挥发油有促进胆汁分泌的作用，从而有利于油脂的消化。药理实验显示：郁金有降血脂作用。枸杞子具有补益肝肾之功。枸杞富含亚油酸，而这种不饱和脂肪酸可改变胆固醇在体内的分布，减少其在血和血管壁中的含量，使血脂降低，动脉硬化发生率减少；另外，亚油酸还具有增强前列腺素的作用，由此可阻止血小板的凝集，抑制动脉硬化斑块的形成。三七活血化瘀。临床研究发现，三七可降低血清胆固醇；动物实验表明，三七提取液可降低家兔脂质水平，并能增加麻醉狗冠状动脉血流量。诸药合用，共奏消积健脾、疏肝补肾、化痰散瘀之功。

总之，李鲤教授临证注重根据五行的生克制化，寓补于消。肺虚者施以培土生金，肝旺者施以抑木荣土，心气虚者施以培土益母，阳虚水泛者施以培土制水，心神不宁者施以和中宁志。李老对对保和丸的使用得心应手，使之与补益之品相配而无壅滞之弊，与祛邪之剂相伍则能护脾胃而防伤正。如此精湛独到之处，值得临床借鉴，对中国古代方剂的研发具有一定的临床意义。

二、其他验方

（一）熄风降压胶囊

【来源】自拟方。

【组成】全蝎 10g，地龙 20g，决明子 20g，代赭石 3g。共为细末，装胶囊，每粒 0.5g。

【用法】口服，每次 4～6 粒，每日 3 次，或遵医嘱。

【功能】清肝息风，通脉化瘀。

【主治】肝风内动之眩晕、头痛、目昏、血压升高及中风先兆（包括西医学之高血压病、短暂性脑缺血发作、血管神经性头痛）等疾患。症见眩晕、头痛、目昏，阵发性肢体麻木、无力，或失语；舌质暗红，苔薄白，脉弦或弦数。

【方解】原发性高血压是临床常见疾病之一，多由情志失调，忧郁恼怒，郁怒伤肝，肝郁化火生风，或素体肝阳偏亢再遇烦劳，致肝阳化火生风，上扰清窍，而引发头痛、眩晕和血压升高之症。《素问·至真要大论》云："诸风掉眩，皆属于肝。"

本方选全蝎味辛，性平，归肝经，平肝息风，通络止痉，畅通血脉，为君药；地龙味咸，性寒，归肝、脾、膀胱经，清热息风，通络利尿，引火下行，以增全蝎平肝息风通络之力，为臣药；决明子性平，味咸，入肝、肾经，清肝明目，润肠通便，平肝养肾；代赭石增加平肝潜阳功效，共为佐使。诸药合用，共奏平肝息风、清热通络、益肾补精、利水降浊之效。使肝火得清，肝阳不亢，肝风息除，则眩晕、头痛、血压升高自消。该药制成胶囊剂，效专力宏，故为治疗原发性高血压之良药。

（二）参琥胶囊

【来源】蒲辅周经验方。

【组成】红参10g，三七6g，琥珀3g。共为细末，装胶囊，每粒0.5g。

【用法】口服，每次4～6粒，每日3次，或遵医嘱。

【功能】益气化瘀，通络安神。

【主治】气虚血瘀之胸痹心痛、心悸、失眠、胁痛、积证（包括西医学之冠心病心绞痛、心律失常、失眠及慢性肝炎、肝脾大）等疾患。症见阵发性胸痛，心悸怔忡，劳则加剧，失眠多梦，胁肋疼痛，或胁下有癥块；舌质紫暗，或有瘀斑，脉沉涩或结代。

【方解】思虑劳伤，或劳累疲乏，耗损气血，使血行瘀滞，胸阳不展，而发为胸痹心痛；气虚血瘀，心神失养，则心悸、失眠；心气不足，动则气耗，故劳则加剧；气虚气滞血瘀，络脉不通，则胁肋疼痛、胁下有积块；舌质紫暗或有瘀斑，脉沉涩或结代，为气虚血瘀之征。方中红参大补元气，固脱生津，安神；三七归肝、胃、心、肺、大肠经，主散血，养血活血，消肿定痛，有改善微循环、降脂、软化血管等作用；琥珀镇心安神，活血，利尿。诸药合用，益气化瘀，养血活血，通络安神。

（三）三七消栓胶囊

【来源】自拟方。

【组成】三七6g，红参10g，水蛭3g。共为细末，装胶囊，每粒0.5g。

【用法】口服，每次4～6粒，每日3次，或遵医嘱。

【功能】益气通络，化瘀止血。

【主治】气虚血瘀之中风先兆、缺血性中风、出血性中风恢复期和后遗症期、老年期痴呆、老年颤证（包括西医学之脑梗死、脑出血后遗症期或恢复期、高脂血症、高黏血症、红细胞聚集症、痴呆和帕金森病）等疾患。症见半身不遂或麻木，口舌㖞斜，言语謇涩，吞咽困难，或呆傻，或肢体震颤；舌质暗红或有瘀斑，苔薄白，脉沉弦或沉涩。

【方解】气为血之帅，气行则血行，气虚则帅血无力，而致瘀血停滞，或暴怒血菀于上，致络破血溢，均可使脑脉痹阻而发为中风。方中红参大补元气，固脱摄血，使血行常道；三七养血活血止血，祛瘀生新；水蛭归肝经，破血、逐瘀、通经，有利于消除血栓，促进血肿吸收。诸药共用，益气化瘀，通经活络，祛瘀生新。

（四）起痿散

【来源】自拟方。

【组成】制马钱子 1g，全蝎 6g，蜈蚣 6g，土鳖虫 6g，乌梢蛇 6g。共为细末，或装胶囊，每粒 0.5g。

【用法】口服，成人每次 2g，或胶囊剂每次 4 粒，每日 2 ～ 3 次；或遵医嘱。儿童用量酌减。

【功能】兴奋健胃，消肿散结，活血通络。

【主治】痿证（包括西医学之运动神经元病、进行性肌营养不良、重症肌无力、格林 – 巴利综合征等）。症见肢体、颈部筋脉弛缓，软弱无力，不能随意运动，或伴有肌肉萎缩，言语不清，吞咽困难，或呼吸无力；舌体萎缩，舌质暗。脉沉等。

【方解】马钱子别名番木鳖，性味苦，寒；有大毒。归肝、脾经。功能：兴奋健胃，消肿散结。主治：四肢麻木、瘫痪、食欲不振等症。药理研究证实：马钱子所含的士的宁对整个中枢神经系统都有兴奋作用，并能提高大脑皮质感觉中枢的功能，特别是对脊髓有高度选择性，所以可增加骨骼肌和内脏平滑肌紧张度，改善肌肉无力状态，使呼吸加快、血压升高，还能增强嗅、听、视及痛觉，故对肌无力等有效。马钱子有剧毒，如因误用，或服用过量，或炮制不得法，可引起呼吸麻痹致死。该药经沙烫、油炸、甘草水煮等加热方法炮制后，能明显降低其番木鳖和马钱子碱的含量，降低其毒性。李鲤教授认为，虽此药剧毒，然若辨证正确，用量得当，服法妥善。则非但不会中毒，且可起重病、疗沉疴，往往非他药所能替代。虽其性至寒，却大能宣通经脉，振颓起废。全蝎祛风、止痉、通络、解毒；蜈蚣祛风、定惊、攻毒、散结。《医学衷中参西录》载：蜈蚣"走窜之力最速，内而脏腑，外而经络，凡气血凝聚之处皆能开之"。土鳖虫具有破血逐瘀、续筋接骨之功效，并且有溶栓之力。乌梢蛇祛风除湿，通络止痉。全蝎、蜈蚣、土鳖虫、乌梢蛇均擅祛风通络，逐瘀散结，搜剔络道。诸药合用，可改善肌无力、肌萎缩状态。

注意本品不可生服、多服、久服；孕妇及体虚者忌服。应在医师指导下使用。

（五）喘嗽验方

【来源】民间验方。

【组成】生石膏 15g，杏仁 10g，炙麻黄 8g，桔梗 10g，五味子 15g，法半夏 10g，陈皮 10g，怀山药 20g，生百合 20g，桑寄生 20g，千年健 15g。

【用法】水煎服，每日 1 剂，分 2～3 次温服。

【功能】补虚祛邪，清热化痰。

【主治】肺、脾、肾虚之咳嗽、喘证（包括西医学之慢性支气管炎、支气管哮喘、肺气肿）等慢性喘嗽疾患。症见咳嗽气喘，胸闷气急，甚至倚息不得卧，稍受风寒或稍劳即发；舌质淡红，苔白或白腻，脉滑。

【加减】若痰黄黏稠难咳，苔黄者，加黄芩、川贝母；恶风怕冷，易感冒者，加玉屏风散；苔腻、脘闷、纳呆者，加炒麦芽、炒鸡内金。

【方解】本方由麻杏石甘汤合二陈汤加减化裁而成。麻杏石甘汤系治肺热咳嗽的主方，二陈汤为化痰祛湿要剂，因喘嗽势必有痰，二方合用则痰喘之证皆治。方中用石膏清肺热，麻黄、杏仁以宣肺降气而定喘，半夏、陈皮健脾化湿除痰；因慢性喘嗽证本属虚，故用五味子、百合、怀山药，以补肺、脾、肾虚所致之喘嗽；本病虽属虚证，但其发作多由外感风寒所诱发，故加桔梗助麻黄以驱外邪；半夏、陈皮得石膏之凉润以制其温燥，麻黄、杏仁、桔梗得百合、怀山药、五味子之润补，则可防其辛散太过，使虚证服之亦无大碍。据西医病理学研究，由于支气管黏膜的炎症肿胀，渗出物和黏液的堆积，除造成呼吸障碍及支气管的反射性痉挛外，并和大脑皮质的神经活动有一定的关系。桑寄生主小儿背强、去痹，千年健能壮筋骨、祛风止痛，二药均是治疗风湿痹痛的要药。桑寄生寄生于桑树之上，得桑树之精气，故有平肝息风之力，对神经系统可起到解痉、镇静之效；千年健气极香烈，对神经系统具有兴奋作用。二药同用，既有协同作用，又有拮抗作用，看似相反，实则相成。此方具有补虚、祛邪、清热化痰之功，扶正祛邪，标本兼治，对于慢性喘嗽病疗效显著。

（六）"痫饼"

【来源】自拟方。

【组成】煅青礞石 40g，海浮石 24g，生熟牵牛子各 40g，焦建曲 120g，半夏 20g，胆南星 20g，全蝎 40g，蜈蚣 20 条，郁金 60g。烘干后研末加白面 20 两，烙成 21 张薄饼。也可研末后装胶囊，每粒 0.5g。

【用法】每晨食"痫饼"1 个。或口服胶囊，每次 4～6 粒，每日 3 次，或遵医嘱。

【功能】豁痰下气，息风镇痉。

【主治】痰火上扰、蒙蔽清窍之痫病（包括西医学之原发性癫痫和继发性癫痫）等疾患。症见突然昏仆，不省人事，四肢抽搐，息粗痰鸣，口吐涎沫，胸闷，心烦不宁，口苦咽干，便秘溲黄；舌红，苔黄腻，脉滑数。

【方解】本方煅青礞石下气消痰，平肝镇惊为君；海浮石、青礞石相须为用，可增清肺化痰之力，半夏、胆南星燥湿化痰，清热息风，共为臣药；蜈蚣息风止痉，郁金"凉心热，散肝郁"、行气活血，共为佐药。生熟牵牛子导泻下行，荡涤痰浊从肠腑下泻，以宣通清窍；神曲入脾胃经，善消食和胃而化浊，重用之即可疏解生痰之源，又兼顾护胃气之意为佐。诸药相合，共奏豁痰下气、息风镇痉之功。

（七）皂角膏

【来源】自拟方。

【组成】猪牙皂 500g，研为细面，装瓶备用。

【用法】使用时用食醋调成糊状，文火熬至棕黄色，摊于白棉布上，外敷面瘫侧面部，每日 1 次，每次外敷 12 小时。10 日为 1 个疗程。

【功能】祛痰开窍，通闭散结。

【主治】口僻（包括西医学之面神经炎、面神经麻痹）等疾患。症见口眼㖞斜，患侧额纹消失，眼裂增宽，流泪，鼻唇沟变浅，口角下垂，不能做皱额、抬眉、闭目、鼓腮、吹口哨等动作。或患侧耳后翳风穴处有压痛；舌质暗，苔薄微黄或厚腻，脉弦滑或缓。

【方解】面神经麻痹，中医学称为"口僻"。该病多由络脉空虚，复外感风寒，或入里化热，或痰浊素盛，形盛气衰，外风引动内风，导致经络痹阻，肌肤筋脉失养，而致喝僻不遂。正如《金匮要略·中风历节病脉证并治》所云"邪气反缓，正气即急，正气引邪，喝僻不遂"而发病。汗出当风，或临窗而卧，或饮酒之后骤感风寒，均是该病发生的主要外因；络脉空虚或气虚痰盛为发病的主要内因。治疗宜养血活血，化痰通络，开窍搜风。皂角温、辛、咸，归肺、大肠经，具有祛痰开窍、通闭散结之功，故可用治口僻。临床常配合养血活血、化痰祛风之剂口服，则疗效更佳。

（八）清热祛湿止带方

【来源】自拟方。

【组成】苦参30g，白矾15g，雄黄6g，蛇床子30g，地肤子15g，黄柏15g。

【用法】将中药以纱布包之，放入不锈钢盆内加水煮沸30分钟，放温待用。先用洁净水清洗外阴，然后用此煎好的药水洗之，每剂可洗2～3天。每次清洗前，先把药水煮沸，待温后再洗。

【功能】清热利湿，解毒杀虫。

【主治】带下病（包括西医学之阴道炎、宫颈炎、子宫内膜炎）等疾患。症见妇女带下量多，色黄兼有臭味，或兼见小腹及腰部疼痛；舌体胖，苔白腻或黄，脉沉滑。

【加减】若局部痒甚者，加川椒20g；若合并子宫脱垂者，加枳壳30g。

【方解】中医学认为，妇女带下病的病机，乃肾气不足，带脉失约，脾失运化，湿热下注所致。方中苦参清热燥湿、杀虫，外用可治疗滴虫阴道炎；白矾性寒味酸涩，具有较强的收敛作用，外用可解毒杀虫、燥湿止痒，具有抗菌、抗阴道滴虫等作用；雄黄燥湿、杀虫、解毒，其水浸剂对金黄色葡萄球菌、变形杆菌、绿脓球菌及多种皮肤真菌等均有不同程度的抑制作用；蛇床子解毒杀虫，燥湿；地肤子擅清热利湿，祛风止痒；黄柏苦、寒，归肾、膀胱、大肠经，功能清热燥湿、泻火解毒，其特点是清热燥湿之中擅清泄下焦湿热，且能泻火解毒，擅治湿热疾病。诸药合用，清热利湿，解毒杀虫，则带下可愈。